国家卫生健康委员会"十四五"规划教材

全国高等学校配套教材

供本科护理学类专业用

基础护理学
实践与学习指导

U0284857

主　编　尚少梅　李小寒

副主编　丁亚萍　王春梅　吕冬梅　万丽红

编　者　（以姓氏笔画为序）

丁亚萍（南京医科大学护理学院）　　　　张　敏（北华大学护理学院）

万丽红（中山大学护理学院）　　　　　　林　婷（福建医科大学护理学院）

王春梅（天津医科大学护理学院）　　　　尚少梅（北京大学护理学院）

卢建文（大连医科大学护理学院）　　　　岳　鹏（首都医科大学护理学院）

吕　岩（中国医科大学护理学院）　　　　金晓燕（北京大学护理学院）

吕冬梅（哈尔滨医科大学附属第二医院）　周　芳（徐州医科大学护理学院）

刘月仙（南京中医药大学护理学院）　　　高　睿（西安交通大学医学部）

刘春娟（四川大学华西医院/华西护理学院）涂　英（广州医科大学护理学院）

孙　皎（吉林大学护理学院）　　　　　　黄谨耘（南方医科大学护理学院）

李小寒（中国医科大学护理学院）　　　　谢　晖（蚌埠医学院护理学院）

李云芳（青岛大学附属医院）　　　　　　路　兰（武汉科技大学医学院）

杨巧菊（河南中医药大学护理学院）　　　霍　苗（大连大学护理学院）

来小彬（复旦大学护理学院）

人民卫生出版社
·北　京·

图书在版编目（CIP）数据

基础护理学实践与学习指导 / 尚少梅，李小寒主编
. —北京：人民卫生出版社，2022.12（2024.10重印）
ISBN 978-7-117-34272-8

Ⅰ.①基⋯ Ⅱ.①尚⋯ ②李⋯ Ⅲ.①护理学 Ⅳ.
①R47

中国版本图书馆 CIP 数据核字（2022）第 244254 号

人卫智网	www.ipmph.com	医学教育、学术、考试、健康，
		购书智慧智能综合服务平台
人卫官网	www.pmph.com	人卫官方资讯发布平台

基础护理学实践与学习指导
Jichu Hulixue Shijian yu Xuexi Zhidao

主　　编：尚少梅　李小寒
出版发行：人民卫生出版社（中继线 010-59780011）
地　　址：北京市朝阳区潘家园南里 19 号
邮　　编：100021
E - mail：pmph @ pmph.com
购书热线：010-59787592　010-59787584　010-65264830
印　　刷：人卫印务（北京）有限公司
经　　销：新华书店
开　　本：850×1168　1/16　　印张：15
字　　数：464 千字
版　　次：2022 年 12 月第 1 版
印　　次：2024 年 10 月第 5 次印刷
标准书号：ISBN 978-7-117-34272-8
定　　价：49.00 元

打击盗版举报电话：010-59787491　E-mail：WQ @ pmph.com
质量问题联系电话：010-59787234　E-mail：zhiliang @ pmph.com
数字融合服务电话：4001118166　E-mail：zengzhi @ pmph.com

本教材为全国高等学校本科护理学类专业第七轮规划教材《基础护理学》(第7版)配套使用的辅导教材。本配套教材严格遵循本科护理学类专业培养目标、教学大纲的内容要求,以帮助学生学以致用、融会贯通,同时供教师安排教学活动时参考。

本书内容简明扼要、重点突出、实用性强,学生在学习主教材的基础上,通过配套教材的学习目标、内容概述,可及时调整学习计划,进一步掌握教材的章节目标;通过习题练习,可随时评价学习效果。教师可结合本书的学习目标和内容制订有效的授课计划,从而保证预期的教学目标和教学效果。本配套教材按主教材内容和章节组织安排,由知识导图、内容概述、习题及参考答案四部分组成:

一、知识导图

以知识树的形式呈现本章节各层次的知识点,以便学生清晰知识点的内容以及相互的隶属关系。

二、内容概述

按学习目标的要求,列出本章节主要知识点,以加深学生对重点和难点的理解与掌握。

三、习题

该部分有五种题型。

1. 选择题　包括 A_1、A_2、A_3、A_4 型题。

A_1 型题为单句型最佳选择题,即每道试题由一个题干和五个可供选择的备选答案组成。备选答案中只有一个是最佳选择,称为正确答案,其余四个均为干扰选项。干扰选项应该是完全不正确或者仅仅部分正确,或者相互排斥的选项。在回答此类试题时,应当找出最佳或者最恰当的备选答案,排除似乎有道理而实际上是不恰当的选项。

A_2 型题为病历摘要型最佳选择题,即每道题由一个叙述性主体(简要病历)作为题干,一个引导性问题和五个备选答案组成。一般要求学生回答这类试题时,一定要全面分析题干中所给的各种条件,分清主次,选择正确答案。

A_3 型题为病历组型最佳选择题,即每道题先开始叙述一个以患者为中心的临床情景,然后提出 2~3 个相关问题,每个问题均与开始叙述的临床情景有关,但测试要点不同,而且注意问题之间相互独立,每个问题都是一个单句型的最佳选择题。学生在回答这类试题时,要注意每个测试点的区别,找出情景中能够回答这个问题的相关部分。

A_4 题型为病历串型最佳选择题,即每道题先开始叙述一个以单一患者和家庭为中心的临床情景,然后提出 3~4 个相关的问题,问题之间也是相互独立的,每个问题都是一个单句型的最佳选择题。当病情逐渐展开时,可逐步增加新的信息。每个问题均与开始的临床情景有关,也与增加的信息有关。回答这类问题时,一定要以试题提供的信息为基础,提供信息的顺序对回答问题是非常重要的。

2. 填空题　在理解整个句子/段落含义的基础上,在空缺处,填入适当的答案。

3. 名词解释　要求学生规范、简单、明确地陈述术语名词的基本概念。

4. 简答题　要求学生以条目的形式,简明扼要、重点地回答问题。

5. 论述题　要求学生以文字叙述的方式全面、有条理、有针对性地解答问题。

四、参考答案

对于选择题、填空题、名词解释,书中均给出较明确的参考答案;简答题的答案列出要回答的重点内容;论述题的答案只列出要点,要求学生按此要点自行详细叙述和举例,针对论点适当发挥,进行论述。

尽管我们在编写过程中付出了许多辛苦和努力,但由于时间和水平有限,教材中难免会有疏漏之处。我们衷心地希望使用本教材的教师、学生以及临床护理人员能够及时给予我们批评和指正。

尚少梅　李小寒

2022 年 12 月

目 录

NURSING

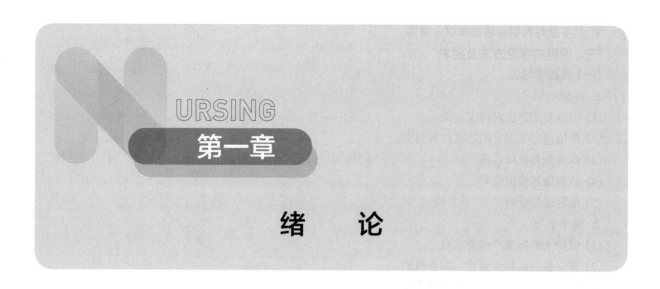

绪　论

【知识导图】

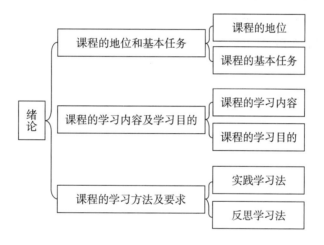

【内容概述】

一、课程的地位和基本任务

（一）课程的地位

基础护理学是护生学习临床专业课的必备前期课程，为临床各专科护理提供必要的基础知识和基本技能。

（二）课程的基本任务

基础护理学以患者为中心，针对患者生理、心理、社会、精神及文化等各层面的健康问题，采取科学、有效的护理对策，满足患者的需要，使其尽可能恢复到健康的最佳状态。

二、课程的学习内容及学习目的

（一）课程的学习内容

具体内容包括：环境、预防与控制医院感染、患者入院和出院的护理、患者的安全与护士的职业防护、患者的清洁卫生、休息与活动、医疗与护理文件、生命体征的评估与护理、冷热疗法、饮食与营养、排泄、给药、静脉输液与输血、标本采集、疼痛患者的护理、病情观察及危重患者的管理及临终护理。

（二）课程的学习目的

1. 获得满足患者生理、心理、社会需求所必备的基本知识和基本技能。

2. 认识自身价值，树立正确的价值观。

3. 具备良好的职业道德和职业情感。

三、课程的学习方法及要求

(一) 实践学习法

1. 实训室学习

(1) 以认真的态度对待实验课。

(2) 严格遵守实训室的各项规章制度。

(3) 认真观看教师示范。

(4) 认真做好模拟练习。

(5) 加强课后练习。

2. 临床学习

(1) 以护士的标准严格要求自己。

(2) 树立良好的职业道德和职业情感。

(3) 认真对待每一项基础护理技能操作。

(4) 虚心接受临床教师的指导和帮助。

(二) 反思学习法

1. 第一阶段　回到所经历的情境(回到经验中去)。

2. 第二阶段　专心于感受(注重感觉)。

3. 第三阶段　重新评价阶段(分析意义)。

(李小寒)

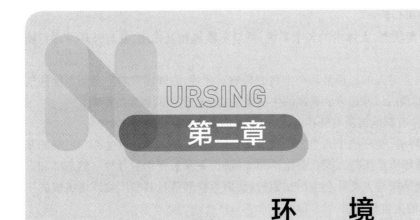

第二章

环 境

【知识导图】

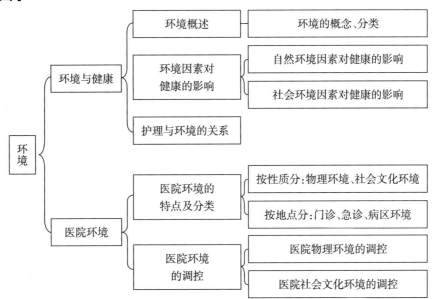

【内容概述】

一、环境概述

(一) 环境的概念

环境是人类进行生产和生活活动的场所,是人类生存和发展的基础。环境对支持人类生命、生存及其活动十分重要。人与环境之间是辩证统一的关系。

环境是护理学的四个基本概念之一,被护理学家赋予了深刻的含义。护理学创始人南丁格尔认为环境是"影响生命和有机体发展的所有外界因素的总和,这些因素能够延缓或加速疾病和死亡的过程";美国护理学家韩德森认为"环境是影响机体生命与发展的所有外在因素的总和";护理理论家罗伊(Roy)把环境定义为"围绕和影响个人或集体行为与发展的所有外在因素的总和"。可见环境是影响人类生存和发展的所有机体内部因素和外界条件的总和,环境因素能对人产生积极或消极作用,人也可以影响环境,人与环境间相互作用,相互影响。

(二) 环境的分类

环境是人类生存和生活的空间,分为内环境和外环境。

1. 内环境　包括生理环境和心理环境。

(1) 生理环境:为了维持生理平衡状态,人体内的各个系统,持续不断地相互作用,并与外环境进行物质、能量和信息的交换。

(2) 心理环境:通常情况下,患病会对人的心理活动产生负面影响。此外,心理因素对患者所患疾病的进程、配合治疗的程度和疗效、疾病的预后以及患者和亲属的生活质量均会产生不同程度的影响。

2. 外环境　外环境是指对生物体有影响的所有外界事物,包括自然环境和社会环境。

(1) 自然环境:指人类周围的外环境,是环绕于人类各种自然条件的总和,是人类赖以生存和发展的基础,包括生活环境和生态环境。生活环境是指与人类社会生活相距较近、关系最密切的各种自然条件和人工条件,有人工环境特征。生态环境是指与人类社会生活相距较远,由生物群落及其非生物环境组成的不同类型、不同层次的生态系统所构成的大自然环境。

(2) 社会环境:指人类生存及活动范围内的社会物质条件和精神条件的总和。社会环境对人的成长和发展具有重要作用。

所有有生命的系统都包含内环境和外环境。内环境能够和外环境交换维持生命活动所需的物质、能量和信息,帮助有生命的系统适应外环境的变化。

人的生理环境、心理环境、自然环境、社会环境之间是相互影响、相互制约的。无论生理、心理、自然和社会环境中任何一个方面出现问题,都可能影响人的健康。

二、环境因素对健康的影响

人体和环境都是由物质组成的。人类活动会影响环境,环境也能反作用于人类。人类由自然环境中进化发展而来,在正常情况下,人体与环境之间保持着动态平衡关系,一旦人体的内环境或外环境发生改变,打破了人体与环境之间的平衡关系,就可能增加人体患病的风险。因此,人类在适应和改造环境的同时,要深刻意识到环境改变对人类生存和健康造成的现存或潜在危害,并积极探讨环境中影响人类健康的因素。

(一) 自然环境因素对健康的影响

自然环境对人的影响是最具根本性的。良好的自然环境是人类生存和发展的物质基础。人类要改造自然环境,必须以保护自然环境为前提,否则势必造成严重的生态破坏。

1. 气候对健康的影响　夏季环境温度较高,机体出汗带走大量水分和盐分,如果得不到及时补充,人体容易出现脱水,长时间处于高温环境中还可导致人体中暑,并可使高血压、心脏病、脑卒中等疾病的发生危险增加。

2. 地形、地质对健康的影响　生物是地壳物质演化到一定阶段的产物,其与地壳物质始终保持着动态的平衡。自然环境中地形、地质的不同,地壳物质成分的不同以及各种化学元素含量的多少均会对人类健康产生不同程度的影响。

3. 自然环境因素失衡对健康的影响

(1) 空气污染:又称大气污染。

1) 室外空气污染:呼吸道各部分的结构不同,对空气中毒物的阻留和吸收程度也不尽相同。**成年人肺泡总面积约 $100m^2$,而且周围布满毛细血管,毒物能够很快被肺泡吸收并由血液输送至全身**。因此,毒物由呼吸道进入机体时的危害最大。

大气中有刺激作用的有害物质,如烟尘、二氧化硫、硫酸雾、氯气、臭氧等,能刺激上呼吸道黏膜表层的迷走神经末梢,引起支气管反射性收缩和痉挛、咳嗽、打喷嚏等。在低浓度毒物的慢性作用下,呼吸道的抵抗力逐渐减弱,会诱发慢性支气管炎等疾病。大气中无刺激作用的有害气体由于不能为人体器官所察觉,危害性较刺激性气体更为严重。

2) 室内空气污染:**室内环境是人们接触最频繁、最密切的外环境之一**。室内存在能释放有害物质的污染源或者室内环境通风不良均可导致室内空气中有害物质数量或种类的增加,使人们出现一系列不适。吸烟同样污染室内空气。烟草中含有一种特殊的生物碱——尼古丁,对人的神经细胞和中枢神经系统有兴奋和抑制作用,毒性很大,是吸烟致病的主要物质之一。对儿童来说,被动吸烟可以引起呼吸道症状和疾病,并且影响儿童正常的生长发育;对孕妇来说,被动吸烟会导致死胎、流产和低出生体重儿。此外,被动吸烟会增加成人呼吸道疾病、肺癌和心血管疾病发病的危险。

(2) 水污染:水污染指有害化学物质污染环境中的水从而造成水的使用价值降低或丧失。未经处理或处理不当的工业废水或生活污水排入水体,容量超过水体的自净能力,就会造成水体污染,直接或间接危害人体的健康。水污染对人体健康的影响主要有以下几方面。

1) 引起急性或慢性中毒。
2) 致癌、致畸、致突变作用。
3) 导致传染病的传播和流行。

(3) 土壤污染:土壤是人类环境的主要因素之一,也是生态系统物质循环和能量流动的中心环节。

(4) 噪声污染:噪声对人体的危害主要有干扰睡眠和休息、造成暂时性或永久性的听力损害等。

(5) 辐射污染:辐射可源于日光、诊断用的 X 线、治疗的辐射以及工业的辐射,人体暴露在这些辐射下易造成灼伤,导致皮肤癌以及一些潜在的危害。

各种环境污染遍及全世界,环境问题的解决需要世界各国人民的持续关注和密切合作。人类的生存环境在不断地发生变化,需要人们在适应和改造环境的同时,要始终认识到环境与人类之间的辩证统一关系,提高环境保护意识,共同维护人类赖以生存的地球家园。

(二) 社会环境因素对健康的影响

1. 社会经济
2. 社会阶层
3. 社会关系
4. 文化因素
5. 生活方式
6. 卫生服务体系

三、护理与环境的关系

(一) 环境对护理的影响

南丁格尔认为,造成患者痛苦的原因常常是环境因素未能满足患者的生存需求,而并非仅仅是疾病本身的症状。环境可影响生命活动的发生发展,既可引起机体的不适又可调节人体的精神状态,缓解或加重疾病的发展。为了满足人们的需要,护士有责任和义务学习及掌握有关环境的知识,充分依赖和利用环境中的有利因素,去除和改善环境中的不利因素,结合专业知识,提出正确的护理决策,促进舒适和健康,达到治疗和康复的目的,积极主动开展健康教育,提高人们的环境保护意识,努力保护和改善环境,为人类的健康事业作出贡献。

(二) 护理对环境的影响

护理工作是卫生和健康事业的重要组成部分,在全球探索可持续发展的背景下,人们对环境与健康关系的认识不断提高,人们对环境质量的要求也越来越高,而对于患者而言,更需要医护人员为其提供安全、清洁、舒适的治疗和康复环境。

1975 年,国际护士会在其政策声明中概述了护理专业与环境的关系,保护和改善环境成为人类为生存和健康而奋斗的一个主要目标。该声明也明确规定了**护士的职责**。

1. 帮助发现环境中对人类积极的和消极的影响因素。

2. 护士在与个体、家庭、社区和社会接触的日常工作中,应告知他们如何对具有潜在危害的化学制品及有放射线的废物等进行防护,并应用环境知识指导其预防和减轻潜在性危害。

3. 采取措施预防环境因素对健康所造成的威胁。同时加强宣传,教育个体、家庭、社区及社会对环境资源进行保护的方法。

4. 与卫生部门共同协作,找出住宅区对环境及健康的威胁因素。

5. 帮助社区处理环境卫生问题。

6. 参与研究和提供措施,早期预防各种有害环境的因素;研究如何改善人们的生活和工作条件。

四、医院环境

医院是指以向人提供医疗和护理服务为主要目的的医疗机构。随着现代医学模式的确立,医院服务的功能从单纯的治疗疾病的场所向具有预防、治疗、保健、康复等多种功能的健康服务中心转变。以服务对象为中心是现代化医院最重要的特征,护理服务对象不仅包括患病的人,也包括健康的人。其工作内容涉及人的生理、心理、社会、精神、文化等多个层面的护理,以及人的生命周期各个阶段的护理。医院环境的安排和布置都要以服务对象为中心,并考虑环境的舒适与安全,尽量减轻服务对象的痛苦,促进其康复。

医院环境的特点及分类

1. 医院环境的特点　医院(hospital)是对特定的人群进行防病治病的场所,是专业人员在以治疗为目的的前提下创造的一个适合患者恢复身心健康的环境。**良好的医院环境应具备以下特点。**

(1) 服务专业性:医院中医护技术人员在专业分工越来越精细的同时又强调团结协作,以提供高质量的医学综合服务。现代医院对护理人员的专业素质要求也在不断提高,要求其应具有全面的专业理论知识、熟练的操作能力和丰富的临床经验,能够科学地照顾患者,为其提供专业的生活护理、精神护理、营养指导等服务,并在新技术、新专业不断发展的同时,进一步满足患者多方位的健康需求。

(2) 安全舒适性:医院是患者治疗疾病、恢复健康的场所,首先应满足患者的安全需要。

1) 治疗性安全

2) 生物环境安全

3) 心理安全感

(3) 管理统一性:医院医疗服务面广,分工协作部门复杂多样,在"一切以患者为中心"的思想指导下,医院根据具体情况制定院规,统一管理,保护患者及医院工作人员的安全,提高工作效率和质量。如在病区护理单元中,应具体做到:

1) 保持病室整洁,规格统一,物品配备和环境布局以满足患者需求和方便使用为原则。

2) 协助患者及家属做好患者的生活护理工作,保持患者良好的卫生状况。

3) 工作人员衣帽整洁,仪表端庄,遵守医院各项规章制度,尽量减少噪声,给患者提供安静的休养空间。

4) 治疗后用物及时撤去,排泄物、污染物及时清除。

5) 正确分类并处理医疗垃圾和生活垃圾。

(4) 文化特殊性:医院文化有广义和狭义之分。适宜的医院文化是构建和谐医患关系的必要条件,构建医院文化正在日益由表层的物质文化向深层的精神文化渗透,将"以患者为中心"的服务理念融入医院管理中是医院组织文化建设的关键。

2. 医院环境的分类　医院环境是医务人员为患者提供医疗和护理服务的场所,按环境性质划分,可分为物理环境和社会文化环境;按环境地点划分,可分为门诊环境、急诊环境和病区环境。

(1) 按环境性质划分

1) 物理环境:指医院的建筑设计、基础设施以及院容院貌等为主的物质环境,属于硬环境。物理环境是医院存在和发展的基础。

2) 社会文化环境:医院是社会的一个特殊的组成部分,良好的医院社会环境作为医院文化建设的重要载体和表现形式,是医院提供人性化服务和落实"一切以患者为中心"理念的切实举措。**①医疗服务环境:**指以医疗护理技术、人际关系、精神面貌及服务态度等为主的人文社会环境,属于软环境。它是深层次的,抽象的,无形的,包括学术氛围、服务理念、人际关系、文化价值等。医疗服务环境的好坏可以促进或制约医院的发展。**②医院管理环境:**包括医院的规章制度、监督机制及各部门协作的人际关系等,也属于软环境。医院管理环境应坚持以人为本,满足患者需求,体现医院文化,并有利于提高医疗和护理工作效率。

(2) 按环境地点划分

1) 门诊环境:门诊是医疗工作的第一线,它作为医院重要的窗口之一,是医院直接对患者进行诊断、治疗和开展预防保健的场所。门诊环境具有患者数量多、人群流动性强、人群病种多、就诊时间短、病情观察受限、诊疗环节错综复杂等特点。

2）急诊环境：急诊科是抢救急、危、重症患者的重要场所，对危及生命的患者及意外灾害事件，能提供快速、高效的服务，是构成城市急救网络的基本组成部分，在医疗服务中占有重要地位。急诊环境的管理应达到标准化、程序化、制度化。

3）病区环境：病区是医务人员为患者提供医疗服务的主要功能区，是住院患者在医院接受治疗、护理及休养的主要场所，是医护人员全面开展医疗、预防、教学、科研活动的重要基地。清洁、整齐、舒适、安静的病房环境有助于患者保持稳定的心理状态，促进患者心身健康，并显著提高医疗护理质量。

五、医院环境的调控

当医院的环境不能满足患者康复需求时，护理人员应采取适当的措施对其进行调控。

（一）医院物理环境的调控

医院的物理环境是影响患者身心舒适的重要因素，它关系到患者的治疗效果和疾病的转归。适宜的环境应考虑下列因素：

1. 空间　每个人都需要一个适合其成长、发展及活动的空间（space），一般情况下，每个病区设 30~40 张病床为宜，每间病室宜设 2~4 张病床或单张床，尽量配有卫生间，病床之间的距离不得少于 1m。

2. 温度　适宜的温度（temperature）有利于患者休息、治疗及护理工作的进行。在适宜的室温下，患者可以感到舒适、安宁，能减少消耗，利于散热，并可减轻肾脏负担。一般来说，普通病室温度保持在 18~22℃ 为宜，新生儿室、老年病房、产房、手术室以 22~24℃ 为宜。

3. 湿度　湿度（humidity）指空气中含水分的程度。病室湿度一般指相对湿度，即在单位体积的空气中，一定温度条件下，空气中所含水蒸气的量与其达到饱和时含量的百分比，湿度会影响皮肤蒸发散热的速度，从而造成人体对环境舒适感差异。人体对湿度的需要随温度的不同而变化，温度越高，对湿度的需要越小，适宜的病室湿度为 50%~60%。

4. 通风　通风（ventilation）可以增加室内空气流动，改变室内温度和湿度，从而刺激皮肤的血液循环，加速皮肤汗液蒸发和热量散失，提高患者的舒适感。一般通风 30min 即可达到置换室内空气的目的。

5. 噪声　噪声（noise）指能引起人们生理和心理不适的一切声音。噪声的单位是分贝（dB），根据世界卫生组织规定的噪声标准，白天较理想的噪声强度是 35~40dB。噪声强度在 50~60dB 即能产生相当的干扰。突发性噪声，如爆炸声、鞭炮声、警报声等，其频率高、音量大，虽然这些噪声持续时间短，但当其强度高达 120dB 以上时，可造成高频率的听力损害，甚至永久性失聪。长时间处于 90dB 以上的高音量环境中，能导致耳鸣、血压升高、血管收缩、肌肉紧张，以及出现焦躁、易怒、头痛、失眠等症状。

医院周围环境的噪声虽非护士所能控制，但护士应尽可能地为患者创造安静的环境。工作人员在说话、行动与工作时应尽可能做到"四轻"，即说话轻、走路轻、操作轻、关门轻。

（1）说话轻：说话声音不可过大，护士应该评估自己的音量并且保持适当的音量。但也不可耳语，以免使患者产生怀疑、误会与恐惧。

（2）走路轻：走路时脚步要轻巧，操作时应穿软底鞋，防止走路时发出不悦耳的声音。

（3）操作轻：操作时动作要轻稳，处理物品与器械时应避免相互碰撞，尽量避免制造不必要的噪声。推车轮轴应定时滴注润滑油，以减少摩擦发出的噪声。

（4）关门轻：病室的门窗应定期检查维修。开关门窗时，随时注意轻开轻关，不要人为地制造噪声。

6. 光线　病室光源有自然光源和人工光源。日光是维持人类健康的要素之一。

7. 装饰　现代医院不仅按各病室不同需求来设计并配备不同颜色，而且应用各式图画、各种颜色的窗帘、被单等来布置患者单位，如儿科病室的床单和护士服使用暖色，使人感到温馨甜蜜。医院环境的颜色如调配得当，不仅可促进患者身心舒适，还可以产生积极的医疗效果。

（二）医院社会文化环境的调控

医院主要是对公众的健康问题或健康需要提供协助或服务，担负着预防、诊断及治疗疾病、促进康复、维护健康的任务。为了保证患者能获得安全、舒适的治疗环境,得到适当的健康照顾,必须为患者创造和维持良好的医院社会环境。

1. 人际关系 人际关系(interpersonal relationship)是在社会交往过程中形成的、建立在个人情感基础上的彼此为寻求满足某种需要而建立起来的人与人之间的相互吸引或相互排斥的关系。人际关系在医院环境中具有重要的作用,它可以直接或间接地影响患者的康复。

(1) 护患关系:"护"指护士,"患"包括患者、患者的家属以及除家属以外的患者监护人(有时称作"患者方面")。在护理工作中,护士与患者之间产生和发展的工作性、专业性和帮助性的人际关系,也属于护患关系。良好的护患关系有助于患者身心的康复。

护患之间相互影响的力量是不平衡的。护士的影响力明显大于患者及家属等,主要体现在:①语言;②行为;③情绪;④工作态度。

(2) 病友关系:病区中的每个人都是社会环境中的一员,在共同的治疗康复生活中相互影响。病友们在交谈中常涉及疾病疗养常识、生活制度等内容,起到了义务宣传员的作用。此外,病友间的相互帮助与照顾,有利于增进病友间的友谊与团结,创造和谐的病室氛围。

2. 医院规章制度 医院规章制度是根据国家相关部门有关医院管理的规定并结合医院自身的特点所制定的规则。**护士在对患者进行指导时,具体应做到以下几点:**

(1) 耐心解释,取得理解。

(2) 维护患者的自主权。

(3) 满足患者需求,尊重探视人员。

(4) 尊重患者的隐私权。

(5) 鼓励患者自我照顾。

(6) 实施健康教育。

(三) 医院门诊环境的调控

1. 门诊设置和布局 门诊设有和医院各科室相应的诊室,并设有挂号室、收费室、治疗室、候诊室、输液室、化验室、药房等。门诊环境应做到安静、舒适、整洁,体现医院对患者的人文关怀。

2. 门诊环境的管理

(1) 预检分诊

(2) 组织候诊与就诊

(3) 治疗

(4) 消毒隔离

(5) 健康教育

(6) 保健门诊

随着社会的不断发展和人们就医观念的改变,门诊环境愈加受到人们重视,所以加强门诊环境建设,是医院建设的重中之重,只有建立起良好的门诊管理体系,才能使门诊的管理水平更上一个台阶,使门诊医疗服务更加科学化、人性化。

(四) 医院急诊环境的调控

1. 急诊设置和布局 急诊一般设有预检处、诊疗室、急救室、监护室、留观室、治疗室、药房、化验室、X线室、心电图室、消毒供应室、挂号室及收费室等,形成一个相对独立的单元,以保证急救工作的顺利完成。

2. 急诊环境的管理

(1) 预检分诊:急诊护士接待来就诊的患者,要做到"一问、二看、三检查、四分诊"。

(2) 抢救工作:包括抢救物品准备、配合抢救及留院观察。

1) 抢救物品准备:所有物品要求做到"五定",即定数量品种、定点安置、定专人保管、定期消毒灭菌和定期检查维修。

2) 配合抢救:急诊护士应积极配合医生进行抢救工作。

　　3) 留院观察:通常急诊科留院观察室设有一定数量的观察床,以收治暂时不能确诊、暂时不宜搬动、病情危重且暂时住院困难或经短时间留院观察后可以返回的患者。

　　(五) 医院病区环境的调控

　　1. 病区设置和布局　　病区应设有病室、抢救室、危重病室、治疗室、护士站、医生办公室 、配膳室、盥洗室、库房、洗涤间、浴室、卫生间、医护休息室和示教室等。每个病区最好设 30~40 张病床,每间病室设 2~4 张病床,病床之间的距离至少为 1m,并在病床之间设置遮隔设备,以保护患者的隐私。

　　2. 病区环境的管理　　病区环境的管理要尽可能体现对患者的人文关怀。良好的医院环境是医院综合实力的外在体现,不仅影响广大患者对医院的心理认同和整体评价,而且在一定程度上体现了医院管理者的管理水平,提示了医院未来的发展潜力,更是服务对象住院期间身心健康的重要保证。因此,创造良好舒适的医院环境是医务人员的重要职责。

【习题】

一、选择题

(一) A₁ 型题

1. 下列属于人的生理环境范畴的是
　　A. 大气污染　　　　　　　　B. 居室装修　　　　　　　　C. 呼吸系统
　　D. 教育程度　　　　　　　　E. 社会习俗

2. 下列属于人的心理环境范畴的是
　　A. 精神紧张程度　　　　　　B. 人的教育程度　　　　　　C. 大气污染程度
　　D. 医院标识的情况　　　　　E. 人的循环系统功能情况

3. 成年人肺泡总面积约为
　　A. 30m²　　　　B. 50m²　　　　C. 80m²　　　　D. 100m²　　　　E. 120m²

4. 为了保证患者有适当的空间,医院病床之间的距离**不得**少于
　　A. 0.5m　　　　B. 1m　　　　C. 1.5m　　　　D. 2m　　　　E. 3m

5. 病室最适宜的温度和相对湿度是
　　A. 14~16℃,30%~40%　　　　B. 16~18℃,40%~50%　　　　C. 16~18℃,50%~60%
　　D. 18~22℃,50%~60%　　　　E. 22~24℃,60%~70%

6. 病室的湿度过低患者会出现
　　A. 口渴咽痛　　　　　　　　B. 烦躁不安　　　　　　　　C. 肌肉紧张
　　D. 头晕头痛　　　　　　　　E. 胸闷咳嗽

7. 为了达到置换室内空气的目的,通风的时间一般应为
　　A. 10min　　　　　　　　　B. 15min　　　　　　　　　C. 20min
　　D. 25min　　　　　　　　　E. 30min

8. 下列病室通风的目的中,**不合适**的是
　　A. 保持室内空气的新鲜　　　　　　　　B. 调节室内的温度及湿度
　　C. 降低室内空气中的微生物的密度　　　D. 减少热量散失
　　E. 增加患者舒适感

9. 下列**不属于**医院社会环境调控范畴的是
　　A. 人际关系　　　　　　　　B. 工作态度　　　　　　　　C. 病友关系
　　D. 医院规则　　　　　　　　E. 病室装饰

10. 护士的基本任务**不包括**
　　A. 抢救生命　　　　　　　　B. 促进健康　　　　　　　　C. 预防疾病
　　D. 恢复健康　　　　　　　　E. 减轻痛苦

11. 以下有关噪声说法,正确的是
    A. 噪声的危害程度只与频率高低有关
    B. 噪声耐受程度大多数人是一致的
    C. 长时间处于 90dB 以上环境可造成永久失聪
    D. 当噪声达到 120dB 以上才能对人产生干扰
    E. 噪声耐受程度与过去生活环境及经历有关

12. 下列关于光线对人的作用,**不正确**的是
    A. 红外线能被皮肤吸收,使皮肤及深部组织受到温热作用
    B. 适量的日光照射,使人食欲增加,舒适愉快
    C. 紫外线有强大的杀菌作用
    D. 光线对人的心理无作用
    E. 可见光、红外线、紫外线,各种射线都有很强的生物学作用

13. 下列关于医疗服务环境的描述,正确的是
    A. 医院的规章制度
    B. 医院的建筑设计、基本设施
    C. 深层次的、抽象的、有形的
    D. 医院环境是医务人员提供医疗服务的场所
    E. 指医疗护理技术、人际关系、精神面貌及服务态度

14. 病室温度过低患者会感到
    A. 焦躁、头痛
    B. 烦躁、食欲减退
    C. 肌肉紧张、缺乏动力
    D. 口干舌燥、咽痛、烦渴
    E. 尿液排出量增加,加重肾脏负担

15. 下列**不属于**医院规章制度的是
    A. 耐心解释,取得患者理解
    B. 维护患者的自主权
    C. 满足患者需求,患者的行为举止不受限制
    D. 尊重患者的隐私权
    E. 鼓励患者自我照顾

（二）A₂ 型题

16. 某患者因呼吸系统疾病行气管切开术,则病室环境应特别注意
    A. 保持安静   B. 合理采光
    C. 加强通风   D. 适当绿化
    E. 调节适宜的温、湿度

17. 某破伤风患者,阵发性全身肌肉痉挛、抽搐,有关病室环境描述**错误**的是
    A. 加用床挡   B. 光线明亮
    C. 室内温度 18~22℃   D. 室内相对湿度 50%~60%
    E. 护士操作轻、走路轻、说话轻、关门轻

（三）A₃ 型题

（18~19 题共用题干）

张女士,72 岁,因心肌梗死入院,护士为该患者调控医院物理环境。

18. 适宜的病室温度应为

  A. 16~18℃   B. 18~20℃   C. 20~22℃

  D. 22~24℃   E. 24~26℃

19. 适宜的病室色调是

  A. 红色   B. 奶色   C. 黑色

  D. 橙色   E. 紫色

（四）A₄型题

（20~22题共用题干）

张先生,52岁,因高血压入院,护士为该患者进行护理工作。

20. 日间病室的噪声应控制在

  A. 120dB 以下   B. 100dB 以下   C. 80dB 以下

  D. 60dB 以下   E. 40dB 以下

21. 护士为该患者调控病室环境时,**错误**的是

  A. 常通风,增加室内空气流动   B. 病房温度 22~24℃

  C. 保持病室宽敞整洁   D. 卫生间无须使用防滑地垫

  E. 室内光线明亮柔和

22. 护士为该患者进行护理工作时,**错误**的是

  A. 应为患者做好晨晚间护理   B. 操作时应做到"四轻"

  C. 定时进行血压监测   D. 满足患者及家属的一切需求

  E. 加强对患者的心理护理

二、填空题

1. 人类环境中内环境包括（　　）环境和（　　）环境,外环境包括（　　）环境和（　　）环境。

2. 环境污染对人类的影响因素包括（　　）污染、（　　）污染、（　　）污染、（　　）污染和（　　）污染。

3. 护理的基本任务是促进（　　）、预防（　　）、恢复（　　）和减轻（　　）。

4. 医院环境按性质划分,可分为（　　）环境和（　　）环境;按地点划分,可分为（　　）环境、（　　）环境和（　　）环境。

5. 护士应尽可能地为患者创造安静的环境,特别注意"四轻",即（　　）轻、（　　）轻、（　　）轻和（　　）轻。

6. 一般室温保持在（　　）℃较为适宜。新生儿及老年患者,室温以保持在（　　）℃为佳。

三、名词解释

1. 环境   2. 相对湿度   3. 护患关系

四、简答题

1. 简述良好的医院环境应具备的特点。

2. 请从护患关系影响因素的角度,简述建立良好的护患关系的措施。

五、论述题

王先生,62岁,因胃溃疡入院,患者对医院规章制度不熟悉而感到焦虑,试述作为病区护士,接待患者入院时应采取的主要护理措施。

【参考答案】

一、选择题

1. C   2. A   3. D   4. B   5. D   6. A   7. E   8. D   9. E   10. A

11. E   12. D   13. E   14. C   15. C   16. E   17. B   18. D   19. B   20. E

21. D   22. D

二、填空题

1. 生理　心理　自然　社会
2. 空气　水　土壤　噪声　辐射
3. 健康　疾病　健康　痛苦
4. 物理　社会文化　门诊　急诊　病区
5. 说话　走路　操作　关门
6. 18~22　22~24

三、名词解释

1. 环境是指人类生存和生活的空间,分为内环境和外环境。

2. 相对湿度是指在单位体积的空气中,一定温度条件下,空气中所含水蒸气的量与其达到饱和时含量的百分比。

3. 护患关系是指在护理工作中,护士与患者方面产生和发展的工作性、专业性和帮助性的人际关系。

四、简答题

1.

(1) 服务的专业性:在医院环境中,患者是具有生物学和社会学双重属性的复杂生命有机体。由于护理人员在提高医疗服务质量中起相对独立的作用,因此现代医院对护理人员的专业素质要求也在不断提高,要求其具有全面的专业理论知识、熟练的操作能力和丰富的临床经验,能够科学地照顾患者,为其提供专业的生活护理、精神护理、营养指导等服务,进一步满足患者多方位的健康需求。

(2) 安全舒适性:医院是患者治疗病痛,恢复健康的场所,应在治疗性安全、生物环境安全和医患和谐方面都满足患者安全的需要。

(3) 管理统一性:医院医疗服务面广,分工协作部门复杂多样,在"一切以患者为中心"的思想指导下,医院根据具体情况制定院规,统一管理,保护患者及医院工作人员的安全,提高工作效率和质量。

(4) 文化特殊性:适宜的医院文化是构建和谐医患关系的必要条件,构建医院文化正在日益由表层的物质文化向深层的精神文化渗透,将"以患者为中心"的服务理念融入医院管理中是医院组织文化建设的关键。

2.

(1) 在护理工作中,护士应善于运用语言,发挥语言的积极作用,减轻患者的陌生感,消除患者的紧张、焦虑情绪,帮助患者建立对医护人员的信任感,通过恰当的交谈,帮助患者正确认识和对待自身的疾病,帮助患者肯定自己的价值与自尊。

(2) 行为举止上,护理活动中,护理人员的技术操作及其行为受到患者的关注,是患者对自身疾病和治疗效果认识的重要信息来源。因此护士要亲切自然,精神饱满,着装得体,举止大方,操作时要稳、准、轻、快,消除患者的疑虑,带给患者心理上的安慰。

(3) 情绪上,护士在工作中的情绪对患者有很大的感染力,护士的积极情绪可使患者乐观开朗,消极的情绪会使患者变得悲观焦虑。因此,护士要在自我情绪认知的基础上,学会控制情绪,掌握自我调整和自我安慰的方法,寻找正确的压力释放途径,提高挫折的承受能力,并时刻以积极的情绪去感染患者,为患者提供积极乐观,心身愉悦的治疗环境。

(4) 工作态度上,护士的工作态度对护患关系的发展和患者的身心健康具有重要影响。在护理工作中,护士应积极通过自己的工作态度来取得患者的信任,严肃认真、一丝不苟的工作态度可使患者获得安全感和信任感;真诚的热情、友善的态度可使患者感受到温暖并获得支持,有助于患者疾病的恢复,促进护患关系的良性发展。

五、论述题

医院规章制度既是对患者行为的指导,又是对患者的一种约束,会对患者产生一定的影响。协助患者熟悉院规,可帮助患者适应环境。

(1) 耐心解释,取得理解。

(2) 让患者对其周围的环境具有一定的自主权。

(3) 满足患者需求。

(4) 提供有关信息与健康教育。

(5) 尊重患者的隐私权。

(6) 鼓励患者自我照顾。

（张　敏）

URSING

第三章

预防与控制医院感染

【知识导图】

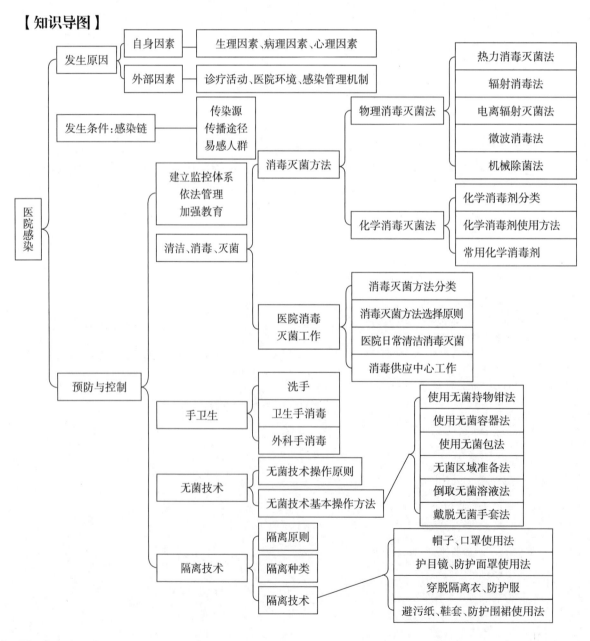

【内容概述】

一、医院感染

（一）概念

广义地讲，任何人在医院活动期间遭受病原体侵袭而引起的诊断明确的感染均称为医院感染。医院感染的对象主要为住院患者。《医院感染管理办法》(2006 年 9 月 1 日实施)中医院感染的定义是：**住院患者在医院内获得的感染，包括在住院期间发生的感染和在医院内获得而出院后发生的感染；但不包括入院前已开始或入院时已处于潜伏期的感染。医院工作人员在医院内获得的感染也属医院感染。**在医疗机构或其科室的患者中，短时间内发生 3 例及以上同种同源感染病例的现象称为医院感染暴发。

（二）诊断

医院感染的诊断依据临床诊断，同时需力求做出病原学诊断。

诊断标准：①无明确潜伏期的感染，入院 48h 后发生的感染；②有明确潜伏期的感染，住院日超过平均潜伏期后发生的感染；③本次感染直接与上次住院有关；④在原有感染基础上出现其他部位新的感染(慢性感染的迁徙病灶除外)，或在已知病原体基础上又分离出新的病原体(排除污染和原来的混合感染)的感染；⑤新生儿在分娩过程中和产后获得的感染；⑥由于诊疗操作激活的潜在性感染，如疱疹病毒、结核分枝杆菌等的感染；⑦医务人员在医院工作期间获得的感染。

排除标准：①皮肤黏膜开放性伤口只有细菌定植而无炎症表现；②由于创伤或非生物性因子刺激而产生的炎症表现；③新生儿经胎盘获得(出生后 48h 内发病)的感染，如单纯疱疹、弓形体病等；④患者原有的慢性感染在医院内急性发作。

（三）分类

根据病原体的来源，可将医院感染分为内源性医院感染和外源性医院感染。

1. 内源性医院感染又称自身医院感染，指各种原因引起的患者在医院内遭受自身固有病原体侵袭而发生的医院感染。病原体来自患者自身，为患者体表或体内的常居菌或暂居菌，正常情况下不致病。

2. 外源性医院感染又称交叉感染，指各种原因引起的患者在医院内遭受非自身固有病原体侵袭而发生的医院感染。病原体来自患者体外，通过直接或间接途径，导致机体发生感染。

（四）发生原因

1. 机体自身因素　包括生理因素、病理因素及心理因素，这些因素可使个体抵抗力下降、免疫功能受损，从而导致医院感染的发生。

2. 机体外在因素　主要包括医院工作人员的诊疗活动(如侵袭性操作；化疗、放疗、免疫抑制剂使用；抗菌药物滥用等)，医院环境污染和医院感染管理体制的不完善等，这些因素可为医院感染的发生创造条件。

（五）发生条件

医院感染的发生包括三个环节即传染源、传播途径和易感宿主。三者同时存在并互相联系，就构成了感染链，缺少或中断任一环节，将不会发生医院感染。

1. 传染源　指病原体自然生存、繁殖并排出的宿主(人/动物)/场所。内源性感染的传染源是患者本人；外源性感染的传染源主要有已感染的患者及病原携带者、环境贮源和动物传染源，其中已感染的患者是最重要的传染源。

2. 传播途径　指病原体从传染源传播到易感宿主的途径。内源性感染主要通过病原体在机体的易位而实现，属于自身直接接触感染；外源性感染的发生可有一种或多种传播途径，主要有接触传播、空气传播和飞沫传播。

(1) 接触传播：指病原体通过手、媒介物直接或间接接触导致的传播，是医院感染中最常见、最重要的传播方式之一。分为直接接触传播和间接接触传播。

(2) 空气传播：指带有病原微生物的微粒子($\leqslant 5\mu m$)通过空气流动导致的疾病传播。如含出血热病毒的啮齿类动物、家禽通过排泄物污染尘埃后形成气溶胶颗粒传播流行性出血热。

（3）飞沫传播：指带有病原微生物的飞沫核（>5μm）在空气中短距离（通常 1m 内）移动到易感人群的口、鼻黏膜或眼结膜等导致的传播。常见的主要通过飞沫传播的疾病有：开放性肺结核、猩红热、百日咳、白喉、麻疹、严重急性呼吸综合征（SARS）、流行性脑脊髓膜炎、肺鼠疫等。

3. 易感宿主　指对某种疾病或传染病缺乏免疫力的人。如将易感者作为一个总体，则称易感人群。病原体传播到宿主后是否引起感染主要取决于病原体的毒力和宿主的易感性。

（六）预防与控制管理

医院感染管理属于医院日常管理工作之一，主要措施包括：①建立医院感染管理体系，加强监控；②健全各项规章制度，依法管理医院感染；③落实医院感染管理措施并开展持续质量改进，切断感染链；④加强医院感染教育，从事医院感染管理的专业人员应加强岗位知识规范化培训，其他各级人员应定期更新医院感染防控知识与技能，自觉预防与控制医院感染。

二、常用消毒灭菌方法

清洁、消毒、灭菌是预防与控制医院感染的关键措施之一。

清洁指去除物体表面有机物、无机物和可见污染物的过程。清洗指去除耐湿的诊疗器械、器具和物品上污物的全过程。**消毒是清除或杀灭传播媒介上病原微生物，使其达到无害化的处理。** 根据有无明确传染源，分为预防性消毒和疫源地消毒。预防性消毒指在没有明确传染源存在时，对可能受到病原微生物污染的场所和物品进行的消毒。疫源地消毒指对疫源地内污染的环境和物品的消毒，包括随时消毒和终末消毒。**灭菌是杀灭或清除医疗器械、器具和物品上一切微生物的处理，并达到灭菌保证水平的方法。** 灭菌保证水平是灭菌处理单位产品上存在活微生物的概率，通常用 10^{-6} 表示。

（一）物理消毒灭菌法

利用物理因素如热力、辐射、过滤等清除或杀灭病原微生物的方法。

1. 热力消毒灭菌法　主要利用热力使微生物的蛋白质凝固变性、酶失活、细胞膜和细胞壁发生改变而导致其死亡，达到消毒灭菌的目的。热力消毒灭菌法是效果可靠、使用最广泛的方法，分干热法和湿热法两类。干热法由空气导热，传热较慢；湿热法由空气和水蒸气导热，传热较快，穿透力强。具体方法和适用范围见表 3-1。

表 3-1　热力消毒灭菌法

种类	具体方法	适用范围
干热法	燃烧法	不需保存的物品、试管口灭菌、急用某些物品
	干烤法	耐热、不耐湿、蒸汽或气体不能穿透的物品
湿热法	压力蒸汽灭菌法	耐高温、耐高压、耐潮湿物品
	煮沸消毒法	耐湿、耐高温物品
	低温蒸汽消毒法	耐湿、不耐高热物品
	流通蒸汽消毒法	餐饮具、便器、洁具等物品

（1）干烤法：需利用专用密闭烤箱进行灭菌。注意事项：①灭菌前做好预处理；②物品包装合适：体积通常不超过 10cm×10cm×20cm；油剂、粉剂的厚度不超过 0.6cm；凡士林纱布条厚度不超过 1.3cm；③装载时物品间留有充分的空间、高度不超过烤箱内腔高度的 2/3，不与烤箱底部及四壁接触；④根据物品种类和烤箱的类型来确定所需的温度和时间，一般为：150℃，2.5h；160℃，2h；170℃，1h；180℃，0.5h；有机物灭菌温度不超过170℃；从达到灭菌温度时计算灭菌时间，待温度降到 40℃以下时方可开启柜门；⑤定期监测灭菌效果。

（2）压力蒸汽灭菌法：**是效果最好的热力消毒灭菌方法**，在临床应用广泛。主要利用高压饱和蒸汽的高热所释放的潜热灭菌。根据排放冷空气的方式和程度不同，将压力蒸汽灭菌器分为下排气式和预排气式两大类，灭菌参数见表 3-2。根据灭菌时间的长短，压力蒸汽灭菌程序分为常规和快速两种，快速压力蒸汽灭菌包括下排气、正压排气和预排气压力蒸汽灭菌，不作为物品的常规灭菌程序，只在紧急情况下用于裸露物品灭菌,灭菌参数见表3-3。

压力蒸汽灭菌法注意事项:①安全操作:操作人员需经过专门训练,合格后方可上岗,并严格遵守操作规程,每日进行安全检查并预热。②包装规范:包装前将待灭菌器械或物品洗净、干燥,包装材料和包装方法符合要求。③装载恰当:使用专用灭菌架或篮筐装载灭菌物品,灭菌包之间留有空隙;灭菌物品体积和装载容量适当。④密切观察:随时观察压力和温度并准确计算灭菌时间。⑤灭菌后卸载:压力表降至"0位",温度降至室温时才能移动;每批次应检查灭菌是否合格;快速压力蒸汽灭菌后的物品无有效期,应尽快使用,不能储存。⑥定期监测:应用物理监测法、化学监测法或生物监测法评价灭菌效果;预排气灭菌器每日开始灭菌运行前空载进行 B-D 测试。

表 3-2 压力蒸汽灭菌器灭菌参数

灭菌器类别	原理	物品类别	压力范围/kPa	压力范围/kPa	所需最短时间/min
下排气式	重力置换	敷料	102.8~122.9	121	30
		器械	102.8~122.9	121	20
预排气式	机械抽真空	敷料、器械	184.4~210.7	132	4
		敷料、器械	201.7~229.3	134	4

表 3-3 快速压力蒸汽灭菌(132~134℃)所需最短时间

物品种类	下排气		正压排气		预排气	
	灭菌温度/℃	灭菌时间/min	灭菌温度/℃	灭菌时间/min	灭菌温度/℃	灭菌时间/min
不带孔	132	3	134	3.5	132	3
带孔或不带孔 + 带孔	132	10	134	3.5	132	4

(3) 煮沸消毒法:简单、方便、经济、实用,是应用最早的消毒方法之一,也是家庭常用的消毒方法,适用于金属、搪瓷、玻璃和餐饮具或其他耐湿、耐热物品的消毒。消毒时间从水沸后算起,维持≥15min。如中途加入物品,则在第二次水沸后重新计时。

注意事项:①消毒前物品刷洗干净,全部浸没水中≥3cm,大小相同的容器不能重叠、放入总物品不超过容量的 3/4,同时打开器械轴节或容器盖、空腔导管腔内预先灌满水。②根据物品性质决定放入水中的时间,玻璃器皿、金属及搪瓷类物品通常冷水放入;橡胶制品纱布包好,水沸后放入。③水的沸点影响消毒时间,一般海拔每增高 300m,消毒时间延长 2min。④将碳酸氢钠加入水中,配成 1%~2% 的浓度,沸点可达到 105℃,能增强杀菌作用、去污防锈。⑤消毒后物品及时取出置于无菌容器内,4h 内未用需重煮消毒。

2. 辐射消毒法

(1) 紫外线消毒法:消毒使用的 C 波紫外线中杀菌作用最强的 253.7nm,主要适用于空气、物品表面和各种水体的消毒,常用紫外线灯管和紫外线消毒器。消毒方法:①空气消毒,首选紫外线空气消毒器,如使用室内悬吊式紫外灯照射,紫外线消毒灯距离地面 1.8~2.2m,数量≥1.5W/m³,照射时间不少于 30min。②物品表面消毒,首选紫外线物表消毒器,可以近距离移动照射;小件物品可放入紫外线消毒箱内照射;也可采取紫外灯悬吊照射,有效距离为 25~60cm,物品摊开或挂起,使其充分暴露以受到直接照射,消毒时间为 20~30min。③用于水体消毒,根据待消毒处理水的水质、水量、水温选择相应规格的紫外线水消毒器。

紫外线灯管消毒时注意事项:①保持灯管清洁:一般每周 1 次用 70%~80% 乙醇布巾擦拭,如发现灰尘、污垢,应随时擦拭。②消毒环境合适:清洁干燥,电源电压为 220 V,适宜温度为 20~40℃,相对湿度为 40%~60%。③正确计算并记录消毒时间:紫外线的消毒时间须从灯亮 5~7min 后开始计时,若使用时间超过 1 000h,需更换灯管。④加强防护:照射时人应离开房间,照射完毕应开窗通风。⑤定期监测:主要应用物理、化学、生物监测法,至少每年标定 1 次灯管照射强度,普通 30W 直管型新灯辐照强度应≥90μW/cm²,使用中辐照强度应≥70μW/cm²;30W 高强度紫外线新灯的辐照强度应≥180μW/cm²。

(2) 臭氧消毒法:适用于空气、水(生活饮用水、医疗机构非注射诊疗用水、医院污水以及公共场所水)、餐饮具、食品加工管道、医疗器械、医疗用品和物品表面的消毒。臭氧消毒器臭氧浓度应≥100mg/L。注意事项:①根据待消毒处理物品种类,按说明书要求安装和使用臭氧消毒器。②有人条件下,周围环境中臭氧泄漏量≤0.1mg/m³。③空气消毒要在封闭空间内,室内无人条件下进行,一般臭氧浓度为5~30mg/m³,相对湿度≥70%,时间30~120min;空气消毒后开窗通风≥30min,人员方可进入室内。④温湿度、有机物、pH、水的浑浊度、水的色度等多种因素可影响臭氧的杀菌作用。⑤臭氧具有强氧化性,可损坏多种物品,且浓度越高对物品损坏越重。

3. 电离辐射灭菌法　利用放射性同位素^{60}Co发射高能(射线或电子加速器产生的β射线进行辐射灭菌。电离辐射灭菌法适用于不耐热的物品如一次性医用塑料制品、食品、药品和生物制品等在常温下的灭菌,故又称"冷灭菌"。注意事项:①应用机械传送物品以防放射线对人体造成伤害;②为增强γ射线的杀菌作用,灭菌应在有氧环境下进行;③湿度越高,杀菌效果越好。

4. 微波消毒法　消毒常用的是2 450MHz微波,常用于餐饮具的消毒。注意事项:①微波对人体有一定的伤害,应避免小剂量长期接触或大剂量照射;②被消毒的物品应为小件或不太厚,盛放物品时不用金属容器;③物品高度不超过柜室高度的2/3,宽度不超过转盘周边,不接触装置四壁;④微波的热效应需要有一定的水分,待消毒的物品应浸入水中或用湿布包裹。

5. 机械除菌法　用机械的方法,如冲洗、刷、擦、扫、抹、铲除或过滤等以除掉物品表面、水中、空气中及人畜体表的有害微生物。常用层流通风和过滤除菌法。

(二)化学消毒灭菌法

采用各种化学消毒剂来清除或杀灭病原微生物的方法。凡不适用于物理消毒灭菌的物品,都可以选用化学消毒灭菌法。能杀灭传播媒介上的微生物使其达到消毒或灭菌要求的化学制剂称为化学消毒剂。

1. 化学消毒剂的分类　按其作用效力可分为四类。①灭菌剂:能杀灭一切微生物,包括细菌芽孢,使物品达到灭菌要求的化学制剂;②高效消毒剂:能杀灭一切细菌繁殖体(包括分枝杆菌)、病毒、真菌及其孢子,并对细菌芽孢有显著杀灭作用的化学制剂;③中效消毒剂:仅能杀灭分枝杆菌、细菌繁殖体、真菌、病毒等微生物的化学制剂;④低效消毒剂:仅能杀灭细菌繁殖体和亲脂病毒的化学制剂。

2. 化学消毒剂的使用方法　常用四种方法。①浸泡法:将被消毒的物品洗净、擦干后浸没在规定浓度的消毒液内一定时间的消毒方法;②擦拭法:蘸取规定浓度的化学消毒剂擦拭被污染物品的表面或皮肤、黏膜的消毒方法;③喷雾法:在规定时间内用喷雾器将一定浓度的化学消毒剂均匀地喷洒于空间或物品表面进行消毒的方法;④熏蒸法:在密闭空间内将一定浓度的消毒剂加热或加入氧化剂,使其产生气体在规定的时间内进行消毒灭菌的方法。

3. 常用的化学消毒剂

(1) 戊二醛:**属于灭菌剂**。适用于不耐热的医疗器械、器具和物品的浸泡消毒与灭菌。使用前加入pH调节剂(碳酸氢钠)和防锈剂(亚硝酸钠),物品彻底清洗、干燥后,完全浸没在消毒液中,消毒时间60min,灭菌时间10h;内镜消毒时按要求采用浸泡法或擦拭法。使用注意事项:①室温下避光、密封保存于阴凉、干燥、通风处;盛装消毒剂的容器应洁净、加盖,使用前经消毒处理。②加强日常监测,配制好的消毒液最多可连续使用14d,使用中戊二醛含量应≥1.8%。③消毒或灭菌后以无菌方式取出,用无菌水冲净,再用无菌纱布擦干。④对皮肤、黏膜有刺激性,对人有毒性,加强个人防护。

(2) 甲醛:**属于灭菌剂**。适用于不耐湿、不耐热的诊疗器械、器具和物品的灭菌,如电子仪器、光学仪器、管腔器械、金属器械、玻璃器皿、合成材料物品。应用低温甲醛蒸汽灭菌器进行灭菌,根据使用要求装载适量2%复方甲醛溶液或福尔马林(35%~40%甲醛溶液)。灭菌参数:温度55~80℃,相对湿度80%~90%,时间30~60min。使用注意事项:①灭菌箱需密闭,使用专用灭菌溶液,不可采用自然挥发或熏蒸法;②对人体有一定毒性和刺激性,需设置专用排气系统,运行时周围环境中甲醛浓度<0.5mg/m³。

(3) 环氧乙烷:**属于灭菌剂,低温为无色液态,超过10.8℃变为气态**。适用于不耐热、不耐湿的诊疗器械、器具和物品的灭菌,如电子仪器、光学仪器、纸质、塑料、金属、陶瓷。灭菌时使用100%纯环氧乙烷或环氧乙烷和二氧化碳混合气体。使用注意事项：①存放于阴凉通风、远离火源、静电，无转动之马达处；储存温度低于40℃，相对湿度60%~80%。②易燃、易爆，且对人有毒，应有专门的排气管道，工作人员要严格遵守操作程序并做好防护。③物品灭菌前需彻底清洗干净，但不可用生理盐水清洗；消毒灭菌后应清除残留环氧乙烷后方可使用。④不可用于食品、液体、油脂和粉剂等的灭菌。⑤每次灭菌时，应进行效果监测及评价。

（4）过氧乙酸：**属于灭菌剂、高效消毒剂**。适用于耐腐蚀物品、环境、室内空气等的消毒，专用机械消毒设备适用于内镜的灭菌，常用浸泡法、擦拭法、喷洒法或冲洗法。使用注意事项：①密闭贮存于通风阴凉避光处，防高温，远离还原剂和金属粉末；②定期检测其浓度，如原液低于12%禁止使用；③现配现用，配制时避免与碱或有机物相混合，使用时限≤24h；④加强个人防护，空气熏蒸消毒时室内不应有人，消毒后及时通风换气；⑤对金属和织物有很强的腐蚀和漂白作用，浸泡消毒后及时用无菌水冲洗干净。

（5）过氧化氢气体等离子体：**属于灭菌剂**。适用于不耐高温、不耐湿的医疗器械、器具和物品的灭菌。使用时灭菌腔壁温度45~60℃，过氧化氢浓度为53%~60%，灭菌周期28~75min，使用中有效期不小于10d。液体或粉末，吸收液体的物品或材料，含纤维素或木质纸浆的物品，一头闭塞的内腔，一次性使用物品，植入物，不能承受真空的器械等物品不适用。

（6）含氯消毒剂（常用液氯、漂白粉、漂白粉精、二氧化氯、酸性氧化电位水等）：**高浓度属于高效消毒剂，低浓度属于中效消毒剂。主要用于餐具、环境、水、疫源地等的消毒**，常用浸泡、擦拭、喷洒及干粉消毒法等。使用注意事项：①密闭保存在阴凉、干燥、通风处，粉剂还需防潮；②配制的溶液性质不稳定，应现配现用，使用时间≤24h；③有腐蚀及漂白作用，不宜用于金属制品、有色织物及油漆家具的消毒；④如存在大量有机物，应延长作用时间或提高消毒液浓度；⑤配制好的酸性氧化电位水室温下储存不超过3d，每次使用前应检测pH值和有效氯浓度，使用完毕排放后需再排放少量碱性还原电位水或自来水以减少对排水管路的腐蚀。

（7）乙醇：**属于中效消毒剂。常用体积比70%~80%的乙醇溶液，用于手、皮肤、物体表面及诊疗器具的消毒**，常用浸泡、擦拭、冲洗法。使用注意事项：①密封保存于阴凉、干燥、通风、避光避火处，定期测定，保持有效浓度；②不适于空气消毒及医疗器械的消毒灭菌，不宜用于脂溶性物体表面的消毒；③不应用于被血、脓、粪便等有机物严重污染表面的消毒；④对醇类过敏者慎用。

（8）碘伏：**属于中效消毒剂。适用于手、皮肤、黏膜及伤口的消毒**，常用擦拭法、冲洗法。使用注意事项：①避光密闭保存于阴凉、干燥通风处；②稀释后稳定性差，宜现用现配；③皮肤消毒后无需乙醇脱碘；④对二价金属制品有腐蚀性，不做相应金属制品的消毒；⑤对碘过敏者慎用。

（9）苯扎溴铵：属于低效消毒剂。适用于环境、物体表面、皮肤与黏膜的消毒，常用浸泡法、擦拭法。使用注意事项：①避免接触有机物和拮抗物，不宜与阴离子表面活性剂如肥皂或洗衣粉合用，也不能与碘或过氧化物同用；②低温时可能出现混浊或沉淀，可置于温水中加温；③高浓度原液可造成严重的角膜以及皮肤、黏膜灼伤，操作时须加强防护；④不适用于瓜果蔬菜类消毒。

（10）氯己定：属于低效消毒剂。适用于手、皮肤及黏膜的消毒，常用擦拭法或冲洗法。使用注意事项：①密闭存放于避光、阴凉、干燥处；②不适用于结核分枝杆菌、细菌芽孢污染物品的消毒；③不能与阴离子表面活性剂如肥皂混合使用或前后使用。

三、医院清洁、消毒、灭菌工作

医院清洁、消毒、灭菌工作是指根据一定的规范、原则对医院环境、各类用品、患者分泌物及排泄物等进行消毒处理的过程，其目的是尽最大可能地减少医院感染的发生。

（一）消毒、灭菌方法的分类

根据消毒因子的浓度、强度、作用时间和对微生物的杀灭能力，可将消毒灭菌方法分为四个作用水平（表3-4）。

表 3-4　消毒灭菌方法的水平分类

消毒灭菌方法	举例
灭菌法	热力灭菌、电离辐射灭菌;采用戊二醛、环氧乙烷、甲醛等灭菌剂的化学灭菌方法
高水平消毒法	上述的灭菌法＋臭氧消毒法、紫外线消毒法;过氧化物、二氧化氯和一些复配的化学消毒方法
中水平消毒法	煮沸消毒法;碘类、醇类、复方氯己定、复方季铵盐类消毒剂等的化学消毒方法
低水平消毒法	通风换气、冲洗;苯扎溴铵、氯己定等消毒剂的化学消毒方法

（二）选择消毒、灭菌方法的原则

医院清洁、消毒、灭菌工作应严格遵守消毒程序,**重复使用的诊疗器械、器具和物品,使用后应先清洁, 再进行消毒或灭菌;被朊毒体、气性坏疽及突发不明原因的传染病病原体污染的诊疗器械、器具和物品应先 消毒,再按常规清洗消毒灭菌**。

1. 根据物品污染后导致感染的风险高低选择相应的消毒或灭菌方法　根据医院物品污染后使用所致 感染的危险性大小及在患者使用前的消毒或灭菌要求,将医院物品分为三类,又称斯伯尔丁分类法(E.H. Spaulding classification),见表 3-5。

表 3-5　医院用品的危险性分类及消毒灭菌方法选择

分类	定义	举例	消毒灭菌方法
高度危险 性物品	进入人体无菌组织、器官、脉管系 统,或有无菌体液从中流过的物品, 或接触破损皮肤、破损黏膜的物品	手术器械、穿刺针、腹腔镜、 活检钳、脏器移植物	灭菌法
中度危险 性物品	与完整黏膜相接触,而不进入人体 无菌组织、器官和血流,也不接触破 损皮肤、破损黏膜的物品	胃肠道内镜、气管镜、喉镜、 体温表、呼吸机管道、压舌板	高水平消毒法或中水平消毒法菌 落总数应≤20CFU/件
低度危险 性物品	与完整皮肤接触而不与黏膜接触的 器材,包括:生活卫生用品;患者、医 务人员生活和工作环境中的物品	毛巾、面盆、痰盂(杯)、地面、 墙面、桌面、床面、被褥、一般 诊断用品(听诊器、血压计等)	中、低水平消毒法或一般清洁处 理;或选择针对病原微生物特性的 消毒方法菌落总数应≤200CFU/件

2. 根据污染微生物的特性选择消毒、灭菌的方法　①受到致病性芽孢、真菌孢子、分枝杆菌和经血传 播病原体污染的物品,选用灭菌法或高水平消毒法;②受到真菌、亲水病毒、螺旋体、支原体、衣原体等病 原微生物污染的物品,选用中水平以上的消毒法;③受到一般细菌和亲脂病毒等污染的物品,选用中水平 或低水平消毒法;④消毒物品存在较多有机物或微生物污染特别严重时,应加大消毒剂的剂量并延长消毒 时间。

3. 根据消毒物品的性质选择消毒、灭菌的方法　①耐热、耐湿的诊疗器械、器具和物品,应首选压力蒸 汽灭菌法;耐热的玻璃器材、油剂类和干粉类物品等应首选干热灭菌法。②不耐热、不耐湿的物品,宜采用 低温灭菌法,如环氧乙烷、过氧化氢低温等离子体灭菌或低温甲醛蒸汽灭菌等。③金属器械的浸泡灭菌,应 选择腐蚀性小的灭菌剂,同时注意防锈。④物品表面消毒时,应根据表面性质选择:光滑表面可选择紫外线 消毒器近距离照射,或用化学消毒剂擦拭;多孔材料表面可选择喷雾消毒法。

（三）医院日常的清洁、消毒、灭菌

1. 环境清洁、消毒　医院环境的清洁与消毒是控制医院感染的基础。要求做到清洁,无低洼积水、蚊蝇 孳生地,无灰尘、无蛛网、无蚊蝇,及时清除垃圾,窗明几净,环境和物品表面的消毒符合规范。

（1）环境空气:从空气消毒的角度将医院环境分为四类,根据类别采用相应的消毒方法以达到消毒要 求,具体见表 3-6。

表 3-6 各类环境空气及消毒要求

环境类别	环境举例	常用消毒方法举例	空气平均菌落数 [a] CFU/m³	
I类	洁净手术部(室)其他洁净场所	集中空调通风系统、空气洁净技术、循环风紫外线或静电吸附式空气消毒器、紫外线灯照射、达到要求的空气消毒产品	符合 GB50333 要求 [b] ≤4.0(30min) [c]	≤150 ≤150
II类	非洁净手术部(室)、产房、导管室、血液病区、烧伤病区、ICU、新生儿室	通风、I类环境净化空气方法、达到要求的空气消毒产品	≤4.0(15min)	—
III类	母婴同室、CSSD 的检查包装灭菌区和无菌物品存放区、血液透析中心(室)、其他普通住院病区	II类环境净化空气方法、化学消毒、达到要求的空气消毒产品	≤4.0(5min)	—
IV类	普通门(急)诊及其检查、治疗室、感染性疾病科门诊及病区	III类环境空气消毒方法	≤4.0(5min)	—

注:a.CFU/皿为直径9cm的平板暴露法,CFU/m³为空气采样器法;b. 医院洁净手术部建筑技术规范 GB 50333—2013,2014 年 6 月 1 日实施,其中规定,洁净手术部用房等级为四级,其菌落要求根据手术区和周边区而不相同;c.平板暴露法检测时的平板暴露时间。

(2)环境表面:包括医疗机构建筑物内部表面如墙面、地面、门窗等和医疗器械设备表面如床旁各种仪器、新生儿暖箱表面等。一般遵循先湿式卫生清洁再消毒的原则;被患者体液、血液、排泄物、分泌物等污染的环境表面,应先采用可吸附的材料将其清除,再根据适宜的病原体特点选用适宜的消毒剂进行消毒。发生感染暴发或多重耐药菌感染,应强化清洁与消毒。通常根据风险等级采取不同的清洁与消毒管理,具体见表 3-7。

表 3-7 环境表面不同等级的风险区域的日常清洁与消毒

环境风险等级	环境举例	环境清洁等级	清洁方式	清洁频率/(次·d⁻¹)	清洁标准
低度风险区域	行政管理部门、图书馆、病案室	清洁级	湿式卫生	1~2	干净、干燥、无尘、无污垢、无碎屑、无异味
中度风险区域	普通病房、门诊、功能检查室	卫生级	湿式卫生,清洁剂辅助清洁	2	环境表面菌落总数≤10CFU/m²
高度风险区域	感染性疾病科、产房、手术室、ICU、早产儿室	消毒级	湿式卫生,清洁剂辅助清洁;频繁接触的环境表面,实施中、低水平消毒	≥2	环境表面菌落总数≤5CFU/m²

2. 医用织物洗涤、消毒 医用织物包括患者使用的衣物、床单、被套、枕套;工作人员使用的工作服、帽;手术衣、手术铺单;病床隔帘、窗帘以及环境清洁用的布巾、地巾等。医院内被隔离的感染性疾病患者使用后或者被患者血液、体液、分泌物(不包括汗液)和排泄物等污染,具有潜在生物污染风险的医用织物称为感染性织物,除感染性织物以外的其他所有医用织物称为脏污织物。直接接触患者的衣服和床单、被套、枕套等,应一人一更换,住院时间长者每周更换,遇污染及时更换、清洗与消毒。

医用织物的洗涤消毒主要在洗衣房进行。感染性织物和脏污织物需分类收集、转运、洗涤消毒、整理、储存,工作流程由污到洁,不交叉不逆行。脏污织物遵循先洗涤后消毒原则,根据织物使用对象、使用地点,分机、分批洗涤、消毒。感染性织物不宜手工洗涤,宜选择专机洗涤、消毒,首选热洗涤方法,质检记录、交接记录具有可追溯性,记录的保存期应≥6 个月。

3. 饮水、茶具、餐具和卫生洁具等清洁、消毒 ①饮水符合国家饮用水标准,细菌总数 <100 个/ml,大肠

埃希菌数 <3 个/1 000ml。②患者日常使用的茶具、餐具要严格执行一洗,二涮,三冲,四消毒,五保洁的工作程序,消毒处理后要求清洁、干爽、无油垢,不油腻,无污物,不得检出大肠埃希菌、致病菌和 HBsAg。③重复使用的痰杯、便器等分泌物和排泄物盛具需清洗、消毒后干燥备用。④抹布、地巾、拖布(头)等洁具应分区使用,清洗后再浸泡消毒 30min,冲净消毒液后干燥备用;推荐使用脱卸式拖头。

4. 皮肤和黏膜消毒

(1) 皮肤消毒通常使用擦拭法。破损皮肤的消毒剂应无菌;消毒剂未用前菌落总数≤10CFU/ml(g);使用中菌落总数≤50CFU/ml(g),无论何时均不得检出致病菌,真菌和酵母菌≤10CFU/ml(g)。

(2) 黏膜消毒指杀灭或清除口腔、鼻腔、阴道及外生殖器等黏膜病原微生物,并达到消毒要求的过程。通常使用棉拭子擦拭、灌洗法或冲洗法,消毒剂不得用于脐带黏膜消毒,不得作为黏膜治疗药物使用,阴道黏膜消毒剂不得用于性生活中性病的预防。

5. 器械物品的清洁、消毒、灭菌　进入人体组织、无菌器官的医疗器械、器具和物品必须达到灭菌水平;接触皮肤、黏膜的医疗器械、器具和物品必须达到消毒水平;各种用于注射、穿刺、采血等有创操作的医疗器具必须一用一灭菌。灭菌后的器械物品不得检出任何微生物;消毒时要求不得检出致病性微生物,对试验微生物的杀灭率≥99.9%,对自然污染的微生物杀灭率≥90%。如使用化学消毒剂消毒灭菌,应定期检测消毒液中的有效成分,使用中的消毒液染菌量≤100CFU/ml,致病性微生物不得检出;消毒后的内镜,细菌总数≤20CFU/件,不得检出致病性微生物。

普通患者污染的可重复使用的诊疗器械、器具和物品,应与一次性使用物品分开放置;一次性使用的不得重复使用。疑似或确诊朊毒体、气性坏疽及突发原因不明的传染病病原体感染者宜选用一次性诊疗器械、器具和物品,使用后进行双层密闭封装焚烧处理;可重复使用的被污染器械、器具及物品应双层封闭包装并标明感染性疾病的名称,由消毒供应中心单独回收处置。

6. 污物、污水的处理

(1) 医院污物的处理:医院污物主要指医院废弃物,分为医疗废物、生活垃圾和输液瓶(袋)。①医疗废物:包括感染性废物、病理性废物、损伤性废物、药物性废物、化学性废物等五类,根据具体类别进行收集。感染性废物置于黄色废物袋内,锐器置于锐器盒内,严禁混放各类医疗废物。医疗废物一般不超过容器容量的3/4,不得露天存放,交接登记等资料保存不少于 3 年。②生活垃圾:严格落实生活垃圾分类管理有关政策,做好生活垃圾的接收、运输和处理。③输液瓶(袋):按照"闭环管理、定点定向、全程追溯"的原则,按照标准收集、移交。

(2) 医院污水的处理:医院污水包括医疗污水、生活污水和地面雨水。有条件的医院应建立集中污水处理系统并按污水种类分别进行排放,排放质量应符合规定。无污水消毒处理设施或不能达标排放的医院,应按照国家规定进行消毒,达到国家规定的排放标准方可排入污水处理系统。

(四) 消毒供应中心(室)工作

1. 消毒供应中心的布局

(1) 工作区域:包括去污区,检查、包装及灭菌区和无菌物品存放区。去污区为污染区域,其余两区域为清洁区域。区域划分应遵循"物品由污到洁,不交叉、不逆流;空气流向由洁到污;去污区保持相对负压;检查、包装及灭菌区保持相对正压"的原则。各区之间应设实际屏障;去污区和检查包装灭菌区均应设洁、污物品通道和人员出入缓冲间(带)。缓冲间(带)的洗手设施应采用非手触式水龙头开关,无菌物品存放区不设洗手池。

(2) 辅助区域:包括工作人员更衣室、值班室、办公室、休息室、卫生间等。

2. 消毒供应中心的工作内容

(1) 回收:采取分类、封闭式回收,避免反复装卸;不在诊疗场所对所污染的诊疗器械、器具和物品进行清点,回收工具每次使用后清洗、消毒,干燥备用。

(2) 分类:在去污区对诊疗器械、器具和物品进行清点、核查、分类处理。

(3) 清洗:包括机械清洗和手工清洗。机械清洗适用于大部分常规器械的清洗;手工清洗适用于精密、复杂器械的清洗和有机物污染较重器械的初步处理。

（4）消毒：首选热力消毒，也可采用 75% 乙醇、酸性氧化电位水或其他消毒剂消毒。

（5）干燥：首选干燥设备对医疗器械进行干燥处理，根据器械的材质选择适宜的干燥方式。不耐热器械、器具和物品使用消毒低纤维絮擦布、压力气枪或 ≥95% 乙醇进行干燥处理；管腔器械内的残留水迹可使用压力气枪等进行干燥处理；不应使用自然干燥法进行干燥。

（6）检查与保养：采用目测或带光源放大镜对干燥后的每件器械、器具和物品进行检查，要求器械表面及关节、齿牙处应光洁，无血渍、污渍、水垢等残留物质和锈斑，功能完好，无损毁；带电源器械还应进行绝缘性能的安全检查。使用医用润滑剂进行器械保养。

（7）包装：包括装配、包装、封包、注明标识等步骤，器械与敷料应分室包装。封包要求：包外设有灭菌化学指示物；高度危险性物品包内应同时放置化学指示物；如果透过包装材料可以直接观察包内灭菌化学指示物的颜色变化，则不放置包外灭菌化学指示物；闭合式包装使用专用胶带封包；纸塑袋、纸袋等密封式包装，其密封宽度应 ≥6mm，包内器械距包装袋封口 ≥2.5cm；硬质容器应设置安全闭锁装置；无菌屏障完整性破坏时应可识别。灭菌物品包装的标识具有可追溯性，应注明物品名称、数量、灭菌器编号、灭菌批次、灭菌日期、失效日期、包装者等。

（8）灭菌：根据物品的性质选择适宜有效的灭菌方法，按照不同的灭菌器要求装载灭菌包；灭菌后按要求卸载。

（9）储存：灭菌后物品应分类、分架存放于无菌物品存放区；放置应固定位置、设置标识，定期检查、盘点、记录，在有效期内发放。

（10）发放：发放时遵循先进先出的原则，确认无菌物品的有效期和包装完好性；加强记录。

3. 消毒供应中心的管理　应建立健全消毒供应中心岗位职责和各项管理制度。根据工作量及岗位需求合理配备具有执业资格的护士、消毒员和其他工作人员。所有工作人员应接受与岗位职责相应的岗位培训，同时根据专业进展，开展继续教育培训，更新知识。

四、手卫生

手卫生是医务人员洗手、卫生手消毒和外科手消毒的总称。

（一）洗手

指医务人员用洗手液（肥皂）和流动水洗手，去除手部皮肤污垢、碎屑和部分致病菌的过程。 有效的洗手可清除手上 99% 以上的各种暂居菌，是防止医院感染传播最重要的措施之一。

1. 操作步骤　①准备：打开水龙头，调节合适水流和水温；②湿手：在流动水下，充分淋湿双手；③涂剂：关上水龙头并取清洁剂均匀涂抹至整个手掌、手背、手指和指缝；④揉搓：认真揉搓双手至少 15s；⑤冲净：打开水龙头，在流动水下彻底冲净双手；⑥干手：关闭水龙头，擦干双手或烘干双手；必要时取护手液护肤。

2. 注意事项

（1）明确选择洗手方法的原则：当手部有血液或其他体液等肉眼可见污染时，应用清洁剂和流动水洗手；当手部没有肉眼可见污染时可用速干手消毒剂消毒双手代替洗手，揉搓方法与洗手方法相同。

（2）遵循洗手流程，揉搓面面俱到：洗手方法正确，手的各个部位都须洗到、冲净，尤其要认真清洗易污染部位。

（3）牢记 WHO"手卫生的五个重要时刻"，掌握洗手指征：①接触患者前；②清洁、无菌操作前，包括侵入性操作前；③暴露患者体液风险后，包括接触患者黏膜、破损皮肤或伤口、血液、体液、分泌物、排泄物、伤口敷料等之后；④接触患者后；⑤接触患者周围环境后，包括接触患者周围的医疗相关器械、用具等物体表面后。

（二）卫生手消毒

指医务人员用速干手消毒剂揉搓双手，以减少手部暂居菌的过程。

1. 操作步骤　①涂剂：取速干手消毒剂于掌心，均匀涂抹至整个手掌、手背、手指和指缝，必要时增加手腕及腕上 10cm；②揉搓：按照揉搓洗手的步骤揉搓双手；③干手：自然干燥。

2. 注意事项 ①首选速干手消毒剂。②揉搓双手时方法正确,注意手的各个部位都需揉搓到。③牢记卫生手消毒时机:在需要洗手的"二前三后"五个时刻,如果手部没有肉眼可见污染,宜使用手消毒剂进行卫生手消毒;下列情况下应先洗手,然后进行卫生手消毒:接触传染病患者的血液、体液和分泌物以及被传染性病原微生物污染的物品后;直接为传染病患者进行检查、治疗、护理或处理传染患者污物之后。④戴手套不能代替卫生手消毒,摘手套后应进行卫生手消毒。⑤符合消毒要求:<u>卫生手消毒后监测的细菌菌落数</u><u>≤10CFU/cm^2。</u>

五、无菌技术

指在医疗、护理操作过程中,防止一切微生物侵入人体和防止无菌物品、无菌区域被污染的技术。

(一) 无菌技术操作原则

1. 操作环境清洁且宽敞 ①操作室应清洁、宽敞、定期消毒;<u>无菌操作前半小时停止清扫</u>、减少走动,避免尘埃飞扬。②操作台清洁、干燥、平坦,物品布局合理。

2. 工作人员仪表符合要求 无菌操作前,工作人员应着装整洁、修剪指甲、洗手、戴口罩,必要时穿无菌衣、戴无菌手套。

3. 无菌物品管理有序规范 ①存放环境:温湿度、光线适宜,机械通风换气 4~10 次/h;无菌物品存放于无菌包或无菌容器内,并置于规定的存放柜或架上。②<u>标识清楚</u>:无菌包或无菌容器外需标明物品名称、灭菌日期;无菌物品必须与非无菌物品分开放置,并且有明显标识。③使用有序:无菌物品通常按失效期先后顺序摆放取用;必须在有效期内使用,可疑污染、污染或过期应重新灭菌。④储存有效期:根据包装材料和存放环境的不同,确定无菌物品储存有效期。符合存放环境且使用纺织品材料包装的无菌物品有效期宜为14d,否则宜为 7d。

4. 操作过程中加强无菌观念 ①明确无菌区、非无菌区、无菌物品、非无菌物品,非无菌物品远离无菌区;②操作者身体与无菌区保持一定距离;③取、放无菌物品时,面向无菌区;④<u>取用无菌物品时使用无菌持</u><u>物钳</u>;⑤无菌物品一经取出,即使未用,也不可放回无菌容器内;⑥手臂保持在腰部或治疗台面以上,<u>不可跨</u><u>越无菌区,手不可接触无菌物品</u>;⑦避免面对无菌区谈笑、咳嗽、打喷嚏;⑧<u>如无菌物品疑有污染或已被污</u><u>染,予以更换并重新消毒</u>;⑨一套无菌物品供一位患者使用。

(二) 无菌技术基本操作方法

1. 使用无菌持物钳法

(1) 操作步骤:①查对:无菌持物钳名称、灭菌日期、有效期、灭菌标识;②取钳:打开容器盖,手持无菌持物钳上 1/3 处,闭合钳端,垂直取出后,关闭容器盖;③使用:始终保持钳端向下,在腰部以上视线范围;④放钳:闭合钳端,打开容器盖,快速垂直放回容器,关闭容器盖。

(2) 注意事项:①严格遵循无菌操作原则;②<u>取、放无菌持物钳时应闭合钳端,不可触及容器口边缘</u>;③<u>使用过程中始终保持钳端向下</u>,不可触及非无菌区;④到距离较远处取物时,应将持物钳和容器一起移至操作处,就地使用;⑤不可用无菌持物钳夹取油纱布,也不可用无菌持物钳换药或消毒皮肤;⑥无菌持物钳<u>一旦污染或可疑污染应重新灭菌</u>;⑦干燥法保存时应 4h 更换 1 次。

2. 使用无菌容器法

(1) 操作步骤:①查对:无菌容器名称、灭菌日期、有效期、灭菌标识;②开盖:取物时,打开容器盖,平移离开容器,内面向上置于稳妥处或拿在手中;③取物:用无菌持物钳从无菌容器内夹取无菌物品;④关盖:取物后,立即将盖盖严;⑤手持容器:应托住容器底部。

(2) 注意事项:①严格遵循无菌操作原则;②移动无菌容器时,应托住底部,<u>手指不可触及无菌容器的内</u><u>面及边缘</u>;③从无菌容器内取出的物品,<u>即使未用,也不可再放回无菌容器中</u>;④无菌容器应定期消毒灭菌,<u>一经打开,使用时间不超过 24h。</u>

3. 使用无菌包法

(1) 操作步骤:①查对:无菌包名称、灭菌日期、有效期、灭菌标识,确认无潮湿或破损;②开包:将包托在手上,另一手撕开粘贴的胶带,或解开系带卷放在手上,手接触包布四角外面,依次揭开四角并捏住;③放物:稳妥地将包内物品放在备好的无菌区内或递送给术者;④整理:将包布折叠放妥。

(2) 注意事项:①严格遵循无菌操作原则;②**打开无菌包时手只能接触包布四角的外面,不可触及包布内面,不可跨越无菌区**;③如取出包内部分物品,无菌包检查后平放于清洁、干燥、平坦的操作台上,手接触包布四角外面,依次揭开四角,用无菌持物钳夹取所需物品放在备妥的无菌区,按原折痕包好,注明开包日期及时间,限 24h 内使用;④无菌包应定期灭菌,如包内物品超过有效期、被污染或包布受潮,则须重新灭菌。

4. 无菌区准备法(以铺无菌盘为例)

(1) 操作步骤:①查对:无菌包名称、灭菌日期、有效期、灭菌标识,确认无潮湿或破损;②备盘:准备清洁、干燥治疗盘;③取巾:打开无菌包,用无菌持物钳取一块治疗巾置于治疗盘内;④铺巾:双手捏住无菌巾一边外面两角,轻轻抖开,双折平铺于治疗盘上,将上层呈扇形折至对侧,开口向外,治疗巾内面构成无菌区;⑤放入无菌物品;⑥覆盖:双手捏住扇形折叠层治疗巾外面,遮盖于物品上,对齐上下层边缘,将开口处向上翻折两次,两侧边缘分别向下折一次,露出治疗盘边缘;⑦记录:注明铺盘日期及时间并签名。

(2) 注意事项:①严格遵循无菌操作原则;②**铺无菌盘区域须清洁干燥**,无菌巾避免潮湿、污染;③铺盘时非无菌物品和身体应与无菌盘保持适当距离,**手不可触及无菌巾内面,不可跨越无菌区**;④**铺好的无菌盘尽早使用,有效期不超过** 4h。

5. 倒取无菌溶液法

(1) 操作步骤:①清洁:取盛有无菌溶液的密封瓶,擦净瓶外灰尘;②查对:核对瓶签上的药名、剂量、浓度和有效期,查看瓶盖有无松动,瓶身有无裂缝,溶液有无沉淀、混浊、变色;③开瓶塞:启开瓶盖,消毒瓶塞,待干后打开瓶塞;④倒溶液:瓶签朝向掌心,倒出少量溶液旋转冲洗瓶口,再由原处倒出溶液至无菌容器中;⑤盖瓶塞:倒好溶液后立即塞好瓶塞;⑥记录:在瓶签上注明开瓶日期及时间并签名,放回原处;⑦处理:按要求整理用物并处理。

(2) 注意事项:①严格遵循无菌操作原则;②不可将物品伸入无菌溶液瓶内蘸取溶液,**倾倒液体时不可直接接触无菌溶液瓶口**;③**已倒出的溶液不可再倒回瓶内**,以免污染剩余溶液;④**已开启的无菌溶液瓶内的溶液,24h 内有效**,余液只作清洁操作用。

6. 戴、脱无菌手套法

(1) 操作步骤:①查对:无菌手套袋外的号码、灭菌日期、包装是否完整、干燥;②打开手套袋;③取、戴手套(分次取戴法或一次性取戴法);④调整:将手套的翻边扣套在工作服衣袖外面,双手对合交叉检查是否漏气,并调整手套位置;⑤脱手套;⑥处置:弃置手套扔于黄色医疗垃圾袋内。

(2) 注意事项:①严格遵循无菌操作原则。②选择合适手掌大小的手套尺码;修剪指甲以防刺破手套。③**戴手套时手套外面(无菌面)不可触及任何非无菌物品**;已戴手套的手不可触及未戴手套的手及另一手套的内面;未戴手套的手不可触及手套的外面。④戴手套后双手应始终保持在腰部或操作台面以上视线范围内的水平;如**发现有破损或可疑污染应立即更换**。⑤**脱手套时避免强拉,应翻转脱下**,注意勿使手套外面(污染面)接触到皮肤;脱手套后应洗手。⑥**诊疗护理不同患者之间应更换手套**;一次性手套应一次性使用;戴手套不能替代洗手,必要时进行手消毒。

六、隔离

隔离是采用各种方法、技术,防止病原体从患者及携带者传播给他人的措施。通过隔离可以切断感染链,将传染源、高度易感人群安置在指定地点,暂时避免和周围人群接触,防止病原微生物在患者、工作人员及媒介物中扩散。

(一) 区域划分

1. 清洁区　指进行传染病诊治的病区中不易受到患者血液、体液和病原微生物等物质污染及传染病患者不会进入的区域。包括医务人员的值班室、卫生间、男女更衣室、浴室以及储物间、配餐间等。

2. 潜在污染区　也称半污染区,指进行传染病诊治的病区中位于清洁区与污染区之间、有可能被患者血液、体液和病原微生物等物质污染的区域。包括医务人员的办公室、治疗室、护士站、患者用后的物品、医疗器械等的处置室、内走廊等。

3. **污染区**　指进行传染病病区中传染病患者和疑似传染病患者接受诊疗的区域,包括患者血液、体液、分泌物、排泄物污染物品暂存和处理的场所,如病室、处置室、污物间以及患者入院、出院处理室等。

4. **两通道**　指进行传染病诊治的病区中的医务人员通道和患者通道。医务人员通道、出入口设在清洁区一端,患者通道、出入口设在污染区一端。

5. **缓冲间**　指进行传染病诊治的病区中清洁区与潜在污染区之间、潜在污染区与污染区之间设立的两侧均有门的小室,为医务人员的准备间。

(二) 隔离原则

隔离的实施应遵循"标准预防"和"基于疾病传播途径的预防"原则。

1. 隔离标识明确,卫生设施齐全。

2. 严格执行服务流程,保证洁、污分开,加强三区管理。

3. 隔离病室环境定期消毒,物品处置规范。

4. 实施隔离教育,加强隔离患者心理护理。

5. 掌握解除隔离的标准,实施终末消毒处理。

(三) 隔离种类及措施

隔离预防主要是在标准预防的基础上,实施两大类隔离:**一是基于传染源特点切断疾病传播途径的隔离,二是基于保护易感人群的隔离。**

标准预防是基于患者的血液、体液、分泌物(不包括汗液)、非完整皮肤和黏膜均可能含有感染性因子的原则,针对医院所有患者和医务人员采取的一组预防感染措施。包括手卫生、根据预期可能的暴露选用手套、隔离衣、口罩、护目镜或防护面罩,以及安全注射;也包括穿戴合适的防护用品处理患者环境中污染的物品与医疗器械。

1. 基于切断传播途径的隔离预防

(1) 接触传播的隔离与预防:是对确诊或可疑感染了经接触传播的疾病如肠道感染、多重耐药菌感染、皮肤感染等采取的隔离与预防。在标准预防的基础上,隔离措施还有:①隔离病室使用蓝色隔离标识。②患者的隔离:限制患者的活动范围,减少转运;患者接触过的一切物品应按规定处理。③医务人员的防护:进入隔离室前必须戴好口罩、帽子,从事可能污染工作服的操作时,应穿隔离衣;离开隔离室前,脱下隔离衣,按要求悬挂,每天更换清洗与消毒隔离衣,或使用一次性隔离衣,用后按医疗废物管理要求进行处置。接触甲类传染病应按要求穿脱、处置防护服。接触患者的血液、体液、分泌物、排泄物等物质时,应戴手套;离开隔离病室前、接触污染物品后应摘除手套,洗手/手消毒。手上有伤口时应戴双层手套。

(2) 空气传播的隔离与预防:是对经空气传播的呼吸道传染疾病如肺结核、水痘等采取的隔离与预防。在标准预防的基础上,隔离措施还有:①隔离病室使用黄色隔离标识。②患者的隔离:相同病原引起感染的患者可同居一室,通向走道的门窗须关闭。有条件时尽量使隔离病室远离其他病室或使用负压病室;患者戴外科口罩,专用痰杯,限制活动范围;严格空气消毒。③医务人员的防护:严格按照区域流程,穿戴相应的防护用品,正确处置用物。进入确诊或可疑传染病患者房间时,应戴帽子、医用防护口罩;进行可能产生喷溅的诊疗操作时,应戴防护目镜或防护面罩,穿防护服;当接触患者及其血液、体液、分泌物、排泄物等物质时应戴手套。根据疫情防控需要,开展工作人员的症状监测,必要时为高风险人群接种经空气传播疾病疫苗。

(3) 飞沫传播的隔离与预防:是对经飞沫传播的疾病如百日咳、流行性感冒、病毒性腮腺炎等采取的隔离与预防。在标准预防的基础上,隔离措施还有:①隔离病室使用粉色隔离标识。②患者的隔离:相同病原引起感染的患者可同居一室,通向走道的门窗须关闭。有条件时尽量使隔离病室远离其他病室或使用负压病室;患者戴外科口罩,专用痰杯,限制活动范围;加强通风,或进行空气消毒;探视者戴外科口罩,相距 1m以上。③医务人员的防护:严格按照区域流程,穿戴相应的防护用品,正确处置用物;与患者近距离(1m 以内)接触时,应戴帽子、医用防护口罩;进行可能产生喷溅的诊疗操作时,应戴护目镜或防护面罩,穿防护服;当接触患者及其血液、体液、分泌物、排泄物等物质时应戴手套。

(4) 其他传播途径疾病的隔离与预防:应根据疾病的特性,采取相应的隔离与防护措施。

医务人员的**分级防护要求**,①一般防护:适用于普通门(急)诊、普通病房医务人员;防护要求:穿工作服、戴外科口罩,根据工作需要戴乳胶手套,认真执行手卫生。②一级防护:适用于发热门诊与感染疾病科医务人员;防护要求:穿工作服,戴外科口罩和帽子,穿隔离衣,戴乳胶手套,严格执行手卫生。③二级防护:适用于进入疑似或确诊呼吸道传染病患者安置病室或为患者提供一般诊疗操作的医务人员,以及转运患者的司机和医务人员;防护要求:穿工作服,戴医用防护口罩和帽子,戴手套,穿鞋套,根据医疗机构的实际条件选择穿隔离衣或防护服,根据工作需要戴护目镜或防护面罩,严格执行手卫生。④三级防护:适用于为疑似或确诊呼吸道传染病患者进行产生气溶胶的操作如气管插管、气管切开、吸痰、支气管镜检、心肺复苏、咽拭子采样等的医务人员;防护要求:穿工作服,戴医用防护口罩和帽子,穿防护服,戴防护面罩或护目镜,戴手套,穿鞋套,严格执行手卫生。

2. 基于保护易感人群的隔离预防　**保护性隔离**以保护易感人群作为制订措施的主要依据而采取的隔离,也称反向隔离,适用于抵抗力低下或极易感染的患者,如严重烧伤、早产儿、白血病、脏器移植及免疫缺陷等患者。其隔离的主要措施有:①设专用隔离室,悬挂隔离标识;病室内空气应保持正压通风,定时换气;地面、家具等均应每天严格消毒。②进入病室内人员应穿戴灭菌后的隔离衣、帽子、口罩、手套及拖鞋,未经消毒处理的物品不可带入隔离区域。③患者的引流物、排泄物、被其血液及体液污染的物品,应及时分装密闭,标记后送指定地点。④凡呼吸道疾病患者或咽部带菌患者,包括工作人员均应避免接触;原则上不予探视,探视者需要进入隔离室时应采取相应的隔离措施。

(四) 隔离技术

为保护医务人员和患者,避免感染和交叉感染,应加强手卫生,根据情况使用帽子、口罩、手套、鞋套、护目镜、防护面罩、防水围裙、隔离衣、防护服等防护用品。

1. 帽子、口罩的使用　洗手后戴帽子、口罩,要求帽子遮住全部头发;口罩应罩住口鼻部,不漏气。应根据不同的操作要求选用不同种类的口罩,戴口罩方法正确,始终保持口罩、帽子的清洁、干燥;不戴口罩时口罩不可以悬挂于胸前,不可用污染的手触摸口罩;每次进入工作区域前,应检查医用防护口罩的密合性;纱布口罩应每天更换、清洁与消毒,遇污染时及时更换;医用外科口罩只能一次性使用。

2. 护目镜、防护面罩的使用　佩戴护目镜、防护面罩前先检查,佩戴后应调节舒适度;摘下护目镜、防护面罩时应身体前倾,手指捏住靠头或耳朵的一边,放入医疗垃圾袋内,如须重复使用,将护目镜、防护面罩放入回收容器内,清洁、消毒。下列情况应使用护目镜或防护面罩:①在进行患者血液、体液、分泌物等可能喷溅的诊疗、护理操作时;②近距离接触经飞沫传播的传染病患者时;③为呼吸道传染病患者进行气管切开、气管插管等近距离操作时,应使用全面型防护面罩。

3. 穿、脱隔离衣　下列情况应穿隔离衣:①为实行保护性隔离患者如大面积烧伤患者、骨髓移植患者等实行诊疗、护理时;②为<u>接触传播的感染性疾病患者</u>如传染病患者、多重耐药菌感染患者等提供诊疗时;③<u>可能受到患者血液、体液、分泌物、排泄物喷溅时</u>。

穿、脱隔离衣步骤如下。

(1) 穿隔离衣:①选择隔离衣型号,检查是否干燥,有无污染、破洞等;②取衣;③穿衣袖;④系衣领;⑤扎袖口;⑥系腰带。

(2) 脱隔离衣:①解腰带;②解袖口;③消毒手;④解衣领;⑤脱衣袖;⑥处理。

穿、脱隔离衣注意事项:①**只能在规定区域内穿脱**,穿前检查有无潮湿、破损,长短是否能全部遮盖工作服;②<u>**隔离衣每日更换,如有潮湿或污染,应立即更换**</u>;③穿脱隔离衣过程中避免污染衣领、面部、帽子和清洁面,始终保持衣领清洁;④穿好隔离衣后,双臂保持在腰部以上,视线范围内,不得进入清洁区,避免接触清洁物品;⑤消毒手时不能沾湿隔离衣,隔离衣也不可触及其他物品;⑥<u>脱下的隔离衣还需使用时,如挂在半污染区,**清洁面向外**;若挂在污染区,则污染面向外</u>。如为一次性隔离衣则投入医疗废物袋中。

4. 穿、脱防护服　下列情况应穿防护服:①在接触甲类或按甲类传染病管理的传染病患者时;②<u>**接触经空气传播或飞沫传播的传染病患者,可能受到患者血液、体液、分泌物、排泄物喷溅时**</u>。

穿、脱防护服:选择合适大小的防护服,穿防护服时遵循:穿下衣—穿上衣—戴帽子—拉拉链的程序;脱连体防护服的顺序:拉开拉链—脱帽子—脱衣服—处理,脱防护服过程中双手不能触及防护服外面及内层工作服。

穿、脱防护服注意事项:①**防护服只能在规定区域内穿脱**,穿前检查防护服有无潮湿、破损、长短是否合适。②接触多个同类传染病患者时,防护服可连续使用;接触疑似患者时,防护服应每次更换。③**防护服如有潮湿、破损、污染,应立即更换**。

5. 避污纸的使用 取避污纸时,应从页面抓取,不可掀开撕取;避污纸用后弃于污物桶内,集中焚烧处理。

6. 鞋套、防水围裙的使用 应在规定区域内穿鞋套,离开该区域时应及时脱掉鞋套放入医疗垃圾袋内;发现鞋套破损应及时更换。重复使用的防水围裙,每班使用后应及时清洗与消毒,遇有破损或渗透时,应及时更换。防水围裙应一次性使用,受到明显污染时应及时更换。

【习题】

一、选择题

（一）A₁ 型题

1. 关于医院感染的概念,描述正确的是
   A. 感染和发病应同时发生
   B. 探视陪护者也是医院感染的主要对象
   C. 患者出院后发生的感染可能属于医院感染
   D. 一定是患者在住院期间遭受并发生的感染
   E. 住院期间发生的感染都属于医院感染

2. 属于医院感染的是
   A. 新生儿出生后 48h 内诊断为弓形体病
   B. 肺炎患者原有的慢性阑尾炎症在住院期间急性发作
   C. 结核性胸膜炎患者入院 2d 后查出并发结核性脓胸
   D. 上消化道大出血患者输血治疗四个月后诊断为丙型肝炎
   E. 直肠癌患者手术后 5d 见切口缝合针眼处有少许分泌物

3. 医院感染暴发时短时间内发生同种同源感染病例**不少于**
   A. 2 例　　　　　B. 3 例　　　　　C. 4 例　　　　　D. 5 例　　　　　E. 6 例

4. **不属于**医院感染的是
   A. 骨盆骨折患者住院第 4d 查出尿路感染
   B. 肺炎链球菌感染的患者进行痰培养分离出肺炎克雷伯菌
   C. 出生 4d 的新生儿诊断为新生儿脐炎
   D. 保洁员在倾倒医疗垃圾时不慎被针头刺伤脚踝致局部感染
   E. 脑卒中患者的骶尾部见到压之不褪色的红斑

5. 关于内源性医院感染的描述,正确的是
   A. 又称自身感染,传染源是患者自身
   B. 病原体主要来自患者的周围环境
   C. 引起感染的主要传播途径直接或间接接触
   D. 患者虽然是传染源但却不是易感宿主
   E. 总是见于接受各种免疫抑制剂治疗的患者

6. 医院感染的主要对象是
   A. 门诊患者　　　　　B. 急诊患者　　　　　C. 住院患者
   D. 探视者　　　　　E. 陪护者

7. 属于医院感染中真菌感染的疾病是

    A. 沙眼   B. 梅毒   C. 肺结核

    D. 流行性感冒   E. 真菌性阴道炎

8. 能杀灭所有微生物以及细菌芽孢的方法是

    A. 清洁   B. 消毒   C. 抑菌

    D. 灭菌   E. 抗菌

9. 与湿热消毒灭菌法相比,干热法

    A. 主要通过水蒸气及空气传导热力   B. 导热较快

    C. 穿透力较强   D. 灭菌所需温度较高

    E. 灭菌所需时间较短

10. **不适合**使用干热法灭菌的是

    A. 玻璃制品   B. 陶瓷类   C. 油剂

    D. 粉剂   E. 橡胶制品

11. 飞沫传播的距离通常超过

    A. 0.5m   B. 1m   C. 1.2m

    D. 1.5m   E. 2m

12. 应用干烤法灭菌时,正确的灭菌参数选择是

    A. 130℃,3h   B. 140℃,2.5h   C. 150℃,2h

    D. 160℃,1.5h   E. 170℃,1h

13. 海拔 600m 高处采用煮沸法消毒餐具时,需要延长消毒时间

    A. 2min   B. 3min   C. 4min

    D. 5min   E. 6min

14. 在煮沸消毒血管钳、镊子时,为增强杀菌作用并能去污防锈,可加入

    A. 氯化钠   B. 硫酸镁   C. 亚硝酸钠

    D. 碳酸氢钠   E. 稀盐酸

15. 临床应用最广、效果最可靠的物理消毒灭菌法是

    A. 燃烧法   B. 压力蒸汽灭菌法   C. 干烤法

    D. 煮沸法   E. 电离辐射灭菌法

16. **不适合**使用压力蒸汽灭菌的物品是

    A. 油剂   B. 搪瓷物品   C. 玻璃器皿

    D. 金属制品   E. 纤维织物

17. **不适用**于燃烧法灭菌的是

    A. 污染的纸张   B. 手术刀片   C. 破伤风患者用过的敷料

    D. 治疗碗   E. 血管钳

18. 被称为冷灭菌的物理消毒灭菌法是

    A. 紫外线消毒法   B. 臭氧消毒法   C. 等离子体灭菌法

    D. 电离辐射灭菌法   E. 过滤除菌法

19. 适宜采用过氧化氢等离子体灭菌法的是

    A. 石蜡油   B. 显微镜镜头   C. 人工晶体

    D. 一次性注射器   E. 滑石粉

20. 适合微波消毒的物品是

    A. 弯盘   B. 体温计   C. 血压计

    D. 血管钳   E. 塑料奶瓶

21. **不适宜**空气消毒的化学消毒剂是
    A. 过氧乙酸　　　　　　　B. 甲醛　　　　　　　　　C. 纯乳酸
    D. 食醋　　　　　　　　　E. 二氧化氯

22. 属于易燃易爆的气体灭菌剂是
    A. 甲醛　　　　　　　　　B. 环氧乙烷　　　　　　　C. 过氧乙酸
    D. 戊二醛　　　　　　　　E. 过氧化氢

23. 化学消毒剂使用方法**不包括**
    A. 擦拭法　　　　　　　　B. 浸泡法　　　　　　　　C. 煮沸法
    D. 熏蒸法　　　　　　　　E. 喷雾法

24. 能够杀灭芽孢的化学消毒剂是
    A. 过氧化氢　　　　　　　B. 乙醇　　　　　　　　　C. 碘酊
    D. 碘伏　　　　　　　　　E. 氯己定

25. 内镜消毒时宜首先选择的消毒剂是
    A. 过氧乙酸　　　　　　　B. 环氧乙烷　　　　　　　C. 戊二醛
    D. 乙醇　　　　　　　　　E. 碘伏

26. 属于高度危险性的医用物品是
    A. 肠镜　　　　　　　　　B. 体温计　　　　　　　　C. 手术缝线
    D. 血压计袖带　　　　　　E. 压舌板

27. 中度危险性的医用物品,使用前细菌菌落计数要求每件**不超过**
    A. 20CFU　　　　　　　　B. 30CFU　　　　　　　　C. 40CFU
    D. 50CFU　　　　　　　　E. 100CFU

28. 耐热、耐湿的诊疗器械首选的灭菌方法是
    A. 环氧乙烷灭菌法　　　　　　　　　B. 压力蒸汽灭菌法
    C. 过氧化氢低温等离子体灭菌法　　　D. 甲醛蒸汽灭菌法
    E. 电离辐射灭菌法

29. 从空气消毒的角度分类,属于医院环境中的Ⅲ类环境是
    A. 洁净手术室　　　　　　B. 洁净骨髓移植病房　　　C. 血液透析中心
    D. 重症监护室　　　　　　E. 新生儿室

30. 烧伤病区属于Ⅱ类环境,要求物品表面的菌落总数**不超过**
    A. 5CFU/cm^2　　　　　B. 10CFU/cm^2　　　　　C. 20CFU/cm^2
    D. 50CFU/cm^2　　　　　E. 100CFU/cm^2

31. 应先洗手再进行卫生手消毒的是
    A. 接触患者前　　　　　　　　　　　B. 接触患者后
    C. 处理传染患者污物之后　　　　　　D. 接触患者周围环境及物品后
    E. 进行无菌操作前

32. 关于无菌技术操作原则,**错误**的是
    A. 操作者衣帽整齐,修剪指甲,洗手戴口罩
    B. 操作环境宽敞,治疗室定期消毒
    C. 定期检查无菌物品保存情况,如疑有污染,应抓紧使用
    D. 无菌物品与非无菌物品分开放置
    E. 一份无菌物品,仅供一位患者使用

33. 无菌物品的保管方法中正确的是
    A. 无菌物品应放在无菌包或无菌容器内

B. 取出后未用完的无菌物品可放回无菌容器内

C. 存放的室内环境温度低于 24℃,相对湿度 >70%

D. 医用无纺布包装的无菌物品有效期为 14d

E. 打开过的无菌包有效期为 48h

34. 正确使用无菌持物钳的情形是

A. 夹取凡士林纱布　　　　　B. 夹取待消毒的治疗碗　　　　C. 夹取纱布换药

D. 夹取碘伏棉球消毒　　　　E. 夹取无菌治疗巾

35. 关于无菌持物钳的保存和使用,正确的是

A. 将无菌持物钳沿容器壁放入

B. 使用时保持钳端向上

C. 将无菌持物钳取出,拿到远处夹取物品

D. 每个容器放一把无菌持物钳

E. 夹取油纱布换药和消毒皮肤

36. 有关单巾铺盘法的操作,正确的是

A. 未用过的无菌巾,一旦受潮变湿晾干后再用

B. 铺无菌盘前,检查治疗盘是否清洁干燥

C. 双手捏住上层治疗巾的内外面呈扇形折至对侧

D. 放入无菌物品后,将治疗巾边缘均向下翻折

E. 铺好无菌盘后注明铺盘时间,24h 内使用

37. 取用无菌溶液时,应首先核对的是

A. 瓶签是否正确　　　　　　B. 瓶盖有无松动　　　　　　　C. 是否在有效期内

D. 瓶身有无裂缝　　　　　　E. 溶液是否变质

38. 取用无菌溶液时,先倒出少许溶液的目的是

A. 冲洗瓶口　　　　　　　　B. 检查溶液的颜色　　　　　　C. 检查溶液的黏稠度

D. 检查溶液是否浑浊　　　　E. 检查溶液有无杂质

39. 戴无菌手套进行操作时,正确的是

A. 手套内面为无菌区,应保持其无菌

B. 未戴手套的手可触及手套的外面

C. 已戴手套的手不可触及另一手套的内面

D. 戴手套前可不必洗手,但要修剪指甲

E. 戴好手套后两手应置于胸部以上水平

40. 属于潜在污染区的区域为

A. 储物间　　　　　　　　　B. 处置室　　　　　　　　　　C. 病房浴室

D. 内走廊　　　　　　　　　E. 病室

41. 需采用保护性隔离的患者是

A. 感冒患者　　　　　　　　B. 破伤风患者　　　　　　　　C. 烧伤患者

D. 伤寒患者　　　　　　　　E. 肺结核患者

42. 挂在衣钩上已穿过的隔离衣,被视为清洁的部位是

A. 衣领　　　　　　　　　　B. 袖口　　　　　　　　　　　C. 腰部以上

D. 背部　　　　　　　　　　E. 胸部以上

43. 关于碘酊和碘伏的描述,正确的是

A. 碘酊属于低效消毒剂,碘伏属于中效消毒剂

B. 碘酊和碘伏都可用于皮肤和黏膜等的消毒

C. 碘酊对金属有腐蚀性,而碘伏没有

D. 对碘过敏的患者慎用碘酊和碘伏

E. 碘酊对黏膜刺激性强,碘伏对黏膜无刺激

44. 按照医务人员手卫生规范,洗手时认真揉搓双手的时间应至少

    A. 10s   B. 15s   C. 20s   D. 30s   E. 1min

(二) A₂ 型题

45. 某医院分析发生医院感染的案例,认为由于医院水源被污染引起传播的疾病是

    A. 脊髓灰质炎   B. 疟疾   C. 羌虫病

    D. 肺炎   E. 梅毒

46. 患者男性,肺移植术后出现上呼吸道感染,分析感染原因通常**不包括**

    A. 患者受凉   B. 使用抗生素   C. 病室空气污染

    D. 中心静脉置管   E. 使用免疫抑制剂

47. 患者入院后拟行骨髓移植术,合适的空气消毒方法是

    A. 自然通风法   B. 循环风空气消毒器   C. 紫外线灯照射法

    D. 臭氧消毒法   E. 过氧乙酸熏蒸法

48. 消毒供应中心的护士在保养医疗器械时,橡胶类物品应该

    A. 防老化   B. 防骤冷骤热   C. 防锈蚀

    D. 防霉变   E. 防虫蛀

49. 患者男性,57岁,因慢性牙周病前来口腔门诊,接诊该患者的医生手卫生效果的监测频率一般是

    A. 每日一次   B. 每周一次   C. 每月一次

    D. 每季度一次   E. 每半年一次

50. 护士用燃烧法消毒搪瓷类容器时,使用的乙醇浓度为

    A. 70%   B. 75%   C. 80%

    D. 90%   E. 95%

51. 护士使用紫外线灯照射消毒血压计袖带时,悬吊的灯管与消毒物品之间的合适距离是

    A. 20cm   B. 50cm   C. 80cm

    D. 100cm   E. 120cm

52. 护士使用2%戊二醛浸泡手术刀片时,为了防锈,在使用前可加入

    A. 碳酸氢钠   B. 亚硝酸钠   C. 醋酸钠

    D. 氢氧化钠   E. 过氧乙酸

53. 患者男性,70岁,因"支气管哮喘"入院。病愈出院后,其床垫消毒宜采用

    A. 紫外线灯照射法   B. 电离辐射法   C. 流动蒸汽消毒法

    D. 含氯消毒剂喷洒法   E. 微波消毒法

54. 患者女性,45岁,诊断为"十二指肠溃疡"。其排泄物消毒时选择含氯消毒剂,适宜的方法是

    A. 浸泡法   B. 擦拭法   C. 喷雾法

    D. 熏蒸法   E. 干粉搅拌法

55. 患者男性,39岁,诊断为"甲型肝炎"。患者所用的票证和纸币进行消毒时,合适的方法是

    A. 压力蒸汽灭菌   B. 微波消毒   C. 过滤除菌

    D. 过氧乙酸擦拭   E. 液氯喷洒

56. 患者男性,30岁,诊断为"伤寒"。其使用过的床单,正确的处理步骤是

    A. 先灭菌,再清洁、消毒、灭菌   B. 清洁后用高压蒸汽灭菌

    C. 清洗后,用化学消毒剂浸泡消毒   D. 直接采取燃烧法

    E. 先用消毒液浸泡,再清洗

57. 患者男性,58 岁,诊断为"肝硬化",曾有乙型肝炎病史 20 年。护士在给患者换药过程中发现手套破损,护士正确的做法是

    A. 加戴一副手套   B. 用消毒液消毒破损处

    C. 用胶布粘贴破损处   D. 用无菌纱布覆盖破损处

    E. 立即更换手套

58. 患者男性,24 岁。因右上腹痛来医院就诊。B 超检查示"胆囊结石",入院准备手术治疗,入院后查血 HIV 抗体阳性,患者有输血史。对此患者采取的隔离措施**错误**的是

    A. 给患者输液时应戴手套

    B. 当患者呕吐,护士在旁处理时应戴护目镜

    C. 给患者注射后防针头刺伤

    D. 患者住负压病房单室隔离

    E. 有呼吸道疾病者避免接触患者

59. 患者男性,48 岁,诊断为"流行性感冒"。对于隔离区域的划分,属于污染区的区域为

    A. 储物间   B. 治疗室   C. 医务人员值班室

    D. 内走廊   E. 病室

60. 患者女性,56 岁。因"发热、干咳 4d"入院,主诉头痛,关节、肌肉酸痛,测体温 40.2℃,胸片示双肺炎症,诊断为严重急性呼吸综合征(SARS)。入院第 7d 病情加重,出现气促,PaO$_2$ 60mmHg,SpO$_2$ 83%,需实施气管插管。医务人员正确的防护措施是

    A. 进入病室前戴帽子和外科口罩   B. 进入病室后穿防护服

    C. 穿防护服去治疗室取气管插管用物   D. 气管插管时戴防护面罩

    E. 防护服破损时粘好继续操作

(三) A$_3$/A$_4$ 型题

(61~65 题共用题干)

患者男性,67 岁,由于车祸后颅脑外伤住重症监护病区。目前患者无自主呼吸,使用呼吸机辅助通气。

61. 呼吸机管道属于

    A. 高度危险性物品   B. 中度危险性物品   C. 低度危险性物品

    D. 无任何危险性物品   E. 无菌物品

62. 呼吸机的湿化器应定期消毒,常用消毒方法是

    A. 消毒液浸泡   B. 高压蒸汽灭菌   C. 紫外线消毒

    D. 环氧乙烷灭菌   E. 机械刷洗

63. 从空气消毒的角度分,重症监护病区属于医院的

    A. I类环境   B. II类环境   C. III类环境

    D. IV类环境   E. V类环境

64. 适宜患者所在病室的空气消毒方法为

    A. 紫外线灯照射消毒法   B. 臭氧消毒法

    C. 过氧乙酸熏蒸法   D. 开窗,自然通风法

    E. 静电吸附式空气消毒器消毒法

65. 患者的病床床挡需定期清洁消毒,床挡表面的菌落数应**不超过**

    A. 4CFU/cm^2 B. 5CFU/cm^2 C. 10CFU/cm^2

    D. 15CFU/cm^2 E. 20CFU/cm^2

(66~68 题共用题干)

患者女性,41 岁,需急诊行"胆囊切除术",护士采用预排气式快速压力蒸汽灭菌法对手术器械(不带孔物品)进行灭菌。

66. 灭菌温度和灭菌时间分别为

    A. 132℃,3min   B. 132℃,4min   C. 134℃,5min

    D. 121℃,10min   E. 121℃,20min

67. 灭菌方法正确的是

    A. 由于时间紧急,物品可不必清洗

    B. 灭菌包的体积不可超过 30cm × 30cm × 25cm

    C. 灭菌器的装载重量不小于柜室容量的 10%,但不超过 90%

    D. 灭菌后的手术器械必须尽快使用,其有效期为 6h

    E. 从灭菌器达到要求温度 5min 后开始计算灭菌时间

68. 预排气式压力蒸汽灭菌效果的正确监测方法是

    A. 物理监测   B. 化学监测

    C. 生物监测   D. 空载进行 B-D 试验

    E. 空载进行灭菌过程挑战装置

(69~72 题共用题干)

患者男性,50 岁,直肠癌手术后 2 周。切口愈合Ⅱ/甲,生命体征:体温 37.1℃,脉搏 78 次/min,呼吸 20 次/min,血压 120/86mmHg。拟选择在左上肢进行 PICC 置管进行化疗。

69. 属于高度危险性的物品是

    A. PICC 穿刺导管   B. PICC 穿刺垫巾   C. 止血带

    D. 体温表   E. 治疗盘

70. 适宜 PICC 穿刺包的消毒灭菌方法是

    A. 干烤灭菌法   B. 压力蒸汽灭菌法   C. 甲醛熏蒸灭菌法

    D. 戊二醛浸泡灭菌法   E. 环氧乙烷灭菌法

71. 皮肤消毒时宜选择的消毒剂是

    A. 0.02% 过氧乙酸   B. 2% 碘酊   C. 75% 乙醇

    D. 0.5% 碘伏   E. 0.1% 氯己定

72. 操作前护士进行手卫生,正确的是

    A. 洗手,揉搓双手不少于 15s

    B. 洗手,揉搓双手不少于 30s

    C. 先洗手,再进行卫生手消毒

    D. 洗手后,手部细菌菌落数应≤10CFU/cm^2

    E. 冲净双手时注意始终保持双手位于胸前并高于肘部

(73~76 题共用题干)

洪女士,43 岁,因反复呕吐、腹泻 2d 拟诊为“细菌性痢疾”收住入院。

73. 该患者应采取的隔离种类是

    A. 接触传播的隔离   B. 空气传播的隔离   C. 飞沫传播的隔离

    D. 保护性隔离   E. 生物媒介传播的隔离

74. 消毒患者的餐具、便器常用的方法是

    A. 高压蒸汽灭菌   B. 消毒液擦拭   C. 紫外线灯消毒

    D. 消毒液浸泡   E. 消毒液喷洒

75. 护士接触患者后脱下隔离衣的正确步骤是

    A. 消毒手,解袖扣,解领扣,脱衣袖,解腰带,脱去隔离衣

    B. 解袖扣,消毒手,解领扣,脱衣袖,解腰带,脱去隔离衣

    C. 解袖扣,消毒手,解领扣,解腰带,脱衣袖,脱去隔离衣

D. 消毒手,解袖扣,解腰带,解领扣,脱衣袖,脱去隔离衣

E. 解腰带,解袖扣,消毒手,解领扣,脱衣袖,脱去隔离衣

76. 指导患者取用避污纸的正确方法是

A. 掀页撕取　　　　　　B. 戴手套后抓取　　　　　　C. 用镊子夹取

D. 随意撕取　　　　　　E. 从页面中间抓取

(77~79 题共用题干)

李女士,68 岁,因"发热、咳嗽、乏力 1d"到社区医院就诊,曾有新型冠状病毒感染疫源地接触史,胸部 CT 双肺多发磨玻璃影。咽拭子标本检测出新型冠状病毒核酸,诊断为"新型冠状病毒感染"。

77. 医务人员给该患者进行咽拭子采样时,采取的分级防护类型是

A. 标准预防　　　　　　B. 一般防护　　　　　　C. 一级防护

D. 二级防护　　　　　　E. 三级防护

78. 对患者采取的隔离措施中**错误**的是

A. 尽快转送至收治呼吸道传染病的医疗机构

B. 隔离室内空气保持正压通风

C. 患者应住单间隔离病室

D. 患者病情允许时应戴外科口罩

E. 痰液须经严格消毒后再倾倒

79. 护士为该患者吸痰时,防护措施正确的是

A. 戴好医用防护口罩后一只手按压鼻夹

B. 穿防护服顺序:穿上衣→戴帽子→拉拉链→穿下衣

C. 摘护目镜时手指捏住靠头或耳朵的一边摘掉

D. 脱防护服顺序:先脱帽子再拉开拉链,最后由上向下脱衣服

E. 脱防护服时污染面向外,卷成包裹状,置于医疗垃圾袋内

二、填空题

1. 根据病原体的来源分类,医院感染分为(　　　)感染和(　　　)感染。

2. 构成感染链的三个基本条件是传染源、(　　　)和(　　　)。

3. 医院感染的传播途径主要包括接触传播、(　　　)、(　　　)。

4. 清洗流程包括冲洗、洗涤、(　　　)和(　　　)。

5. 常用的消毒灭菌方法有两大类:(　　　)消毒灭菌法和(　　　)消毒灭菌法。

6. 根据冷空气排放方式和程度的不同,压力蒸汽灭菌器可分为(　　　)式和(　　　)式两种。

7. 预排气式压力蒸汽灭菌器装载物品时,装填量不得少于柜室容量的(　　　)但不超过柜室容量的(　　　)。

8. 水的沸点受气压影响,海拔高的地区,气压(　　　),水的沸点(　　　)。

9. 医院感染暴发指医疗机构短时间内发生(　　　)例及以上(　　　)感染病例的现象。

10. 普通 30W 直管型紫外线新灯辐照强度应≥(　　　)$\mu W/cm^2$,使用中辐照强度应≥(　　　)$\mu W/cm^2$。

11. 常用的化学消毒剂的使用方法有喷雾法、浸泡法、(　　　)法和(　　　)法。

12. 为使戊二醛溶液的 pH 调节至 7.5~8 并增加戊二醛的防锈效力,通常需加入 pH 调节剂(　　　)和防锈剂(　　　)。

13. 常用的机械除菌法包括(　　　)通风和(　　　)除菌法。

14. 医院内被朊毒体污染的诊疗器械应先(　　　),再按常规清洗消毒灭菌。

15. 灭菌保证水平通常用(　　　)表示,即经灭菌处理后一百万件物品中最多允许(　　　)件物品存在活微生物。

16. 疫源地消毒包括(　　　)和(　　　)。

17. 洁净骨髓移植病房属于（　　　）类环境,要求空气中的细菌总数≤（　　　）CFU/m³。

18. 感染性医疗废物置于（　　　）色废物袋内,锐器置于（　　　）内,

19. 消毒供应中心的工作区域包括去污区、（　　　）和（　　　）。

20. 手卫生是医务人员洗手、（　　　）和（　　　）的总称。

21. 卫生手消毒后,监测的细菌菌落数≤（　　　）CFU/cm²;外科手消毒后,监测的细菌菌落数≤（　　　）CFU/cm²。

22. 无菌物品应存放于（　　　）或（　　　）内,外面需标明物品名称、灭菌日期。

23. 无菌持物钳的存放目前临床主要使用（　　　）保存法,（　　　）h更换一次。

24. 无菌包内物品一次未用完,则按原折痕包好,有效期为（　　　）h;铺好的无菌盘有效期为（　　　）h。

25. 取用无菌溶液时需核对瓶签上的（　　　）、（　　　）、浓度和有效期。

26. 隔离管理目的是切断感染链,应采取有效措施,严格管理（　　　）、阻断（　　　）、保护易感宿主。

27. 呼吸道传染病病区的区域划分为（　　　）、（　　　）和污染区,并设立两通道和三区之间的缓冲间。

28. 隔离的实施应遵循（　　　）和（　　　）原则。

29. 传染病患者解除隔离的标准——传染性分泌物（　　　）次培养结果均为阴性或已度过（　　　）,医生开出医嘱后,方可解除隔离。

30. 接触传播的隔离病室使用（　　　）色隔离标识,空气传播的隔离病室使用（　　　）色隔离标识。

31. 护理免疫功能低下患者时应戴（　　　）口罩;接触经空气传播的呼吸道传染病患者时,应戴（　　　）口罩。

32. 脱下的隔离衣还需使用时,如挂在半污染区,（　　　）面向外;挂在污染区则（　　　）面向外。

三、名词解释

1. 医院感染　　　　　　2. 内源性医院感染　　　　3. 交叉感染

4. 传染源　　　　　　　5. 空气传播　　　　　　　6. 飞沫传播

7. 消毒　　　　　　　　8. 灭菌　　　　　　　　　9. 灭菌保证水平

10. 电离辐射灭菌法　　　11. 高效消毒剂　　　　　　12. 高度危险性物品

13. 预防性消毒　　　　　14. 终末消毒　　　　　　　15. 随时消毒

16. 消毒供应中心　　　　17. 洗手　　　　　　　　　18. 无菌技术

19. 标准预防　　　　　　20. 隔离　　　　　　　　　21. 保护性隔离

四、简答题

1. 简述发生医院感染的常见原因。

2. 简述内源性医院感染的主要特点。

3. 简述医院感染中常见的传播途径。

4. 简述湿热消毒灭菌法的种类。

5. 简述压力蒸汽灭菌时的注意事项。

6. 简述煮沸消毒时的注意事项。

7. 简述化学消毒剂的常用方法。

8. 简述按消毒效力分类的化学消毒剂类型。

9. 简述医院工作中选择消毒灭菌方法的原则。

10. 简述消毒供应中心划分工作区域时应遵循的原则。

11. 简述卫生手消毒的指征。

12. 简述无菌操作过程中应遵循的无菌原则。

13. 简述隔离工作中应遵循的原则。

14. 简述保护性隔离的具体措施。

15. 简述穿防护服的指征及穿、脱防护服的注意事项。

五、论述题

1. 试述构成医院感染的感染链。

2. 试述医院感染的预防与控制管理。

3. 试述如何加强手卫生的管理。

4. 患者女性,40 岁,骑电瓶车时不慎摔倒,由"120"送入急诊。医生进行体格检查时见患者神志淡漠,呼之能应,四肢湿冷,血压 90/50mmHg,脉搏 120 次/min,腹腔穿刺抽出不凝血,诊断为"脾破裂"。经患者家属签字同意后,医生急诊在全麻下行"剖腹探查术"。手术器械采用预排气快速压力蒸汽灭菌,术中输血 800ml。出院 2 个月后患者感觉乏力不适,食欲下降,诊断为"丙型肝炎"。

(1) 如采用预排气式快速压力蒸汽灭菌法对手术器械进行灭菌,须注意哪些事项?

(2) 从空气消毒的角度分,进行"剖腹探查术"的手术室环境属于医院环境的哪一类? 如何进行环境空气清洁、消毒?

(3) 按医院用品的危险性分类,血压计、手术器械、术中输注的血液分别属于哪一类?

(4) 患者出院 2 个月后被诊断为"丙型肝炎",是否属于医院感染? 为什么?

5. 患者男性,58 岁。1 个月前突发呕吐、意识模糊急诊入院,诊断为脑出血,予急诊手术,术后脱水补液治疗。现患者神志模糊,右侧肢体偏瘫,近来发热、痰多,为黄脓痰;肺部听诊可闻及细湿啰音。胸部 X 线检查示右下肺大片状阴影,痰培养和药敏试验为耐万古霉素的金黄色葡萄球菌感染。

(1) 患者应采取何种隔离种类?

(2) 须采取哪些隔离措施?

6. 患者女性,52 岁。1 周无明显诱因下出现发热,体温最高 38.4℃,伴有头痛,喷射性呕吐 3 次,为胃内容物,查 CT 提示两肺弥漫性粟粒样结节,脑脊液检查提示葡萄糖 7mmol/L,氯 105.9mmol/L,脑脊液蛋白 2 237mg/L。今出现神志不清,烦躁不安,急诊拟诊断为"肺结核、结核性脑膜炎",收入结核病区。

(1) 患者应采取何种隔离种类?

(2) 请问该病区的建筑布局有什么要求?

(3) 对患者须采取哪些隔离措施?

(4) 护士给患者输液后应如何进行手卫生?

【参考答案】

一、选择题

1. C	2. D	3. B	4. E	5. A	6. C	7. E	8. D	9. D	10. E
11. B	12. E	13. C	14. D	15. B	16. A	17. B	18. D	19. B	20. E
21. B	22. B	23. C	24. A	25. C	26. C	27. A	28. B	29. C	30. A
31. C	32. C	33. A	34. E	35. D	36. B	37. A	38. A	39. C	40. D
41. C	42. A	43. D	44. B	45. A	46. C	47. B	48. A	49. B	50. E
51. B	52. B	53. A	54. E	55. B	56. A	57. E	58. E	59. E	60. D
61. B	62. A	63. B	64. E	65. B	66. A	67. E	68. D	69. A	70. E
71. D	72. A	73. A	74. D	75. E	76. E	77. E	78. B	79. C	

二、填空题

1. 内源性　外源性

2. 传播途径　易感宿主

3. 空气传播　飞沫传播

4. 漂洗　终末漂洗

5. 物理　化学

6. 下排气　预排气

7. 10%　90%

8. 低　低

9. 3　同种同源

10. 90　70

11. 擦拭　熏蒸

12. 碳酸氢钠　亚硝酸钠

13. 层流　过滤

14. 消毒

15. 10^{-6}　—

16. 随时消毒　终末消毒

17. Ⅰ　150

18. 黄　锐器盒

19. 检查、包装及灭菌区　无菌物品存放区

20. 卫生手消毒　外科手消毒

21. 10　5

22. 无菌包　无菌容器

23. 干燥　4

24. 24　4

25. 药名　剂量

26. 传染源　传播途径

27. 清洁区　潜在污染区(半污染区)

28. 标准预防　基于疾病传播途径的预防

29. 三　隔离期

30. 蓝　黄

31. 外科　医用防护

32. 清洁(内)　污染(外)

三、名词解释

1. 医院感染指住院患者在医院内获得的感染,包括在住院期间发生的感染和在医院内获得出院后发生的感染,但不包括入院前已开始或者入院时已处于潜伏期的感染。医院工作人员在医院内获得的感染也属医院感染。

2. 内源性医院感染又称自身医院感染,指各种原因引起的患者在医院内遭受自身固有病原体侵袭而发生的医院感染。病原体为患者体内或体表的常居菌或暂居菌。

3. 交叉感染指各种原因引起的患者在医院内遭受非自身固有病原体侵袭而发生的医院感染。病原体来自患者体外。

4. 传染源又称病原微生物贮源,指病原体自然生存、繁殖并排出的宿主(人或动物)或场所。

5. 空气传播指带有病原微生物的微粒子(≤5μm)以空气为媒介,随气流流动而导致的疾病传播。

6. 飞沫传播指带有病原微生物的飞沫核(>5μm)在空气中短距离(1m 内)移动到易感人群的口、鼻黏膜或眼结膜等导致的传播。

7. 消毒指清除或杀灭传播媒介上病原微生物,使其达到无害化的处理。

8. 灭菌指杀灭或清除医疗器械、器具和物品上一切微生物,并达到灭菌保证水平的过程。

9. 灭菌保证水平是灭菌处理单位产品上存在活微生物的概率,通常表示为 10^{-6},即经灭菌处理后在一百万件物品中最多只允许一件物品存在活微生物。

10. 电离辐射灭菌法是利用放射性同位素 ^{60}Co 发射高能 γ 射线或电子加速器产生的 β 射线进行辐射

灭菌的方法。

11. 高效消毒剂是能杀灭一切细菌繁殖体(包括分枝杆菌)、病毒、真菌及其孢子等,对细菌芽孢也有一定杀灭作用的化学制剂。

12. 高度危险性物品指进入人体无菌组织、器官、脉管系统,或有无菌体液从中流过的物品,或接触破损皮肤、破损黏膜的物品,一旦被微生物污染,具有极高感染风险。

13. 预防性消毒指在未发现明确传染源的情况下,为预防感染的发生对可能受到病原微生物污染的物品和场所进行的消毒。

14. 终末消毒指传染源离开疫源地后进行的彻底消毒。例如传染病患者住院、出院、转移或死亡后,对其住所及污染物品进行的消毒。

15. 随时消毒指疫源地内有传染源存在时进行的消毒,目的是及时杀灭或去除传染源所排出的病原微生物。

16. 消毒供应中心是医院内承担所有重复使用诊疗器械、器具、物品的清洁、消毒、灭菌以及灭菌物品供应的部门,是预防和控制医院感染的重要科室。

17. 洗手指医务人员用肥皂、皂液、流动水洗手,去除手部皮肤污垢、碎屑和部分致病菌的过程。

18. 无菌技术指在医疗、护理操作过程中,防止一切微生物侵入人体和防止无菌物品、无菌区域被污染的技术。

19. 标准预防是基于患者的血液、体液、分泌物(不包括汗液)、非完整皮肤和黏膜均可能含有感染性因子的原则,针对医院所有患者和医务人员采取的一组预防感染措施。

20. 隔离是采用各种方法、技术,防止病原体从患者及携带者传播给他人的措施。

21. 保护性隔离指以保护易感人群作为制订措施的主要依据而采取的隔离,也称反向隔离,适用于抵抗力低下或极易感染的患者。

四、简答题

1.

(1) 机体自身因素:包括生理因素、病理因素及心理因素。

(2) 机体外在因素:主要包括诊疗活动、医院环境和医院管理体制等。

2.

(1) 病原体来自患者自身,患者既是传染源,也是易感宿主。

(2) 传播途径主要是自身直接接触传播。

(3) 病原体正常情况下不致病,在个体的抵抗力下降、菌群易位或菌群失调时,成为机会致病菌而造成感染。

(4) 病原体除可导致自身感染外,也具有传播他人的能力。

3.

(1) 接触传播:病原体通过手、媒介物直接或间接接触导致的传播,包括直接接触传播和间接接触传播。

(2) 空气传播:带有病原微生物的微粒子($\leqslant 5\mu m$)以空气为媒介,随气流流动而导致的疾病传播。

(3) 飞沫传播:带有病原微生物的飞沫核($>5\mu m$)在空气中短距离(1m 内)移动到易感人群的口、鼻黏膜或眼结膜等导致的传播。

(4) 其他:如生物媒介传播。

4.

(1) 压力蒸汽灭菌法。

(2) 煮沸消毒法。

(3) 其他:如低温蒸汽消毒法和流动蒸汽消毒法。

5.

(1) 安全操作。

(2) 包装合适,先清洗、干燥,再选择合适材料包装。

(3) 装载重量、容积恰当。

(4) 密切观察温度、压力等。

(5) 灭菌后物品应冷却,温度降至室温时才能卸载;每批次应检查灭菌是否合格。

(6) 定期监测灭菌效果。

6.

(1) 消毒前物品刷洗干净,全部浸没水中≥3cm。

(2) 水沸计时,维持≥15min。

(3) 根据物品性质决定物品放入水中的时间。

(4) 水的沸点受大气压影响,海拔每增高300m,消毒时间需延长2min。

(5) 可加入碳酸氢钠配成1%~2%的浓度,以提高沸点增强杀菌、去污防锈作用。

(6) 消毒后应将物品及时取出,置于无菌容器内,有效期4h。

7.

(1) 浸泡法。

(2) 擦拭法。

(3) 喷雾法。

(4) 熏蒸法。

8.

(1) 灭菌剂。

(2) 高效消毒剂。

(3) 中效消毒剂。

(4) 低效消毒剂。

9.

(1) 通常遵循先清洗后消毒灭菌的程序;但是被朊毒体、气性坏疽及原因不明的突发传染性病原体污染的诊疗器械、器具和物品应先消毒,再按常规清洗消毒灭菌。

(2) 根据医院用品的危险性选择消毒、灭菌的方法。

(3) 根据污染微生物的种类、数量和危害性选择消毒、灭菌的方法。

(4) 根据消毒物品的性质选择消毒、灭菌的方法。

10.

(1) 物品由污到洁,不交叉、不逆流;空气流向由洁到污;去污区保持相对负压;检查、包装及灭菌区保持相对正压。

(2) 各区之间应设实际屏障;去污区和检查包装灭菌区均应设洁、污物品通道和人员出入缓冲间(带)。

(3) 缓冲间(带)应设洗手设施,采用非手触式水龙头开关,无菌物品存放区不设洗手池。

11. 在需要洗手的"二前三后"五个时刻,如果手部没有肉眼可见污染,宜使用手消毒剂进行卫生手消毒;下列情况下应先洗手,然后进行卫生手消毒:①接触传染病患者的血液、体液和分泌物以及被传染性病原微生物污染的物品后;②直接为传染病患者进行检查、治疗、护理或处理传染患者污物之后。

12.

(1) 明确无菌区、非无菌区、无菌物品、非无菌物品,非无菌物品应远离无菌区。

(2) 操作者身体应与无菌区保持一定距离。

(3) 取、放无菌物品时,应面向无菌区。

(4) 取用无菌物品时应使用无菌持物钳。

(5) 无菌物品一经取出,即使未用,也不可放回无菌容器内。

（6）手臂应保持在腰部或治疗台面以上,不可跨越无菌区,手不可接触无菌物品。

（7）避免面对无菌区谈笑、咳嗽、打喷嚏。

（8）如无菌物品疑有污染或已被污染,即不可使用,应予更换。

（9）一套无菌物品供一位患者使用。

13. 应遵循标准预防和基于疾病传播途径的预防的原则。

（1）隔离标识明确,卫生设施齐全。

（2）严格执行服务流程,保证洁、污分开,加强三区管理。

（3）隔离病室环境定期消毒,物品处置规范。

（4）实施隔离教育,加强隔离患者心理护理。

（5）掌握解除隔离的标准,实施终末消毒处理。

14.

（1）设专用隔离室,室外有明显的隔离标识。病室内空气应保持正压通风,定时换气。

（2）进出隔离室应遵循有关规定:凡进入病室内人员应穿戴灭菌后的隔离衣、帽子、口罩、手套及拖鞋;未经消毒处理的物品不可带入隔离区域。

（3）正确处理污物:患者的引流物、排泄物、被其血液及体液污染的物品,应及时分装密闭,标记后送指定地点。

（4）加强探视管理:原则上不予探视,探视者需要进入隔离室时应采取相应的隔离措施。凡患呼吸道疾病者或咽部带菌者,包括工作人员均应避免接触患者。

15.

（1）下列情况应穿防护服:①临床医务人员在接触甲类或按甲类传染病管理的传染病患者时;②接触经空气传播或飞沫传播的传染病患者,可能受到患者血液、体液、分泌物、排泄物喷溅时。

（2）穿、脱防护服注意事项:①防护服只能在规定区域内穿脱,穿前检查有无潮湿、破损,长短是否合适。②接触多个同类传染病患者时,防护服可连续使用;接触疑似患者时,防护服应每次更换。③防护服如有潮湿、破损或污染,应立即更换。

五、论述题

1. 传染源、传播途径和易感宿主同时存在并互相联系,就构成了医院感染的感染链。

（1）传染源:主要分为两类,内源性感染的传染源为患者本人;外源性感染的传染源来自患者之外的宿主或医院环境,主要包括:已感染的患者及病原携带者、环境贮源、动物传染源。

（2）传播途径:主要包括接触传播、空气传播和飞沫传播;其他途径如通过动物携带病原微生物而引起的生物媒介传播。

（3）易感宿主:病原体传播到宿主后是否引起感染主要取决于病原体的毒力和宿主的易感性。医院感染常见的易感人群主要有:①婴幼儿及老年人;②机体免疫功能严重受损者;③接受各种免疫抑制剂治疗者;④不合理使用抗生素者;⑤接受各种侵入性诊疗操作者;⑥营养不良者;⑦手术时间长或住院时间长者;⑧精神状态差,缺乏主观能动性者。

2.

（1）建立医院感染管理机构,加强三级监控。

（2）健全各项规章制度,依法管理医院感染。

（3）落实医院感染管理措施,阻断感染链。

（4）加强医院感染学教育,督促各级人员自觉预防与控制医院感染。

3.

（1）制订手卫生制度。

（2）配备手卫生设施,提高手卫生依从性。

（3）定期开展广泛的手卫生培训,使广大医务人员能掌握必要的手卫生知识和技能,保证手卫生的效果。

(4) 对照 WHO 提出"手卫生的五个重要时刻"开展并加强对医务人员的指导与监督。

(5) 加强手卫生效果的监测,尤其是重点部门工作的医务人员应定期进行手消毒效果监测。

4.

(1) ①安全操作;②包装合适,外用化学指示胶带贴封。③装载恰当,物品体积不超过 30cm×30cm×50cm,装填量不得超过 90%,但不小于柜室容量的 10%。④密切观察:灭菌时间 3min,从柜室的温度达到要求时开始计算灭菌时间。⑤灭菌后卸载:从灭菌器卸载取出的物品冷却时间应 >30min,温度降至室温时才能移动;检查灭菌是否合格;灭菌后物品尽快使用,不能储存,无有效期。⑥定期监测灭菌效果。

(2) 进行"剖腹探查术"的手术室环境属于I类环境。通常选用以下方法净化空气:安装空气净化消毒装置的集中空调通风系统;空气洁净技术;循环风紫外线空气消毒器或静电吸附式空气消毒器;紫外线灯照射消毒;达到I类环境空气菌落数要求的其他空气消毒产品。

(3) 按医院用品的危险性分类,血压计属于低度危险性物品;手术器械、术中输注的血液属于高度危险性物品。

(4) 患者出院 2 个月后被诊断为"丙型肝炎",属于医院感染。因为丙型肝炎与住院时术中输血有直接关系,属于在医院内获得而出院后发生的感染,符合医院感染的定义和诊断标准。

5.

(1) 患者应采取经接触传播的隔离与预防。

(2) 在标准预防的基础上,隔离措施还有:①隔离病室使用蓝色隔离标识。②患者安置在单间或同种病原同室隔离;减少人员出入隔离室,严格限制人员进出隔离室。③加强隔离室物品的消毒处理,患者的生活物品清洁、消毒后方可带出,标本需用密闭容器运送;感染者的医疗废物需用双层防渗漏医疗垃圾袋密闭运送。④医务人员加强手卫生和个人防护,近距离操作如吸痰、插管等需戴防护镜;可能污染工作服时穿隔离衣,护理患者时应穿一次性隔离衣。

6.

(1) 患者应采取空气传播的隔离与预防。

(2) 建筑布局:呼吸道传染病病区应设在医院相对独立的区域,分为清洁区、潜在污染区和污染区,设立两通道和三区之间的缓冲间。各区域之间宜用感应自控门,缓冲间两侧的门不应同时开启,以减少区域之间空气流通。经空气传播疾病的隔离病区,应设置负压病室。病室的气压宜为 –30Pa,缓冲间的气压宜为 –15Pa。

(3) 在标准预防的基础上,对患者的隔离措施还包括:①病室使用黄色隔离标识;②可与其他肺结核患者同居一室,尽量使远离其他病室,有条件可使用负压病室,通向走道的门窗须关闭;③当患者病情允许时,应戴外科口罩,定期更换,并限制其活动范围;④为患者准备专用的痰杯,口鼻分泌物需经消毒处理后方可丢弃,被患者污染的敷料应装袋标记后处理;⑤严格空气消毒。

(4) 护士给患者输液后,应进行卫生手消毒:先按七步洗手法的洗手步骤洗手并干燥;再将双手涂满消毒剂揉搓至自然干燥。

(丁亚萍 刘月仙)

URSING

第四章

患者入院和出院的护理

【知识导图】

```
                        ┌─ 入院程序
                        │
                        ├─ 初步处理
              入院护理 ──┤                    ┌─ 床单位构成
                        ├─ 床单位准备 ───────┤
                        │                    └─ 铺床法：备用床、暂空床、麻醉床、卧床患者更换床单
                        └─ 分级护理

                        ┌─ 舒适卧位的基本要求
                        │
                        │                    ┌─ 稳定性卧位、不稳定性卧位
                        ├─ 卧位的分类 ───────┤
                        │                    └─ 主动卧位、被动卧位、被迫卧位
              卧位 ─────┤
                        │                    ┌─ 仰卧位、侧卧位、半坐卧位、端坐位、俯卧位、头低足高位、头
患                      ├─ 常用卧位 ─────────┤   高足低位、膝胸卧位、截石位
者                      │                    └─
入                      │                    ┌─ 协助患者移向床头
院                      └─ 变换卧位法 ───────┤
与                                           └─ 协助患者翻身侧卧
出
院 ───┤                 ┌─ 轮椅运送法
的        运送 ────────┤
护                      └─ 平车运送法
理
                        ┌─ 出院前护理
              出院护理 ──┤
                        └─ 出院当日护理

              人体力学在护理  ┌─ 常用力学原理
              工作中应用 ────┤
                            └─ 人体力学运用原则
```

【内容概述】

一、患者入院的护理

(一)入院护理的目的

1. 协助患者了解和熟悉环境,使患者尽快熟悉和适应医院生活,消除紧张、焦虑等不良情绪。

2. 满足患者的各种合理需求,以调动患者配合治疗、护理的积极性。

3. 做好健康教育,满足患者对疾病知识的需求。

(二)入院程序

1. 医生签发住院证,患者或家属持住院证到住院处办理住院手续。

2. 住院处工作人员通知相关病区值班护士根据患者病情做好接纳新患者的准备工作。

3. 住院处护士根据入院患者的病情及身体情况,协助患者进行必要的卫生处置。护士或相关人员携病历在家属的协助下护送患者进入病区。

(三)门诊患者的入院护理

1. 迎接新患者。

2. 通知负责医生诊查患者。

3. 协助患者佩戴腕带标识,进行入院护理评估。

4. 通知营养室为患者准备膳食。

5. 填写住院病历和有关护理表格。

6. 介绍病室环境与指导。

7. 执行入院医嘱及给予紧急护理措施。

(四)分级护理

临床上一般将护理级别分为四级,即特级护理、一级护理、二级护理及三级护理(表4-1)。

表4-1 分级护理的适用对象及护理要点

护理级别	适用对象	护理要点
特级护理	病情危重,随时可能发生病情变化需要进行监护、抢救的患者;各种复杂或者大手术后、严重创伤或大面积烧伤的患者;使用呼吸机辅助呼吸,并需要严密监护病情的患者;实施连续性肾脏替代治疗,须严密监护病情的患者;其他有生命危险的患者	1. 严密观察患者病情变化,监测生命体征 2. 根据医嘱,正确实施治疗、给药措施 3. 根据医嘱,准确测量出入量 4. 根据患者病情,正确实施基础护理和专科护理,如口腔护理、压力性损伤护理、气道护理及管路护理等,实施安全措施 5. 保持患者的舒适和功能体位 6. 实施床旁交接班
一级护理	病情趋向稳定的重症患者;病情不稳定或随时可能发生变化的患者;手术后或者治疗期间需要严格卧床的患者;自理能力重度依赖的患者	1. 每小时巡视患者,观察患者病情变化 2. 根据患者病情,测量生命体征 3. 根据医嘱,正确实施治疗、给药措施 4. 根据患者病情,正确实施基础护理和专科护理,如口腔护理、压力性损伤护理、气道护理及管路护理等,实施安全措施 5. 提供护理相关的健康指导
二级护理	病情趋于稳定或未明确诊断前,仍需观察,且自理能力轻度依赖的患者;病情稳定,仍需卧床,且自理能力中度依赖的患者	1. 每2h巡视患者,观察患者病情变化 2. 根据患者病情,测量生命体征 3. 根据医嘱,正确实施治疗、给药措施 4. 提供护理相关的健康指导
三级护理	病情稳定或处于康复期,且自理能力轻度依赖或无需依赖的患者	1. 每3h巡视患者,观察患者病情变化 2. 根据患者病情,测量生命体征 3. 根据医嘱,正确实施治疗、给药措施 4. 提供护理相关的健康指导

二、患者的卧位

（一）舒适卧位的基本要求

舒适卧位是指患者卧床时，身体各部位与其四周环境处于合适的位置，感到轻松自在。故应达到以下基本要求。

1. 卧床姿势应尽量符合人体力学的要求，体重平均分布于身体的负重部位，关节维持于正常的功能位置，体内脏器在体腔内拥有最大的空间。

2. 经常变换体位，至少每 2h 变换一次。

3. 在无禁忌证的情况下，患者身体各部位每天均应活动，改变卧位时做关节活动范围练习。

4. 应加强受压部位的皮肤护理，预防压力性损伤的发生。

5. 患者卧床或在进行各项护理操作时，均应注意保护患者隐私，根据需要遮盖患者身体，促进患者身心舒适。

6. 提供患者舒适卧位所需的各种物品或设备，如衬垫、气垫、可调节角度的卧床等。

（二）卧位的分类

1. 根据卧位的平衡性，可分为稳定性卧位和不稳定性卧位。

稳定性卧位：支撑面大、重心低、平衡稳定，患者感到舒适。

不稳定性卧位：支撑面小、重心较高、难以平衡。为了保持一定的卧位，患者极易造成肌肉紧张、疲劳、不舒适。

2. 根据卧位的自主性可分为主动、被动和被迫卧位三种。

（1）主动卧位：即患者身体活动自如，能根据自己的意愿和习惯随意改变体位。见于轻症患者、术前及恢复期患者。

（2）被动卧位：即患者自身无力变换卧位，躺卧于他人安置的卧位，称被动卧位。常见于极度衰弱、昏迷、瘫痪的患者。

（3）被迫卧位：即患者意识清晰，也有变换卧位的能力，但由于疾病的影响或治疗的需要，被迫采取的卧位，称被迫卧位。如支气管哮喘急性发作的患者由于呼吸极度困难而被迫采取端坐位。

3. 根据卧位时身体的姿势可分为仰卧位、侧卧位、半坐卧位等。

（三）常用卧位

1. 仰卧位

（1）去枕仰卧位：昏迷或全身麻醉未清醒的患者采用去枕仰卧位，头偏向一侧，可防止呕吐物误入气管而引起窒息或肺部并发症。椎管内麻醉或脊髓腔穿刺后的患者，采取去枕仰卧位，可预防颅内压降低而引起的头痛。

（2）中凹卧位：适用于休克患者。此卧位抬高头胸部，有利于保持气道通畅，改善通气功能，从而改善缺氧症状；抬高下肢，有利于静脉血回流，增加心输出量而使休克症状得到缓解。但应注意，为了优先保障对休克患者大脑和心脏的血液供应，一般不建议上肢抬高角度大于下肢抬高角度。上下肢抬高的具体角度既要有利于血液回心又要兼顾患者卧位的稳定、安全。

（3）屈膝仰卧位：适用于腹部检查或接受导尿、会阴冲洗时等。该卧位可使腹部肌肉放松，便于检查或暴露操作部位。

2. 侧卧位　适用于灌肠、肛门检查及配合胃镜、肠镜检查等；侧卧位与平卧位交替，便于护理局部受压部位，预防压力性损伤发生；取上腿伸直，下腿弯曲的侧卧位，可使臀部肌肉放松，便于进行臀部肌内注射；单侧肺部病变者，可视病情采取患侧卧位或健侧卧位。

3. 半坐卧位　适用于某些面部及颈部手术后患者；心肺疾病所引起的呼吸困难；腹腔、盆腔手术后或有炎症者；腹部手术后及疾病恢复期体质虚弱的患者。

（1）某些面部及颈部手术后患者。采取半坐卧位可减少局部出血。

（2）胸腔疾病、胸部创伤或心肺疾病引起呼吸困难的患者。此卧位借助重力作用使膈肌下降，胸腔容积增大,减轻腹腔内脏器对心肺的压力,肺活量增加,部分血液滞留于下肢和盆腔脏器内,回心血量减少,从而减轻肺淤血和心脏负担,有利于气体交换,使呼吸困难的症状得到改善;同时,有利于脓液、血液及渗出液的引流。

(3) 腹腔、盆腔手术后或有炎症的患者。采取半坐卧位,可使腹腔渗出液流入盆腔,促使感染局限,便于引流。因为盆腔腹膜抗感染性较强,而吸收较弱,故可防止炎症扩散和毒素吸收,减轻中毒反应。同时采取半坐卧位还可防止感染向上蔓延引起膈下脓肿。此外,腹部手术后患者采取半坐卧位可松弛腹肌,减轻腹部切口缝合处的张力,缓解疼痛,促进舒适,有利于切口愈合。

(4) 疾病恢复期体质虚弱的患者。采取半坐卧位,有利于患者向站立位过渡,使其逐渐适应体位改变。

4. 端坐位　适用于左心衰竭、心包积液、支气管哮喘发作的患者。

5. 俯卧位　适用于腰背部检查或配合胰、胆管造影检查的患者;脊椎手术后或腰、背、臀部有伤口,不能平卧或侧卧的患者;胃肠胀气所致腹痛。

6. 头低足高位　适用于肺部分泌物引流,使痰易于咳出;十二指肠引流术,有利于胆汁引流;妊娠时胎膜早破,防止脐带脱垂;跟骨或胫骨结节牵引时,利用人体重力作为反牵引力。

7. 头高足低位　用于颈椎骨折患者作颅骨牵引,将人体重力用作反牵引力;或者用于减轻颅内压,预防脑水肿及颅脑手术后的患者。

8. 膝胸卧位　适用于肛门、直肠、乙状结肠镜检查及治疗;矫正胎位不正或子宫后倾;促进产后子宫复原。

9. 截石位　适用于会阴、肛门部位的检查、治疗或手术,如膀胱镜、妇产科检查、阴道灌洗及产妇分娩等。

(四) 变换卧位法
包括协助患者移向床头与翻身侧卧。在整个变换卧位的过程中应注意以下几个方面。

1. 节力原则。

2. 移动患者时动作应轻稳,协调一致,不可拖拉,以免擦伤皮肤。应将患者身体稍抬起再行翻身。轴线翻身法翻转时,要维持躯干的正常生理弯曲,避免翻身时脊柱错位而损伤脊髓。翻身后,需用软枕垫好肢体,以维持舒适而安全的体位。

3. 翻身时应注意为患者保暖并防止坠床。

4. 根据患者病情及皮肤受压情况,确定翻身间隔的时间。如发现皮肤发红或破损应及时处理,酌情增加翻身次数,同时记录于翻身卡上,并做好交接班。

5. 为有特殊情况的患者更换卧位时应区别对待。

(1) 对有各种导管或输液装置时,应先将导管安置妥当,翻身后仔细检查导管是否有脱落、移位、扭曲、受压,以保持导管通畅。

(2) 为手术患者翻身前应先检查伤口敷料是否潮湿或脱落,如已脱落或被分泌物浸湿,应先更换敷料并固定妥当后再行翻身,翻身后注意伤口不可受压。

(3) 颈椎或颅骨牵引者,翻身时不可放松牵引,并使头、颈、躯干保持在同一水平位翻动;翻身后注意牵引方向、位置以及牵引力是否正确。

(4) 颅脑手术者,应取健侧或仰卧位。在翻身时要注意头部不可剧烈翻动,以免引起脑疝,压迫脑干,导致患者突然死亡。

(5) 石膏固定者,应注意翻身后患处位置及局部肢体的血运情况,防止受压。

三、患者出院当日的护理

(一) 医疗护理文件的处理
执行出院医嘱;填写患者出院护理记录单;按要求整理病历,交病案室保存。

(二) 患者的护理
协助患者解除腕带标识;协助患者整理用物;协助患者或家属办完出院手续,进行健康教育。

（三）病室及床单位的处理

病室开窗通风；出院患者床单位处理：护士应在患者离开病室后整理床单位，避免在患者未离开病室时撤去被服，从而给患者带来心理上的不舒适感；铺好备用床，准备迎接新患者。

四、人体力学运用原则

（一）利用杠杆作用

护士在操作时，身体应靠近操作物体；两手臂托持物体时，两肘紧靠身体两侧，上臂下垂，前臂和所持物体靠近身体，使阻力臂缩短，从而省力。必须提取重物时，最好把重物分成相等的两部分，分别由两手提取。若重物由一只手臂提取，另一只手臂应向外伸展，以保持平衡。

（二）扩大支撑面

护士在操作时，应该根据实际需要将双下肢前后或左右分开，以扩大支撑面。

（三）降低重心

护士在提取位置较低的物体或进行低平面的护理操作时，双下肢应随身体动作的方向前后或左右分开站立，以增加支撑面；同时屈膝屈髋，使身体呈下蹲姿势，降低重心，重力线在支撑面内。

（四）减少身体重力线的偏移

护士在提取物品时，应尽量将物品靠近身体；抱起或抬起患者移动时，应将患者靠近自己的身体，以使重力线落在支撑面内。

（五）尽量使用大肌肉或多肌群

护士在进行护理操作时，能使用整只手时，避免只用手指进行操作；能使用躯干部和下肢肌肉的力量时，尽量避免使用上肢的力量。

（六）使用最小肌力做功

护士在移动重物时，应注意平衡、有节律，并计划好重物移动的位置和方向。护士应掌握以直线方向移动重物，尽可能遵循推或拉代替提取的原则。

【习题】

一、选择题

（一）A_1 型题

1. 住院处工作人员为患者办理入院手续的主要依据是

　　A. 单位介绍信　　　　　　B. 转院证明　　　　　　C. 门诊病历

　　D. 住院证　　　　　　　　E. 公费医疗单

2. 迎接门诊患者入院，通知负责医生诊查患者后，护士应

　　A. 给予紧急护理措施

　　B. 填写住院病历和有关护理表格

　　C. 协助患者佩戴腕带标识，进行入院护理评估

　　D. 查阅病案资料

　　E. 通知营养室为患者准备膳食

3. 患者床单位的固定设备**不包含**

　　A. 照明灯　　　　　　　　B. 床旁桌、床旁椅　　　　C. 输液架

　　D. 呼叫装置　　　　　　　E. 供氧和负压吸引管道

4. 被套式备用床的被头边缘与床头的距离是

　　A. 10cm　　　　B. 15cm　　　　C. 20cm　　　　D. 25cm　　　　E. 30cm

5. 特级护理适用于

　　A. 肝移植患者　　　　　　B. 肾衰竭患者　　　　　　C. 昏迷患者

　　D. 择期手术患者　　　　　E. 年老体弱者

6. 协助患者向平车挪动的顺序为
   A. 上身、臀部、下肢　　　　　　　B. 上身、下肢、臀部　　　　　　　C. 下肢、臀部、上身
   D. 臀部、下肢、上身　　　　　　　E. 臀部、上身、下肢

7. 护送坐轮椅的患者下坡时应做到
   A. 患者的头及背应向后靠　　　　　B. 轮椅往前倾　　　　　　　　　　C. 拉上手闸
   D. 为患者加上安全带　　　　　　　E. 护士走在轮椅前面

8. 被套式备用床枕头放置的正确方法为
   A. 枕套开口背门,横立于床头　　　　　　　　B. 枕套开口背门,平放于床头
   C. 枕套开口朝向门,横立于床头　　　　　　　D. 枕套开口朝向门,平放于床头
   E. 横立于床头

9. 为出院患者提供的出院当日的护理项目,**错误**的是
   A. 办理出院手续　　　　　　　　　B. 停止病区内的治疗　　　　　　　C. 给予卫生指导
   D. 协助患者整理用物　　　　　　　E. 铺好暂空床,迎接新患者

10. 二级护理适用于
    A. 须随时进行抢救的患者　　　　　　　　　B. 病情稳定仍需卧床的患者
    C. 大手术后绝对卧床休息的患者　　　　　　D. 年老或婴幼儿生活不能自理的患者
    E. 重症患者

11. 铺麻醉床的目的是
    A. 保持病室整洁
    B. 供住院患者使用
    C. 供暂离床活动的患者使用
    D. 保证术后未清醒患者的安全及预防并发症
    E. 供不能下床活动的患者使用

12. 单人搬运患者的适用范围或方法,**不妥**的是
    A. 适用于儿科患者　　　　　　　　　　　　B. 平车头端与床平行
    C. 托起患者,轻放于车上　　　　　　　　　D. 用于体重较轻者
    E. 患者双臂交叉放于搬运者颈后

13. 铺床时**不符合**节力原则的是
    A. 备齐用物　　　　　　　　　　　　　　　B. 按使用顺序放置物品
    C. 铺床时身体靠近床缘　　　　　　　　　　D. 先铺远侧,再铺近侧
    E. 两腿间距与肩平宽,双腿稍屈曲

14. **不需要**去枕仰卧位的患者是
    A. 昏迷患者　　　　　　　　　B. 椎管内麻醉　　　　　　　　　　C. 全麻术后未清醒者
    D. 呼吸困难者　　　　　　　　E. 脊髓腔穿刺者

15. 颅脑手术后的患者采取的卧位是
    A. 去枕平卧位　　　　　　　　B. 头高足低位　　　　　　　　　　C. 头低足高位
    D. 半坐卧位　　　　　　　　　E. 平卧位

16. 支气管哮喘急性发作的患者需要采取的端坐位属于
    A. 被动卧位　　　　　　　　　B. 被迫卧位　　　　　　　　　　　C. 主动卧位
    D. 稳定性卧位　　　　　　　　E. 不稳定性卧位

17. 为患者进行灌肠时,应协助患者采取的卧位是
    A. 侧卧位　　　　　　　　　　B. 俯卧位　　　　　　　　　　　　C. 去枕仰卧位
    D. 头高足低位　　　　　　　　E. 头低足高位

18. 适合采取截石位的是

    A. 阴道灌洗   B. 脊椎术后   C. 矫正子宫后倾

    D. 灌肠   E. 下肢水肿

19. 做膀胱镜检查的患者应采取的体位是

    A. 膝胸卧位   B. 去枕仰卧位   C. 头低足高位

    D. 截石位   E. 俯卧位

20. 为了减轻患者痛苦,下列描述**错误**的是

    A. 俯卧位可减轻腰背部伤口的疼痛

    B. 中凹卧位可减轻肺瘀血

    C. 半坐卧位可减轻腹部手术后切口的疼痛

    D. 端坐位可减轻呼吸困难

    E. 去枕仰卧位可预防脊髓腔穿刺后因颅内压减低所引起的头痛

21. 为患者取半坐卧位时,需注意床头支架与床的角度应成

    A. 10°~20°   B. 20°~30°   C. 30°~50°

    D. 50°~70°   E. 70°~80°

22. 为胎膜早破的产妇取头低足高位的目的是

    A. 预防感染   B. 防止羊水流出   C. 利于引产

    D. 防止脐带脱出   E. 防止出血过多

23. 甲状腺腺癌手术后,护士为患者取半坐卧位的目的是

    A. 减轻疼痛   B. 减轻呼吸困难   C. 减轻局部出血

    D. 减轻脑部充血   E. 减少回心血量

24. 颈椎骨折进行颅骨牵引时,应采取的卧位是

    A. 端坐位   B. 俯卧位   C. 半坐卧位

    D. 头高足低位   E. 头低足高位

25. 中凹卧位的姿势是

    A. 头胸部抬高约5°~10°,下肢抬高10°~20°

    B. 头胸部抬高约10°~20°,下肢抬高20°~30°

    C. 头胸部抬高约20°~30°,下肢抬高30°~40°

    D. 头胸部抬高约30°~40°,下肢抬高40°~50°

    E. 头胸部抬高约40°~50°,下肢抬高50°~60°

26. 为矫正子宫后倾及胎位不正可采用的体位是

    A. 俯卧位   B. 端坐位   C. 仰卧位

    D. 膝胸卧位   E. 半坐卧位

27. 护士一人帮助患者移向床头时的做法**不妥**的是

    A. 摇起床头支架

    B. 将枕头横立于床头

    C. 患者仰卧屈膝

    D. 嘱患者双手握住床头栏杆

    E. 护士一手托住患者肩背部,一手托住患者臀部,协助患者移向床头

28. 两名护士协助患者移向床头时的做法**不妥**的是

    A. 患者仰卧屈膝   B. 两人站在床的两侧

    C. 一人托臀部   D. 一人托颈、肩、腰

    E. 两人同时抬起患者移向床头

29. 为患者翻身的操作**不正确**的是
    A. 翻身时需遵循节力原则
    B. 术后患者应先换药再翻身
    C. 颈椎或颅骨牵引者,翻身时不可放松牵引
    D. 颅脑手术者应取健侧或平卧位
    E. 为带有引流管的患者翻身前需将引流管夹闭

30. 帮助术后带有引流管的患者翻身侧卧时的正确方法是
    A. 翻身前夹闭引流管
    B. 两人翻身时着力点分别位于肩、腰、臀、膝部
    C. 翻身后再更换伤口敷料
    D. 翻身后将患者上腿稍伸直,下腿弯曲
    E. 在患者两膝之间夹上软枕

31. 心力衰竭,呼吸极度困难的患者应采取
    A. 半坐卧位   B. 端坐位   C. 头高足低位
    D. 侧卧位   E. 中凹卧位

(二) A₂ 型题

32. 患者李某,患肝硬化伴食管、胃底静脉曲张。入院后不久患者主诉腹部不适、恶心,继而呕吐大量鲜血。查体:呼吸急促,脉搏细速,血压 56/40mmHg,出冷汗。此时,护士应立即将患者安置为
    A. 平卧位   B. 仰卧屈膝位   C. 中凹卧位
    D. 侧卧位   E. 头低足高位

33. 患者徐女士,上午行子宫切除术,术前留置尿管,护士在操作过程中应为患者安置的体位是
    A. 去枕仰卧位   B. 屈膝仰卧位   C. 膝胸位
    D. 头高足低位   E. 头低足高位

34. 患者王先生,昏迷,护士为其采取去枕仰卧位,头偏向一侧。其目的是
    A. 利于护士对其进行护理操作   B. 预防枕骨处压力性损伤的发生
    C. 引流分泌物,保持呼吸道通畅   D. 保持颈部活动灵活
    E. 便于头部固定,避免颈椎骨折

35. 患者张女士,因胃癌行胃大部切除术,术后护士为其采取半坐卧位的目的是
    A. 减少静脉回流血量   B. 利于腹腔引流   C. 利于术后出血
    D. 防止呕吐   E. 减轻伤口缝合处的张力

36. 患者宋某,28 岁,因阴道持续性流液 1h 来就诊,入院诊断为胎膜早破。护士应将其安置为
    A. 平卧位   B. 侧卧位   C. 头低足高位
    D. 头高足低位   E. 膝胸卧位

37. 患者马女士,78 岁,体重约 40kg,护士独自为其翻身时,**不正确**的做法是
    A. 将患者肩部、臀部移向护士侧床沿
    B. 将患者双下肢移近护士侧床沿
    C. 协助或嘱患者屈膝
    D. 一手扶肩一手扶臀部
    E. 轻推患者,使其面对护士

38. 患者沈女士,62 岁,体重约 70kg,两护士共同为患者翻身,**不正确**的操作是
    A. 两护士站在床的同侧   B. 一人托臀部和腘窝
    C. 一人托患者腰背部   D. 两人同时抬起患者
    E. 轻推患者转向对侧

39. 患者王某,入院诊断为慢性细菌性痢疾,需行灌肠治疗,护士应指导患者采取

    A. 仰卧位   B. 俯卧位   C. 左侧卧位   D. 右侧卧位   E. 膝胸位

40. 患者刘先生,46岁,颅内血肿清除术后第2d,护士需要为患者变换卧位,操作**错误**的是

    A. 将患者导管妥善固定后再翻身   B. 让患者卧于患侧

    C. 注意节力原则   D. 先换药,再翻身

    E. 两人协助患者翻身

41. 李女士,56岁。反复咳嗽、咳痰10余年,最近3d因劳累后气促、心悸。入院时有明显发绀,呼吸困难,护士应协助患者取

    A. 半坐卧位   B. 平卧位   C. 侧卧位

    D. 头高足低位   E. 头低足高位

42. 刘先生,52岁。因肠梗阻入院后行肠切除术,术后护士嘱患者取半坐卧位的目的是

    A. 减少静脉回流血量,减轻心脏负担   B. 改善局部血液循环

    C. 增加肺活量,改善呼吸困难   D. 减轻腹部缝合处张力

    E. 减少局部出血

43. 陈女士,32岁。甲状腺术后1d,患者生命体征平稳,护士协助患者取半坐卧位的目的是

    A. 减轻呼吸困难   B. 减轻局部出血   C. 减轻疼痛

    D. 增加脑部供血量   E. 减少回心血量

44. 支气管哮喘急性发作时宜取

    A. 半坐卧位   B. 去枕仰卧位   C. 头低足高位

    D. 头高足低位   E. 端坐位

45. 患者女,31岁。妊娠38周,因阴道持续性流液2h入院。医生诊断为胎膜早破,护士协助其采用的卧位

    A. 平卧位   B. 头低足高位   C. 头高足低位

    D. 截石位   E. 膝胸卧位

46. 朱先生,30岁。因颈椎骨折行颅骨牵引治疗,护士为其取头高足低位的目的是

    A. 有利于呼吸   B. 用作反牵引力   C. 预防颅内压降低

    D. 减轻头疼   E. 改善颈部血液循环

47. 患者王某,男,53岁。上呼吸道感染未痊愈,自动要求出院。护士需做好的工作**不包括**

    A. 在出院医嘱上注明"自动出院"

    B. 根据出院医嘱通知患者和家属

    C. 征求患者及家属对医院的工作意见

    D. 教会家属静脉输液技术,以便后续治疗

    E. 指导患者出院后在饮食、服药等方面的注意事项

48. 患者张某,女,35岁。患肺炎入院治疗。患者进入病区后,护士的初步护理工作**不包括**

    A. 迎接新患者   B. 通知病区医生   C. 测量生命体征

    D. 准备急救物品   E. 建立患者住院病历

49. 患者夏某,男,42岁。因车祸致下肢瘫痪到医院就诊,初步诊断为腰椎骨折。运送患者的最佳方式是

    A. 轮椅运送法   B. 平车挪动法   C. 平车单人搬运法

    D. 平车两人搬运   E. 平车四人搬运法

50. 孕妇李某,25岁。妊娠39[+4]周,出现临产征兆急诊入院,经检查宫口已开4指,住院处护士应首先

    A. 协助孕妇办理入院手续   B. 嘱孕妇沐浴更衣后入病区

    C. 嘱孕妇步行入病区   D. 为孕妇做会阴清洗观察产程

    E. 平车运送孕妇至产房待产

51. 患者李某,男,42岁。因上消化道出血急诊入院。患者面色苍白,四肢厥冷,烦躁不安。血压76/46mmHg,脉搏110次/min。针对该患者入院护理的首要步骤是

  A. 热情接待,介绍病区环境和制度

  B. 询问病史,了解患者护理问题

  C. 置患者休克卧位,测生命体征,输液,通知医生

  D. 准备急救物品,等待值班医生

  E. 填写各种表格,完成入院评估单

(三) A₃/A₄ 型题

(52~54 题共用题干)

患者王某,男,65岁。胃癌,行胃大部切除术,术中生命体征正常,术后回病房。

52. 护士应为该患者准备

  A. 麻醉床   B. 备用床   C. 加铺橡胶单的备用床

  D. 暂空床   E. 加铺橡胶单的暂空床

53. 护士应遵照医嘱给予该患者

  A. 特级护理   B. 一级护理   C. 二级护理

  D. 三级护理   E. 四级护理

54. 护士巡视患者的时间宜为

  A. 24h 专人护理   B. 每 1h 巡视一次   C. 每 2h 巡视一次

  D. 每 3h 巡视一次   E. 每日巡视两次

(55~57 题共用题干)

患者李某,男,25岁,身高 170cm,体重 75kg。从高处坠落,腰椎骨折,经急诊收入院。

55. 住院处护士首先应

  A. 紧急给予卫生处置   B. 通知负责医生   C. 协助办理住院手续

  D. 确定患者的护理问题   E. 护送患者入病房

56. 病房护士首先应

  A. 紧急给予卫生处置

  B. 准备好床单位,铺麻醉床

  C. 通知负责医生

  D. 测量患者生命体征,确定患者的护理问题

  E. 填写住院病历和有关护理表格

57. 护士将该患者移至平车上的方法宜为

  A. 挪动法   B. 一人搬运法   C. 二人搬运法

  D. 三人搬运法   E. 四人搬运法

(58~59 题共用题干)

患者刘某,男,62岁。因胃癌行根治性胃大部切除术,术后安全返回病房。

58. 患者返回病房前,病房护士应该准备

  A. 备用床   B. 暂空床

  C. 备用床加铺医用护理垫   D. 麻醉床

  E. 手术床

59. **不符合**一级护理的要点是

  A. 严格执行各项医疗护理措施   B. 每 3h 巡视患者一次

  C. 观察病情及生命体征   D. 认真做好各项基础护理

  E. 满足患者身心两方面的需要

(60~61 题共用题干)

患者赵某,男,47 岁。头部外伤后昏迷 3h,患者呕吐数次。入院测血压 160/90mmHg,脉搏 60 次/min,呼吸 12 次/min。初步诊断"脑挫裂伤",入院给予非手术治疗。

60. 为该患者提供的入院护理措施**错误**的是
    A. 住院处人员护送患者入病区
    B. 注意患者保暖,不中断输液或给氧
    C. 平车上下坡时,患者头部应在低处以免引起不适
    D. 根据患者病情安排合适卧位
    E. 送入病区后,就患者病情与病区护士交班

61. 遵医嘱应给予患者的护理级别是
    A. 特级护理　　　　　　　B. 一级护理　　　　　　　C. 二级护理
    D. 三级护理　　　　　　　E. 一般护理

(62~63 题共用题干)

患者张某,女,28 岁。因发热伴咳嗽入院,诊断为"大叶性肺炎"。经抗感染治疗患者治愈出院。

62. 患者出院当日的护理措施**不正确**的是
    A. 执行出院医嘱
    B. 填写患者出院护理记录单
    C. 按要求整理病历,交病案室保存
    D. 协助患者或家属办完出院手续,进行健康教育
    E. 护送患者出院

63. 患者出院后,护士对患者床单位的处理**不妥**的是
    A. 撤下被服送洗　　　　　　　　　　　B. 棉被置于日光下暴晒 6h
    C. 便盆、痰杯置于消毒液中浸泡　　　　D. 消毒液擦拭患者床单位
    E. 立即铺好暂空床

(64~65 题共用题干)

患者王某,男,27 岁,身高 180cm,体重 92kg。因车祸致 $T_{3\sim4}$ 骨折,患者出现下肢瘫痪,呼吸困难。

64. 急送医院时转运该患者的方法是
    A. 单人背起患者搬运　　　　　　　　　B. 二人搬运,轮椅转运
    C. 三人搬运,轮椅转运　　　　　　　　D. 四人搬运,平车上放置木板
    E. 四人搬运,平车上放置中单

65. 选择转运方式的判断依据**不包括**患者的
    A. 体重　　　　　　　　　B. 意识状态　　　　　　　C. 语言表达能力
    D. 躯体活动能力　　　　　E. 损伤部位

(66~68 题共用题干)

患者王某,35 岁。因急性阑尾炎合并穿孔,急诊在硬膜外麻醉下行阑尾切除术。

66. 患者回病房后应采取的体位是
    A. 仰卧屈膝位 6h　　　　B. 去枕平卧 6h　　　　　C. 侧卧位 6h
    D. 中凹卧位 6h　　　　　E. 仰卧位 6h

67. 术后第 2 天患者体温为 38.2℃,自诉切口处疼痛,查体温,此时护士为患者安置的体位是
    A. 右侧卧位　　　　　　　B. 屈膝仰卧位　　　　　　C. 头高足低位
    D. 端坐位　　　　　　　　E. 半坐位

68. 为患者安置该体位目的是
    A. 可减少局部出血,利于切口愈合

B. 有利于减少回心血量,减轻心脏负担

C. 有利于减轻肺部瘀血,减少肺部并发症

D. 有利于防止炎症扩散和毒素吸收,并可减轻切口缝合处的张力,减轻疼痛

E. 有利于增进食欲

(69~71 题共用题干)

患者陈先生,50 岁。因意外事故导致颈椎骨折,右侧面部擦伤,失血约 1 200ml,经及时抢救,现病情稳定,已行颅骨牵引治疗。

69. 护士应为患者采取的体位是

    A. 去枕仰卧位   B. 侧卧位   C. 中凹卧位

    D. 头高足低位   E. 头低足高位

70. 采取此卧位的姿势为

    A. 床头用支托物垫高 15~30cm,床尾不变

    B. 床头不变,床尾用支托物垫高 15~30cm

    C. 床头与床尾各用支托物垫高 15~30cm

    D. 床头用支托物垫高 15~30cm,床尾垫高 10~20cm

    E. 床头用支托物垫高 10~20cm,床尾垫高 15~30cm

71. 采取该体位的目的为

    A. 改善颈部血液循环   B. 减轻头面部疼痛   C. 改善呼吸

    D. 预防颅内压降低   E. 用作反牵引力

(72~74 题共用题干)

患者男,35 岁。因"头部外伤"急诊入院。浅昏迷,CT 提示颅内血肿,脑挫裂伤,在全麻下行颅内血肿清除术。

72. 患者术后返回病房,正确的体位是

    A. 侧卧位   B. 去枕仰卧位,头偏向一侧

    C. 头高足低位   D. 头低足高位

    E. 中凹卧位

73. 术后第 3d 应该采取的体位

    A. 头低足高位   B. 头高足低位   C. 中凹卧位

    D. 半卧位   E. 俯卧位

74. 术后第 3d 采取此卧位的目的是

    A. 利于呼吸   B. 促进排痰   C. 便于观察瞳孔

    D. 预防脑水肿   E. 促进引流

二、填空题

1. 患者床单位的设备及管理要以患者的(　　)、(　　)和有利于患者(　　)为前提。

2. 护士铺床时应遵循的原则是:先床(　　),后床(　　);先(　　)侧,后(　　)侧。

3. 卧床患者更换床单法清扫床褥和橡胶单的原则是:自床(　　)至床(　　),自床(　　)至床(　　)。

4. 仰卧位包括(　　)、(　　)和(　　)。

5. 根据卧位的平衡性,卧位可分为(　　)和(　　);根据卧位的自主性可分为(　　)、(　　)和(　　)三种卧位。

三、名词解释

1. 分级护理   2. 卧位   3. 舒适卧位

4. 主动卧位   5. 被动卧位   6. 被迫卧位

四、简答题

1. 简述入院护理的目的。

2. 简述出院护理的目的。

3. 简述舒适卧位的基本要求。

4. 简述盆腔手术后的患者应采取的合适卧位及其原因。

5. 简述脊髓穿刺的患者采取去枕仰卧位的原因。

6. 列举半坐卧位的适用范围。

五、论述题

1. 试述特级护理的适用对象及护理要点。

2. 举例说明在护理工作中,如何保证护士的平衡与稳定?

3. 患者张某,因支气管哮喘急性发作,呼吸极度困难不能平卧而焦虑不安,作为值班护士你认为应帮助其取何种卧位? 说明患者卧位的性质以及采用此种卧位的原因及方法。

4. 患者李某,男,42 岁,在高空作业时不慎坠落,诊断为颈椎骨折,左下肢骨折,行颅骨牵引,左下肢石膏固定,留置导尿,静脉输液,为患者翻身时,应注意什么?

5. 王先生,65 岁,贲门癌引起上腹部疼痛,呕吐、厌食、黑便,行胃大部切除术后,为患者取什么卧位?

6. 周女士,49 岁,肝硬化伴食管静脉曲张,入院前 4h 大量呕吐鲜血,总量约 1 000ml,伴头晕、乏力、心悸,出冷汗,由 120 急诊入院。入院后,检查发现患者呼吸 22 次/min,血压 40/20mmHg,脉细弱。护士应为患者安置什么体位?

【参考答案】

一、选择题

1. D	2. C	3. C	4. B	5. A	6. A	7. A	8. B	9. E	10. B
11. D	12. B	13. D	14. D	15. B	16. B	17. A	18. A	19. D	20. B
21. C	22. D	23. C	24. D	25. B	26. D	27. A	28. C	29. E	30. B
31. B	32. C	33. B	34. C	35. E	36. C	37. E	38. C	39. C	40. B
41. A	42. D	43. B	44. E	45. B	46. B	47. D	48. D	49. E	50. E
51. C	52. A	53. A	54. A	55. E	56. C	57. E	58. B	59. B	60. C
61. B	62. E	63. E	64. D	65. C	66. B	67. E	68. D	69. D	70. A
71. E	72. B	73. B	74. D						

二、填空题

1. 舒适　安全　康复

2. 头　尾　近　对

3. 头　尾　中线　外缘

4. 去枕仰卧位　中凹卧位　屈膝仰卧位

5. 稳定性卧位　不稳定性卧位　主动卧位　被动卧位　被迫卧位

三、名词解释

1. 分级护理是指根据对患者病情的轻重缓急以及自理能力的评估结果,给予患者不同级别的护理,通常分为四个护理级别,即特级护理、一级护理、二级护理及三级护理。

2. 卧位是指患者休息和适应医疗护理的需要所采取的卧床姿势。

3. 舒适卧位是指患者卧床时,身体各部位处于合适的位置,感到轻松自在。

4. 主动卧位是指患者根据自己的意愿和习惯采取最舒适、最随意的卧位,并能随意改变卧床姿势,见于轻症患者、术前及恢复期患者。

5. 被动卧位是指患者自身无力变换卧位,躺卧于他人安置的卧位,常见于昏迷、极度衰弱的患者。

6. 被迫卧位是指患者意识清晰,也有变换卧位的能力,但为了减轻疾病所致的痛苦或因治疗所需而被迫采取的卧位。

四、简答题

1.

(1) 协助患者了解和熟悉环境,使患者尽快熟悉和适应医院生活,消除紧张、焦虑等不良情绪。

(2) 满足患者的各种合理需求,以调动患者配合治疗、护理的积极性。

(3) 做好健康教育,满足患者对疾病知识的需求。

2.

(1) 对患者进行出院指导,协助其尽快适应原工作和生活,并能遵照医嘱继续按时接受治疗或定期复诊。

(2) 指导患者办理出院手续。

(3) 清洁、整理床单位。

3.

(1) 卧床姿势应尽量符合人体力学的要求。

(2) 应经常进行体位变换,至少每 2h 一次。

(3) 在无禁忌证的情况下,患者身体各部位每天均应活动,改变卧位时应进行全范围关节运动练习。

(4) 应加强受压部位皮肤护理,预防压力性损伤发生。

(5) 患者卧床或在进行各项护理操作时,均应注意保护患者隐私。

4. 采取半坐卧位,其原因为盆腔腹膜抗感染性较强,而吸收较弱,故可防止炎症扩散和毒素吸收,减轻中毒反应。同时采取半坐卧位还可防止感染向上蔓延引起膈下脓肿。

5. 脊髓腔穿刺后的患者采取去枕平卧位可预防颅内压减低而引起的头痛。

6. 半坐卧位适用于某些面部及颈部手术后患者;心肺疾病所引起的呼吸困难;腹腔、盆腔手术后或有炎症者;腹部手术后及疾病恢复期体质虚弱的患者。

五、论述题

1.

(1) 适用对象:病情危重,随时可能发生病情变化需要进行抢救的患者;重症监护患者;各种复杂或者大手术后患者;使用呼吸机辅助呼吸,并需要严密监护病情的患者;实施连续性肾脏替代治疗(CRRT),并需要严密监护生命体征的患者;其他有生命危险,并需要严密监护生命体征的患者。

(2) 护理要点:严密观察患者病情变化,监测生命体征;根据医嘱,正确实施治疗、给药措施;根据医嘱,准确测量出入量;根据患者病情,正确实施基础护理和专科护理,如口腔护理、压力性损伤护理、气道护理及管路护理等,实施安全措施;保持患者的舒适和功能体位;实施床旁交接班。

2.

(1) 护士协助患者移动体位时,双下肢应前后或左右分开站立,尽量扩大支撑面。因为人体支撑面的大小与稳定度成正比。

(2) 护士在提取位置较低的物体或进行低平面的护理操作时,双下肢应屈膝屈髋,使身体呈下蹲姿势,降低重心,重力线在支撑面内。因为人体的重心高度与稳定度成反比。

(3) 护士在提取物品时,应尽量将物品靠近身体;抱起或抬起患者移动时,应将患者靠近自己的身体,以使重力线落在支撑面内。因为人体的重力线必须通过支撑面才能保持人体的稳定。

3. 应取端坐位。

(1) 原因:此卧位可使静脉回流减少,减轻肺部淤血,同时可使膈肌位置下降,胸腔容量扩大,减轻腹腔内脏器对心肺的压力,肺活量增加,有利于气体交换,使呼吸困难的症状得到改善。

(2) 方法:床头支架或靠背架将床头抬高 70°~80°,背部放置一软枕,使患者同时能向后倚靠;膝下支架抬高 15°~20°。

4.

（1）翻身时，护士应注意节力原则；移动患者时动作应轻稳，协调一致，不可拖拉，以免擦伤皮肤；注意为患者保暖并防止坠床。

（2）翻身前应先将导尿管和输液管安置妥当，翻身后仔细检查导管是否有脱落、移位、扭曲、受压，以保持导管通畅。

（3）翻身时不可放松牵引，并使头、颈、躯干保持在同一水平位翻动；翻身后注意牵引方向、位置以及牵引力是否正确。

（4）翻身后注意左下肢局部血运情况，防止受压。

5. 胃大部切除术属于腹部手术，应为患者取半坐卧位，因为半坐卧位可引流腹腔渗液至盆腔，减少炎症的扩散和毒物的吸收；减轻切口缝合处的张力，减轻疼痛；使膈肌位置下降，有利于呼吸肌的活动，能增加肺活量，有利于气体交换，改善呼吸困难。

6. 由患者的症状可以推断患者出现了休克的症状。此时护士应为其安置中凹卧位，因为抬高头胸部，有利于保持气道通畅，改善通气功能，从而改善缺氧症状；抬高下肢，有利于静脉血回流，增加心输出量而使休克症状得到缓解。

（王春梅　周　芳）

第五章

URSING

患者的安全与护士的职业防护

【知识导图】

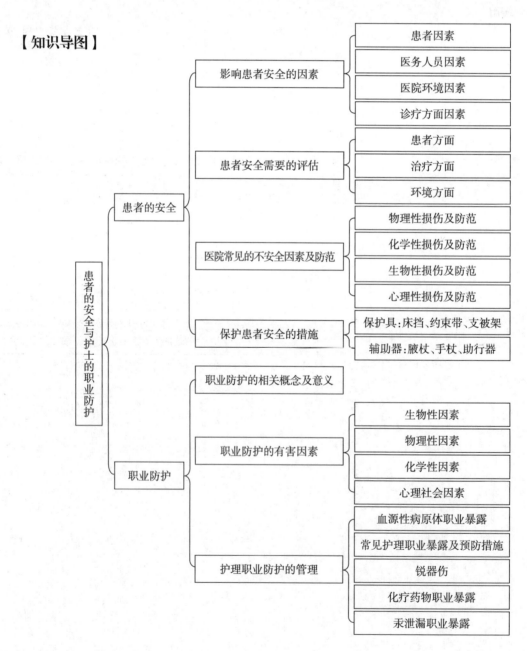

【内容概述】

一、影响患者安全的因素

(一) 患者因素

1. 年龄　年龄会影响个体对周围环境的感知和理解能力,因而也影响个体所采取的自我保护行为。

2. 疾病状态　疾病可致个体身体虚弱、行动受限而导致跌伤,严重时影响患者的意识,使之失去自我保护能力而更易受伤;免疫功能低下者易发生感染;任何一种感觉障碍,均会妨碍个体辨别周围环境中存在或潜在的危险因素而使其易受到伤害。

3. 心理行为因素　心理行为因素在一定程度上可影响患者的安全。

(二) 医务人员因素

充足的人员配备有利于及时满足患者的基本需求和病情监测需求;但当护士专业素质未达到护理职业的要求时,就有可能因行为不当或过失,造成患者身心伤害。

(三) 医院环境因素

医院的基础设施、设备性能、物品配置是否完善规范,都是影响患者安全的因素。此外,环境熟悉时能使患者较好地与他人进行交流与沟通,从而获得各种信息与帮助,增加患者的安全感。

(四) 诊疗方面的因素

一些特殊的诊疗手段,在发挥协助诊断、治疗疾病与促进康复作用的同时,也可能给患者带来一些不安全因素。

二、患者安全需要的评估

护士应及时评估医院中是否有现存或潜在影响患者安全的因素,同时还要评估患者的自我保护能力及影响因素,确保患者处于安全状态。

(一) 患者方面

评估患者的年龄、身体状况、感觉功能;精神状态、意识状态、安全意识及警觉性;有无影响安全的不良嗜好,如吸烟等;是否熟悉环境等。

(二) 治疗方面

评估患者是否正在使用影响精神、感觉功能的药物;是否正接受氧气治疗、冷、热治疗;是否需要给予行动限制或身体约束;病房内是否用电器设备,患者床旁是否有电器用品等。

(三) 环境方面

评估医疗区域光线是否充足;地面是否干燥防滑;活动区域是否无障碍物;床单位及设施是否功能良好。

三、医院常见的不安全因素及防范

医院常见不安全因素包括**物理性损伤(可致机械性损伤、温度性损伤、压力性损伤、放射性损伤等)、化学性损伤、生物性损伤、心理性损伤**等。护理人员应熟知各种不安全因素,采取相应的防范措施,以确保患者的安全。

四、保护患者安全的措施

(一) 保护具的应用

1. 概念　保护具是用来限制患者身体或身体某部位自由活动,以达到维护患者安全与治疗效果的各种器具。

2. 适用范围　小儿患者;坠床发生概率高者;实施某些眼科特殊手术者;精神病患者;长期卧床、极度消瘦、虚弱及其他压力性损伤易发生者;皮肤瘙痒难忍者。

3. 使用原则　保护具使用要遵循**知情同意、最小化约束、患者有利和随时评价**的原则,以确保患者安全。

4. 常用保护具　包括床挡、约束带和支被架。

（1）床挡：主要用于**预防患者坠床**。

（2）约束带：用于**保护躁动患者**，限制身体或肢体活动，防止患者自伤或坠床。①宽绷带常用于固定**手腕及踝部**，用宽绷带**打成双套结**；②肩部约束带用于固定肩部，**限制患者坐起**；③膝部约束带用于固定膝部，**限制患者下肢活动**；④尼龙搭扣约束带：用于固定手腕、上臂、踝部及膝部。

（3）支被架：主要用于**肢体瘫痪或极度衰弱的患者**，防止盖被压迫肢体而造成不舒适或足下垂等。也可用于**烧伤患者采用暴露疗法**需保暖时。

使用保护具时须注意：①约束时应执行查对制度，并进行身份识别。②保护具的使用应遵循产品使用说明。③使用保护具时，**应保持肢体及各关节处于功能位及一定活动度，并协助患者经常更换体位**，保证患者的安全、舒适。④使用约束带时，首先应取得患者及家属的知情同意。使用时，**约束带下须垫衬垫，固定松紧适宜，松紧度以能容纳1~2横指为宜**，并定时松解，每2h放松约束带一次。应动态观察患者约束松紧度、**局部皮肤颜色、温度、感觉、局部血运等情况。每15min观察一次**，一旦出现并发症，及时通知医师。必要时进行局部按摩，促进血液循环。⑤约束用具应**固定在患者不可及处，不应固定于可移动物体上**。⑥约束中宜使用床挡，病床制动并降至最低位。⑦确保患者能随时与医务人员取得联系，如呼叫器的位置适宜或有陪护人员监测等，保障患者的安全。

约束解除指征：①患者意识清楚，情绪稳定，精神或定向力恢复正常，可配合治疗及护理，无攻击、拔管行为或倾向；②患者深度镇静状态、昏迷、肌无力；③支持生命的治疗/设备已终止；④可使用约束替代措施，如多部位约束，宜根据患者情况逐一解除并记录，记录使用保护具的原因、部位、用具、执行时间、实施者等。

（二）辅助器的使用

辅助器是为患者提供保持身体平衡措施与身体支持物的器材，是维护患者安全的护理措施之一。

1. 目的　为辅助身体残障或因疾病、高龄而行动不便者进行活动，以保障患者的安全。

2. 常用辅助器　包括腋杖、手杖、助行器。腋杖是提供给短期或长期残障者离床时使用的一种支持性辅助用具。腋杖合适长度的简易计算方法为：**使用者身高减去40cm**。使用时，使用者双肩放松，身体挺直站立，**腋窝与拐杖顶垫间相距2~3cm，腋杖底端应侧离足跟15~20cm**。手杖是一种手握式的辅助用具，常用于不能完全负重的残障者或老年人。助行器的支撑面积大，稳定性好，适用于上肢健康，下肢功能较差者。

3. 使用辅助器时应注意　①使用者意识清楚，身体状态良好、稳定。②选择适合自身的辅助器，不合适的辅助器与错误的姿势可导致腋下受压造成神经损伤、腋下和手掌挫伤、跌倒，还会引起背部肌肉劳损、酸痛。③使用者的手臂、肩部或背部无伤痛，活动不受限制，以免影响手臂的支撑力。④使用辅助器时，患者的鞋要合脚、防滑，衣服要宽松、合身。⑤调整腋杖和手杖后，将全部的螺钉拧紧、橡皮底垫靠牢腋杖与手杖底端，并应经常检查确定橡皮底垫的凹槽能产生足够的吸力和摩擦力。⑥选择较大的练习场地，避免拥挤和分散注意力，同时地面应保持干燥，无可移动的障碍物。必要时备一椅子，供患者疲劳时休息。

五、职业防护的相关概念及意义

（一）职业防护的相关概念

1. 职业暴露　是指从业人员由于职业关系而暴露在有害因素中，从而有可能损害健康或危及生命的一种状态。

2. 护理职业暴露　是指护士在从事诊疗、护理工作过程中，接触有毒、有害物质或病原微生物，以及受到心理社会等因素的影响，而损害健康或危及生命的职业暴露。

3. 护理职业风险　是指护士在护理过程中可能发生的一切不安全事件。

4. 职业防护　是针对可能造成机体损害的各种职业性有害因素，采取的有效措施，以避免职业性损害的发生，或将损害降低到最低程度。

5. 护理职业防护　是指在护理工作中针对各种职业性有害因素采取的有效措施，以保护护士免受职业性有害因素的损害，或将损害降低到最低程度。

（二）护理职业防护的意义

1. 规避护理职业风险。

2. 提高护理职业安全感。

3. 提高护士职业生命质量。

六、导致职业暴露的有害因素

（一）生物性因素

护理工作环境中常见生物性有害因素有细菌、病毒及其他如梅毒螺旋体等。

（二）物理性因素

常见的物理性有害因素有锐器伤、放射性损害及温度性损害等。

（三）化学性因素

常见化学性有害因素有化疗药物、汞、消毒剂及麻醉废气等。

（四）心理社会因素

常见心理社会因素有护理人力资源不足、护患关系紧张、长期超负荷工作以及紧张的工作气氛等。

七、护理职业防护的管理

1. 建立职业安全管理体系。

2. 健全完善职业安全制度。

3. 增强护士职业安全意识。

4. 提供护理职业防护设备。

5. 积极推进实施标准预防。

6. 建立职业安全信息系统。

八、常见护理职业暴露及预防措施

（一）血源性病原体职业暴露

血源性病原体是指存在于血液和某些体液中的能引起人体疾病的病原微生物，例如 HBV、HCV、HIV 及梅毒螺旋体（TP）等。血源性病原体职业暴露是指护士在从事护理工作中，通过眼、口、鼻及其他黏膜、破损的皮肤或非胃肠道，接触含有血源性病原体的血液或其他潜在传染性物质的状态。

1. 血源性病原体职业暴露的原因

（1）锐器伤。

（2）黏膜破损。

（3）皮肤破损。

2. 预防措施

要筑好两道防线，即预防暴露和暴露后的预防。

（1）强化职业安全意识：①做好职业安全知识培训；②建立和强化护士安全文化观念和意识。

（2）加强职业暴露管理：建立职业安全和预防血源性病原体职业暴露的管理制度。

（3）做好个人安全防护：**常见预期暴露风险的个人防护措施见表 5-1。**

表 5-1　常见预期暴露风险的个人防护措施

预期暴露风险	个人防护措施
接触患者前后及周围环境后	手卫生
直接接触血液、体液、分泌物、排泄物、黏膜及破损皮肤	手卫生、外科口罩、手套
有体液喷溅到身体的风险	手卫生、外科口罩、手套、隔离衣或防护服
有体液喷溅到身体和面部的风险	手卫生、外科口罩、护目镜或面屏、手套、隔离衣或防护服

(4) 严格执行安全注射:安全注射是指注射时不伤及患者和护士,并且保障注射所产生的废弃物不对社会造成损害。

(5) 做好医疗废物处理:按照医疗废物分类目录,将其分别置于符合《医疗废物专用包装袋、容器和警示标志标准》的专用包装袋或者容器内。盛装的医疗废物达到包装袋或者容器的3/4时,应当使用有效的封口方式,使包装袋或者容器的封口紧实、严密,放到指定地点,并由专人运送处理。

(6) 做好锐器伤的预防:见(二)锐器伤。

(二) 锐器伤

锐器伤是一种由医疗锐器,如注射器针头、各种穿刺针、缝合针、手术刀、剪刀及安瓿等造成的皮肤损伤。

1. 锐器伤的原因

(1) 人员因素。

(2) 防护用品因素。

(3) 工作环境因素。

(4) 操作行为因素。

(5) 职业防护培训因素。

(6) 制度保障因素。

2. 锐器伤的预防措施

(1) 强化职业安全意识:①做好职业安全知识培训;②建立和强化护士安全观念和意识。

(2) 加强锐器使用管理:建立职业安全和预防锐器伤的管理制度,制订各类预防锐器伤发生和发生后的管理机制和措施。

(3) 使用安全型穿刺针具:选择带自动激活装置的安全型针具。

(4) 保证工作环境安全:①采光。操作时保证环境光线充足、明亮、舒适。②空间。操作台应平展、宽敞,物品摆放有序。③物品。操作前,应确保各种用品在护士的可及范围内,避免手持锐器远距离移动。④评估患者的合作程度及血清学检测结果,穿刺时采取标准预防措施;为有明确血源性传播疾病的患者做穿刺操作时应戴双层手套。

(5) 规范护理操作行为:① 严格执行各项穿刺操作的规范和流程;②手术中传递锐器时,进行无接触式传递;③应单手或使用辅助工具回套针帽;④应将锐器回收器放置在操作可及区域。

(6) 正确处理污染锐器:①锐器一旦打开,无论是否使用均要按照损伤性废物处理;严禁将使用后的穿刺针故意弯曲、折断;严禁将使用后的针头回套针帽;严禁徒手分离注射器针头及刀片;严禁二次分拣使用后的针头;严禁徒手接触使用后的刀片、安瓿等锐器。②应将使用后锐器直接放入锐器回收器。③锐器不应与其他医疗废物混放。

(7) 建立信息管理系统:建立锐器伤预防信息管理系统。

(8) 加强护士健康管理:①做好心理疏导;②定期追踪检测与记录;③及时反馈;④调整工作强度和心理压力。

3. 锐器伤的应急处理流程

(1) 立即停止操作,脱手套。

(2) 处理伤口:①立即用手在伤口周边轻轻挤压,尽可能挤出伤口的血液,但禁止在伤口局部挤压。②再用肥皂液和流动水进行反复冲洗;如有黏膜暴露用生理盐水反复冲洗。③用75%乙醇或0.5%聚维酮碘(碘伏)消毒伤口,并进行包扎。

(3) 及时上报,填写职业暴露登记表。

(4) 评估患者和受伤护士。

(5) 血清学检测与处理原则:根据评估结果及时进行受伤者免疫状态的血清学检测,并于24h内采取相应的处理措施。

（三）化疗药物职业暴露

1. 化疗药物职业暴露的原因

(1) 配制药物过程中发生药物暴露。

(2) 输注药物过程中发生药物暴露。

(3) 处理废弃物过程中发生药物暴露。

(4) 直接接触污染物发生药物暴露。

2. 预防措施

应遵循两个基本原则：①**减少与化疗药物的接触**；②**减少化疗药物污染环境**。

(1) 强化职业安全意识：①做好职业安全知识培训；②建立和强化护士安全文化观念和意识。

(2) 加强药物安全管理：建立预防化疗药物暴露的管理制度。

(3) 建立安全操作环境：化疗药物配制专用洁净区。

(4) 配备专用防护设备：应配置符合要求的 AⅡ以上或 BⅡ以上级别垂直层流生物安全柜。工作岗位旁配备防溢箱。

(5) 药物配制防护要求，①穿戴防护用品：佩戴 N95 口罩、护目镜或面屏、一次性帽子，穿防渗透防护服、鞋套，戴双层无粉乳胶手套或丁腈手套。②清洁药瓶。③防止药物溢出：溶解药物时，应将溶媒沿瓶壁缓慢注入安瓿或密封瓶内，待药粉浸透后，在平面内摇匀。④规范配制药物：抽取安瓿药物时，注射器针尖斜面或侧孔应朝下，紧靠安瓿颈口抽取药物；抽取瓶装药物时，应插入双针头，保证瓶内等压，禁止向密封瓶内补气和用力抽拉针栓，抽取药液时以不超过注射器容量 3/4 为宜。⑤操作后处理。

(6) 静脉给药防护要求：护士应佩戴医用外科口罩、双层无粉乳胶手套或丁腈手套，静脉给药时宜采用全密闭式无针输液系统。

(7) 药物溢出处理流程：①穿戴防护用品。②将吸水纸覆盖于溢出区域上。再用一次性纱布蘸水由外向内擦拭溢出区域，再用 75% 乙醇由外向内擦拭。③医疗废物放入专用袋并封口，按照规定处理。

(8) 污染物品处理要求：化疗药物废弃物必须放置在有化疗药物标识的专用容器中；被化疗药物污染的被服等应放入专用袋内，按照《医院医用织物洗涤消毒技术规范》进行处理。

3. 化疗药物暴露后的处理　①皮肤暴露：立即用肥皂和清水清洗暴露的部位；②黏膜暴露：应迅速用清水清洗，眼睛暴露时，应迅速用清水或等渗洁眼液冲洗眼睛；③记录暴露情况，必要时就医治疗。

（四）汞泄漏职业暴露

1. 汞泄漏的原因

(1) 血压计使用方法不当。

(2) 体温计使用方法不当。

(3) 患者体温计使用不当。

2. 预防措施

(1) 强化职业安全意识：①做好职业安全知识培训；②建立和强化护士安全文化观念和意识。

(2) 加强含汞设备管理：建立预防汞泄漏的管理制度。制订预防汞泄漏和泄漏后的管理机制和措施。

(3) 配备安全医疗设备：推荐使用电子血压计、电子体温计。配备汞泄漏处置包。

(4) 规范使用含汞设备：①规范水银血压计的使用；②规范水银体温计的使用。

3. 汞泄漏暴露的处理

(1) 暴露人员管理：①如果有皮肤接触，立即用水清洗；②打开门窗通风，关闭室内所有热源。

(2) 收集漏出汞滴：①穿戴防护用品如戴防护口罩、乳胶手套、防护围裙或防护服、鞋套；②用一次性注射器抽吸泄漏的汞滴，也可用纸卷成筒回收汞滴，放入盛有少量水的容器内，密封好并注明"废弃汞"字样，送交医院专职管理部门处理。

(3) 处理散落汞滴：①对散落在地缝内的汞滴，取适量硫磺粉覆盖，保留 3h；②或用 20% 三氯化铁 5~6g 加水 10ml，然后用毛笔蘸其溶液在汞残留处涂刷。

（4）处理污染房间：①关闭门窗；②用碘 1g/m³ 加乙醇点燃熏蒸或用碘 0.1g/m³ 撒在地面 8 ~12h；③熏蒸结束后开窗通风。

【习题】

（一）A₁ 型题

1. 患者肢体需要约束时，应保持肢体处于
   - A. 舒适的位置
   - B. 喜欢的位置
   - C. 接受治疗的强迫位置
   - D. 容易变换的位置
   - E. 功能位置

2. 下列保护具中，为防止患者坐起时应使用

A.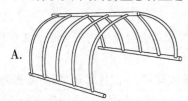

B.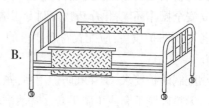

C.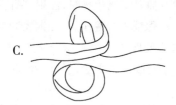

D.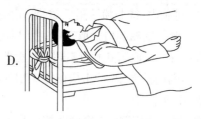

E.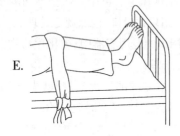

3. 属于个人防护用品的是
   - A. 层流净化设备
   - B. 生物安全柜
   - C. 医用外科口罩
   - D. 无针输液系统
   - E. 感应式洗手设施

4. 国家标准规定室内空气汞的最大允许浓度为
   - A. 0.01mg/m³
   - B. 0.02mg/m³
   - C. 0.05mg/m³
   - D. 0.08mg/m³
   - E. 0.10mg/m³

5. **不属于**血源性病原体的是
   - A. HAV
   - B. HBV
   - C. HCV
   - D. HIV
   - E. 梅毒螺旋体（TP）

6. 关于引起化疗药物暴露的环节，**不正确**的是
   - A. 清洁密封瓶表面
   - B. 溶解、抽取药物
   - C. 转运药物
   - D. 输注药物
   - E. 处理废弃物

7. 关于锐器的处理，**不正确**的是
   - A. 打开的无菌锐器未使用时，也须按照损伤性废物处理
   - B. 严禁将使用后的穿刺针故意弯曲、折断

C. 严禁将针头单手回套针帽

D. 严禁徒手分离注射器及刀片

E. 严禁二次分拣使用后的注射器和针头

（二）A$_2$ 型题

8. 患者王某，因躁狂型精神病需要使用保护具，下列描述正确的是

　　A. 对精神病患者，不必向其家人解释使用保护具的必要性

　　B. 将患者上肢伸直，系好尼龙搭扣约束带

　　C. 使用约束带，每 4h 松解 1 次

　　D. 使用床挡防止坠床

　　E. 记录保护具使用时间

9. 患者张某，烧伤后采用暴露疗法，可选用的保护具是

　　A. 床挡　　　　　　　　　B. 宽绷带　　　　　　　　　C. 肩部约束带

　　D. 膝部约束带　　　　　　E. 支被架

10. 王护士，在急诊科工作，是一位艾滋病患者的责任护士，按医嘱为患者静脉输液，应采取的个人防护措施是

　　A. 手卫生、外科口罩、双层手套

　　B. 手卫生、外科口罩、护目镜、手套、防护服

　　C. 手卫生、外科口罩、手套、防护服

　　D. 手卫生、医用口罩、面屏、手套、隔离衣

　　E. 手卫生、医用防护口罩、面屏、手套、防护服

11. 刘护士，在急诊科工作，在患者测试完体温甩体温计时，不慎打破两只体温计。刘护士的手不慎接触到汞液，应该首先采取的措施是

　　A. 立即收集汞滴

　　B. 立即用清水洗手

　　C. 硫磺粉覆盖散落的汞滴，保留 3h

　　D. 碘 1g/m^3 加乙醇点燃熏蒸污染房间

　　E. 碘 0.1g/m^3 撒在地面 8~12h

（三）A$_3$ 型题

（12~14 题共用题干）

患者王某，女，68 岁，以呼吸困难、嘴唇发绀、烦躁不安而急诊入院，入院诊断为风湿性心脏病合并心力衰竭。

12. 为了缓解症状，患者应采用的体位是

　　A. 去枕仰卧位，头偏向一侧

　　B. 抬高床头 15°~20°

　　C. 抬高床头 20°，抬高下肢 30°

　　D. 抬高床头 70°~80°，膝下支架抬起 15°~20°

　　E. 抬高床头 60°~70°，右侧卧位

13. 次日，患者出现烦躁不安，为防止患者受伤，护士应为其采取的保护措施是

　　A. 使用绷带

　　B. 使用双套结固定肢体防止自伤

　　C. 使用双侧床挡防止坠床

　　D. 使用双膝固定防止坠床

　　E. 使用肩部约束带防止碰伤

14. 患者使用约束带时,护士应重点观察

    A. 呼吸情况   B. 血压情况

    C. 约束时间   D. 末梢血液循环

    E. 伤口渗血情况

(15~17 题共用题干)

孔护士,女,25 岁,在肝胆外科工作,是一位肝癌患者(HBsAg 阳性)的责任护士。按医嘱为该患者做术前准备(备皮、合血)。孔护士已接种过乙肝疫苗,一个月前查体结果显示 Anti-HBs 20mIU/ml。

15. 为该患者合血时应采取个人防护措施包括

    A. 手卫生、医用口罩、帽子、双层手套

    B. 手卫生、医用外科口罩、帽子、双层乳胶手套

    C. 手卫生、医用外科口罩、帽子、乳胶手套、隔离衣

    D. 手卫生、医用外科口罩、帽子、乳胶手套、防护服

    E. 手卫生、医用防护口罩、帽子、双层乳胶手套、隔离衣

16. 孔护士采血时没有携带锐器回收器,在二次分拣锐器时不慎扎伤手指,应首先采取的措施是

    A. 用肥皂液和流动水进行反复冲洗

    B. 立即用手在伤口周边轻轻挤压

    C. 用生理盐水反复冲洗

    D. 0.5% 聚维酮碘消毒伤口

    E. 用 75% 乙醇消毒伤口

17. 孔护士处理伤口后,还应采取处理为?

    A. 接种乙肝疫苗

    B. 不需要进一步处理

    C. 血清学检测

    D. 注射 HBIG

    E. 注射 HBIG,同时接种乙肝疫苗

(四) A_4 型题

(18~20 题共用题干)

杨护士,在静脉药物调配中心化疗药物配制洁净区工作,负责配制化疗药物。

18. 化疗药物配制应在

    A. AⅡ以下或 BⅡ以上级别垂直层流生物安全柜内

    B. AⅡ以上或 BⅡ以下级别垂直层流生物安全柜内

    C. AⅡ以上或 BⅡ以上级别垂直层流生物安全柜内

    D. AⅡ以下或 BⅡ以下级别垂直层流生物安全柜内

    E. AⅠ以上或 BⅡ以下级别垂直层流生物安全柜内

19. 杨护士应穿戴的个人防护用品包括

    A. 帽子、医用外科口罩、面屏、隔离衣或防护服、双层无粉乳胶手套

    B. 帽子、医用外科口罩、面屏、隔离衣或防护服、双层乳胶手套

    C. 帽子、一次性医用口罩、面屏、隔离衣、双层乳胶手套

    D. 帽子、医用防护口罩、面屏、隔离衣或防护服、双层无粉乳胶手套

    E. 帽子、医用防护口罩、面屏、隔离衣或防护服、双层乳胶手套

20. 配制化疗药物时应采取的预防暴露措施是

    A. 溶解药物时,将溶媒沿瓶壁快速注入瓶底,待药粉被溶媒浸透后再晃动药瓶

    B. 抽取西林瓶内药物时,为保证瓶内等压,应向西林瓶内补气和用力抽拉针栓

　　C. 抽取安瓿药物时,注射器针尖斜面或侧孔应朝上,紧靠安瓿颈口抽取药物

　　D. 抽取药液时,用针腔较大的针头,所抽药液不超过注射器 3/4 为宜

　　E. 将抽出药液核对无误后注入输液袋/瓶内,将输液袋单独包装后传出

二、填空题

1. 医院最常见的机械性损伤的原因是(　　)和(　　)。

2. 保护具的使用应遵循知情同意原则、(　　)、(　　)和随时评价原则。

3. 护士应增强对各种职业性有害因素的认识,掌握处理及防范各种职业性有害因素的(　　)和(　　),以减少职业损害。

4. 在日常工作中,护士长期接触化疗药物、汞、(　　)及(　　)等,可造成身体不同程度的损害。

5. 最常见的放射性损害是辐射,根据辐射的效应不同,分为(　　)和(　　)。

6. 常用消毒剂有醛类、过氧化物类及含氯消毒剂等。这些消毒剂可刺激皮肤、(　　)及(　　),引起皮肤过敏、流泪、恶心、呕吐及气喘等症状。

7. 护士必须正确掌握分级防护标准、防护措施及各种防护用品的使用方法,避免(　　)或(　　)。

8. 各级卫生行政管理部门要充分认识到护士职业防护的重要性和迫切性。做好岗前培训和定期在职培训与考核。并把护理职业安全作为(　　)和(　　)的考核内容之一。

9. 提供防护用品应遵循(　　)(　　)的原则。

10. 建立静脉药物调配中心,根据药物特性,采取有效的防护措施,以减少药物对(　　)和(　　)。

三、名词解释

1. 职业暴露　　　　2. 护理职业暴露　　　　3. 职业防护　　　　4. 护理职业防护

四、简答题

1. 简述患者化学性损伤的防范措施。

2. 简述约束解除的指征。

3. 简述护理职业防护的意义。

4. 简述污染锐器的处理。

五、论述题

1. 患者王女士,56 岁,以胃部肿瘤入住胃肠外科。检验结果显示,抗-HCV 阳性,某日张护士在给患者拔针时被针头扎伤。

(1) 张护士应怎样处理伤口?

(2) 张护士处理完伤口后还应采取哪些措施?

2. 赵护士,在膀胱镜室工作,膀胱镜室有二级生物安全柜,某日在为膀胱灌注化疗的患者配制化疗药物时,意外将药物溢出生物安全柜。

(1) 赵护士应怎样处理化疗药物溢出?

(2) 配制药物时应做哪些防护措施?

【参考答案】

一、选择题

1. E　　2. D　　3. C　　4. A　　5. A　　6. C　　7. C　　8. E　　9. E　　10. A

11. B　　12. D　　13. C　　14. D　　15. B　　16. B　　17. B　　18. C　　19. D　　20. D

二、填空题

1. 跌倒　坠床

2. 最小化约束原则　患者有利原则

3. 基本知识　技能

4. 消毒剂　麻醉废气

5. 电离辐射　非电离辐射

6. 眼睛　呼吸道

7. 防护不足　防护过度

8. 在校教育　毕业后教育

9. 按需分配　分级防护

10. 护士的损害　环境污染

三、名词解释

1. 职业暴露是指从业人员由于职业关系而暴露在有害因素中,从而有可能损害健康或危及生命的一种状态。

2. 护理职业暴露是指护士在从事诊疗、护理工作过程中,接触有毒、有害物质或病原微生物,以及受到心理社会等因素的影响,而损害健康或危及生命的职业暴露。

3. 职业防护是指对可能造成机体损害的各种职业性有害因素,采取的有效措施,以避免职业性损害的发生,或将损害降低到最低程度。

4. 护理职业防护是指在护理工作中针对各种职业性有害因素采取有效措施,以保护护士免受职业性有害因素的损害,或将损害降低到最低程度。

四、简答题

1.

(1) 护士应熟悉各种药物应用知识,严格执行药物管理制度和给药原则。

(2) 给药时,严格执行"三查八对",注意药物之间的配伍禁忌,及时观察患者用药后的反应。

(3) 做好健康教育,向患者及家属讲解安全用药的有关知识。

2.

(1) 患者意识清楚,情绪稳定,精神或定向力恢复正常,可配合治疗及护理,无攻击、拔管行为/倾向。

(2) 患者深度镇静状态、昏迷、肌无力。

(3) 支持生命的治疗/设备已终止。

(4) 可使用约束替代措施。

3.

(1) 规避护理职业风险。

(2) 提高护理职业安全感。

(3) 提高护士职业生命质量。

4.

(1) 锐器一旦打开,无论是否使用均要按照损伤性废物处理;严禁将使用后的穿刺针故意弯曲、折断;严禁将使用后的针头回套针帽;严禁徒手分离注射器针头及刀片;严禁二次分拣使用后的针头;严禁徒手接触使用后的刀片、安瓿等锐器。

(2) 锐器使用后直接放入锐器回收器。

(3) 锐器不应与其他医疗废物混放。

五、论述题

1.

(1) 处理伤口:①立即停止操作,脱手套;②一挤二冲三消毒:A. 立即用手在伤口周边轻轻挤压,尽可能挤出伤口的血液,但禁止在伤口局部挤压,以免产生虹吸现象,把污染血液吸入血管,增加感染机会。B. 再用肥皂液和流动水进行反复冲洗;如有黏膜暴露用生理盐水反复冲洗。C. 用 75% 乙醇或 0.5% 聚维酮碘(碘伏)消毒伤口,并进行包扎。

(2) 处理伤口后的措施:①及时上报;②评估患者和受伤护士;③血清学检测与处理。

2.

(1) 打开化疗药物防溢箱,并放置警示牌。①穿戴防护用品;②处理溢出药物;③操作后处理。

(2) ①穿戴防护用品;②清洁药瓶;③防止药物溢出;④规范配制药物;⑤操作后处理。

(杨巧菊　李云芳)

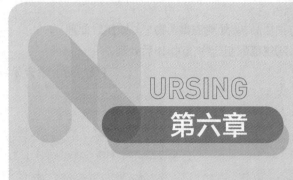

URSING

第六章

患者的清洁卫生

【知识导图】

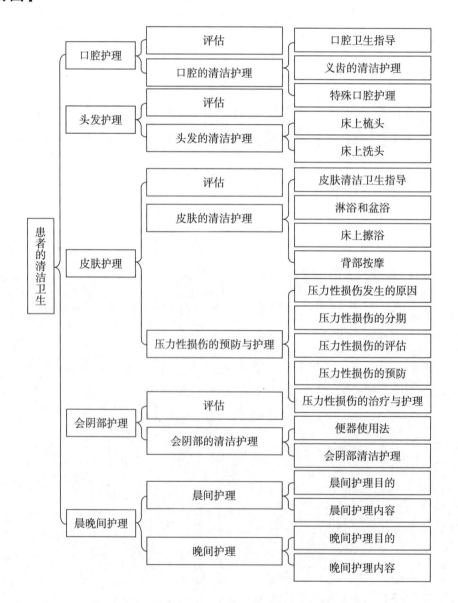

【内容概述】

一、口腔护理

(一) 评估

1. 口腔卫生状况　评估口唇、口腔黏膜、牙龈、牙齿、舌、腭、唾液及口腔气味等。此外,评估患者日常口腔清洁习惯,如刷牙、漱口或清洁义齿的方法、频率等,可采用改良 Beck 口腔评分表进行评估。

2. 自理能力。

3. 对口腔卫生保健知识的了解程度。

4. 口腔特殊问题。

(二) 口腔的清洁护理

1. 口腔卫生指导　指导患者口腔清洁用具的选择和使用,刷牙方法和牙线使用法。

2. 义齿的清洁和护理　日间佩戴义齿,餐后取下清洗,清洗方法与刷牙法相同。夜间休息时,活动义齿应取下,浸于冷水杯中,每日换水一次。勿将义齿浸于热水或乙醇中,以免变色、变形和老化。

3. 特殊口腔护理　适用于高热、昏迷、危重、禁食、鼻饲、口腔疾患、术后及生活不能自理的患者。

(1) 目的:①保持口腔清洁、湿润,预防口腔感染等并发症;②去除口腔异味,促进食欲,确保患者舒适;③评估口腔变化(如黏膜、舌苔、牙龈等),提供患者病情动态变化的信息。

(2) 口腔护理常用溶液(表 6-1)

表 6-1　常用口腔护理液

名称	浓度	作用及适用范围
生理盐水		清洁口腔,预防感染
氯己定溶液	0.02%	清洁口腔,广谱抗菌
甲硝唑溶液	0.08%	适用于厌氧菌感染
过氧化氢溶液	1%~3%	防腐、防臭,适用于口腔感染有溃烂、坏死组织者
复方硼酸溶液(朵贝尔溶液)		轻度抑菌、除臭
碳酸氢钠溶液	1%~4%	属碱性溶液,适用于真菌感染
呋喃西林溶液	0.02%	清洁口腔,广谱抗菌
醋酸溶液	0.1%	适用于铜绿假单胞菌感染
硼酸溶液	2%~3%	酸性防腐溶液,有抑制细菌的作用

(3) 注意事项:①昏迷患者禁止漱口,以免引起误吸。②长期使用抗生素、激素的患者,应注意观察口腔内有无真菌感染。③使用的棉球不可过湿,以不能挤出液体为宜,防止因水分过多造成误吸。注意夹紧棉球勿将其遗留在口腔内。④传染病患者的用物须按消毒隔离原则进行处理。⑤擦洗动作应轻柔,特别是对凝血功能障碍的患者,防止碰伤黏膜及牙龈。

二、头发护理

(一) 评估

评估患者头发及头皮状况、头发护理知识及自理能力、患者的病情及治疗情况。

(二) 头发的清洁护理

1. 床上梳头

(1) 目的:①去除头皮屑和污秽,保持头发清洁,减少感染机会。②按摩头皮,促进头部血液循环,促进头发生长和代谢。③维护患者自尊,增加患者自信,建立良好护患关系。

(2) 注意事项:①注意患者个人喜好,尊重患者习惯;②头发编成辫的患者,每天至少将发辫松开一次,梳理后再编好;③头发梳理过程中,可用指腹按摩头皮,促进头部血液循环;④梳发时由发根梳至发梢,遇有头发打结时,可用 30% 乙醇湿润打结处后再慢慢梳理。

2. 床上洗头

(1) 目的:①去除头皮屑和污物,清洁头发,减少感染机会;②按摩头皮,促进头部血液循环及头发生长代谢;③促进患者舒适,增进身心健康,建立良好护患关系。

(2) 注意事项:①洗头过程中,随时观察患者病情变化,如患者面色、脉搏、呼吸有异常,应立即停止操作;②护士为患者洗头时,正确运用人体力学原理,身体尽量靠近床边,保持良好姿势,避免疲劳;③病情危重和极度衰弱患者不宜洗发;④洗发应尽快完成,避免引起患者头部充血或疲劳不适;⑤注意调节室温和水温,避免打湿衣物和床铺,及时擦干头发,防止患者着凉;⑥洗发过程中注意保持患者舒适体位,保护伤口及各种管路,防止水流入耳和眼。

三、皮肤护理

(一) 评估

评估皮肤的颜色、温度、湿度、弹性及有无皮疹、皮下出血、水肿和瘢痕等皮肤异常情况,以及皮肤的感觉和清洁度等。

(二) 皮肤的清洁护理

1. 皮肤清洁卫生指导　指导患者采用合理的清洁方法和正确选择洗浴用品。

2. 淋浴和盆浴　适用于病情较轻,能够自行完成洗浴的患者。

(1) 目的:①去除皮肤污垢,保持皮肤清洁,促进身心舒适,增进健康;②促进皮肤血液循环,增强皮肤排泄功能,预防感染和压力性损伤等并发症发生;③促进患者身体放松,增加患者活动机会;④促进护患交流,增进护患关系。

(2) 注意事项:①洗浴应在进食 1h 后进行,以免影响消化功能。②妊娠 7 个月以上的孕妇禁用盆浴。盆浴浸泡时间不应超过 10min,浸泡过久易导致疲倦。③向患者解释呼叫器的使用方法,嘱患者如在洗浴过程中感到虚弱无力、眩晕,应立即呼叫帮助。④若遇患者发生晕厥,应立即将患者抬出,取平卧位、注意保暖,通知医生并配合处理。⑤传染病患者应根据病情和隔离原则进行洗浴。

3. 床上擦浴　适用于病情较重、长期卧床、制动或活动受限(如使用石膏、牵引)、身体衰弱而无法自行沐浴的患者。

(1) 目的:①~④同淋浴和盆浴;⑤观察患者一般情况,活动肢体,防止肌肉挛缩和关节僵硬等并发症发生。

(2) 注意事项:①擦浴时应注意患者保暖,控制室温,随时调节水温,及时为患者盖好浴毯。天冷时可在被内操作。②操作时动作敏捷、轻柔,减少患者翻动次数。通常于 15~30min 内完成擦浴。③擦浴过程中应注意观察患者病情变化及皮肤情况,如出现寒战、面色苍白、脉搏细速等征象,应立即停止擦浴,并给予适当处理。④擦浴时注意维护保护患者隐私,减少身体不必要的暴露。⑤擦浴过程中,注意遵循节时省力原则。⑥擦浴过程中,注意保护伤口和引流管,避免伤口受压、引流管打折或扭曲。⑦**为患者脱衣时先脱近侧后脱远侧,如有肢体外伤或活动障碍,先脱健侧,后脱患侧;为患者穿衣时先穿对侧,后穿近侧,如有肢体外伤或活动障碍,先穿患侧,后穿健侧。**

4. 背部按摩　背部按摩通常于患者沐浴后进行。行背部按摩前应先了解患者病情,确定有无背部按摩的禁忌证,如背部手术或肋骨骨折等。

(1) 目的:①促进皮肤血液循环,预防压力性损伤等并发症发生;②观察患者一般情况、皮肤有无破损;③满足患者身心需要,增进护患关系。

(2) 注意事项:①操作过程中,注意监测患者生命体征,如有异常应立即停止操作;②护士在操作时,应遵循人体力学原则,注意节时省力;③按摩力量适中,避免用力过大造成皮肤损伤。

（三）压力性损伤的预防与护理

1. 压力性损伤的定义　压力性损伤是位于骨隆突处、医疗或其他器械下的皮肤/软组织的局部损伤。可表现为完整皮肤或开放性溃疡，可伴有疼痛。损伤因强烈/长期存在的压力或压力联合剪切力而导致。软组织对压力和剪切力的耐受性受微环境、营养、灌注、合并症以及软组织情况的影响。因用于诊断或治疗目的使用器械而产生的压力性损伤称为器械相关压力性损伤（devices related pressure injury，DRPI），其损伤形状与器械形状一致。

2. 发生压力性损伤的原因

（1）力学因素：①垂直压力：对局部组织的持续性垂直压力是引起压力性损伤的**最重要原因**。压力性损伤的形成与压力强度和持续时间有密切关系，且与组织耐受性有关。垂直压力常见于长时间采用某种体位的患者，如长期采用卧位、坐位患者。②摩擦力：摩擦力作用于皮肤可损害皮肤的保护性角质层而使皮肤屏障作用受损。摩擦力主要来源于皮肤与衣、裤或床单表面逆行的阻力摩擦，以及搬运患者时的拖拉动作。③剪切力：剪切力是由两层组织相邻表面间的滑行而产生的进行性相对移位所引起，由压力和摩擦力协同作用而成，与体位有密切关系。

（2）局部潮湿或排泄物刺激：皮肤受到汗液、尿液和各种渗出引流液等物质的刺激，抵抗力下降。

（3）营养状况：全身营养障碍，肌肉萎缩，受压处缺乏肌肉和脂肪组织保护。

（4）年龄：老化导致皮肤易损性增加。

（5）体温升高：体温升高导致机体新陈代谢率增高，组织细胞对氧的需求量增加。

（6）器械使用：因长期使用医疗器械，如心电监护、面罩吸氧、呼吸机、气管切开导管、各种约束装置及矫正器等，可在医疗器械使用的部位产生压力/造成局部温湿度改变，导致局部皮肤组织耐受性下降，进而发生不同程度的压力性损伤。

（7）机体活动/感觉障碍：自主活动能力减退或丧失使局部组织长期受压；感觉受损造成机体对伤害性刺激反应障碍，保护性反射迟钝。

（8）急性应激因素：急性应激使机体对压力的敏感性增加，且急性应激引起体内代谢紊乱，应激激素大量释放，机体组织失去承压能力。

3. 压力性损伤的分期

根据 NPIAP/EPUAP 压力性损伤分类系统，压力性损伤分为以下几期：

（1）1期：指压不变白的红斑，皮肤完整　局部皮肤完好，出现压之不褪色的局限性红斑，通常位于骨隆突处。与周围组织相比，该区域可有疼痛、坚硬或松软，皮温升高或降低。肤色较深者因不易观察到明显红斑而难以识别，可根据其颜色与周围皮肤不同来判断。

（2）2期：部分皮层缺损　部分表皮缺损伴真皮层暴露，表现为浅表开放性溃疡，创面呈粉红色、无腐肉；也可表现为完整或破损的浆液性水疱。

（3）3期：全层皮肤缺损　全层皮肤缺损，可见皮下脂肪，但无筋膜、肌腱/肌肉、韧带、软骨/骨骼暴露。可见腐肉/焦痂，但未掩盖组织缺失的深度。可有潜行窦道。此期压力性损伤的深度依解剖学位置不同而表现各异，鼻、耳、枕骨和踝部因皮下组织缺乏可表现为表浅溃疡；臀部等脂肪丰富部位可发展成深部伤口。

（4）4期：全层皮肤和组织缺损　全层皮肤或组织缺损，伴骨骼、肌腱或肌肉外露。创面基底部可有腐肉和焦痂覆盖，常伴有潜行或窦道。与3期类似，此期压力性损伤的深度取决于解剖位置，可扩展至肌肉/筋膜、肌腱或关节囊，严重时可导致骨髓炎。

深部组织损伤：皮肤完整或破损，局部出现持续的指压不变白，皮肤呈深红色、粟色或紫色，或表皮分离后出现暗红色伤口或充血性水疱。可伴疼痛、坚硬、糜烂、松软、潮湿、皮温升高或降低。肤色较深者难以识别深层组织损伤。

不可分期：**全层皮肤和组织缺损，损伤程度被掩盖**。全层皮肤和组织缺损，因创面基底部被腐肉/焦痂掩盖而无法确认组织缺伤程度。须去除腐肉/焦痂后方可判断损伤程度。

4. 压力性损伤的评估

（1）风险因素与风险评估：评估压力性损伤风险时需考虑移动和活动受限情况、承受的摩擦力和剪切力情况，此外还须考虑压力性损伤史、有无压力点疼痛、是否患有糖尿病、是否使用医疗器械，以及营养状态和皮肤潮湿度等。

评估时可使用风险评估工具，通过评分方式进行定性和定量的综合分析，由此判断发生压力性损伤的危险程度。常用的危险因素评估表包括 Braden 危险因素评估表、Norton 风险评估量表。分值越少，表明发生压力性损伤的危险性越高。

（2）高危人群：①慢性神经系统疾病患者；②脊髓损伤患者；③老年患者；④姑息治疗患者；⑤肥胖患者；⑥转运途中患者；⑦长时间手术患者；⑧新生儿和儿童；⑨糖尿病患者；⑩使用医疗器械患者。对上述高危人群需加强压力性损伤预防与管理。

（3）易患部位：压力性损伤好发于长期受压及缺乏脂肪组织保护、无肌肉包裹或肌层较薄的骨隆突处。卧位不同，受压点不同，好发部位不同。**仰卧位**：好发于枕骨粗隆、肩胛部、肘部、脊椎体隆突处、骶尾部、足跟部。**侧卧位**：好发于耳郭、肩峰、肋骨、肘部、髋部、膝关节内外侧、内外踝处。**俯卧位**：好发于面颊部、耳郭、肩部、女性乳房、男性生殖器、髂嵴、膝部、足尖处。**坐位**：好发于坐骨结节处。器械相关压力性损伤多发生于器械与皮肤长期接触处，即器械直接压迫的皮肤之下，尤其以脂肪组织较少的部位最为严重，颜面部和颈部因皮下脂肪较少，更容易造成器械相关压力性损伤。器械相关压力性损伤常因医疗器械固定使接触部位皮肤破损隐秘而难以被及时发现。

5. 压力性损伤的预防　压力性损伤预防的关键在于加强管理，消除危险因素。要求护士在工作中做到"六勤"，即勤观察、勤翻身、勤按摩、勤擦洗、勤整理及勤更换。交接班时，护士应严格、细致地交接患者的局部皮肤情况和护理措施的执行情况。

（1）进行皮肤和组织评估：评估时需检查有无红斑，若有红斑须鉴别红斑范围和分析红斑产生原因。此外，评估时还应评估皮肤温度、水肿、硬度和疼痛情况。

（2）采取**预防性皮肤护理措施**：①保持皮肤清洁，避免局部不良刺激；②使用隔离产品，保护皮肤不受潮；③避免用力按摩或用力擦洗易患部位皮肤，防止造成皮肤损伤；④失禁患者使用高吸收性失禁产品，并定期检查失禁情况，及时处理排泄物；⑤使用硅胶泡沫敷料等皮肤保护用品，保护易患部位皮肤；⑥摆放体位时避免红斑区域受压。

（3）进行营养评估：营养不良与压力性损伤的发生、严重程度及愈合时间有关。对于压力性损伤高危人群需进行营养筛查以判断营养不良风险。合理膳食是改善患者营养状况、促进创面愈合的重要措施。**在病情允许情况下，给予压力性损伤高危人群高热量、高蛋白及高维生素饮食**，增强机体抵抗力和组织修复能力，并促进创面愈合。**适当补充维生素 C 和锌**。

（4）进行体位变换：体位变换可间歇性解除压力或使压力再分布，避免局部组织长期受压，从而减轻受压程度。**①经常翻身是长期卧床患者最简单而有效地解除压力的方法**。翻身频率需根据患者的组织耐受度、移动和活动能力、病情以及皮肤状况而定。**一般每 2h 翻身一次**，必要时每 30min 翻身一次。变换体位时需掌握翻身技巧或借助辅助装置，**避免推、拉、拽等动作**，避免皮肤受摩擦力和剪切力的作用。②体位变换后需合理摆放体位。长期卧床者可**采用 30°斜侧卧位**。③变换体位的同时，应评估患者皮肤情况，建立床头翻身记录卡。

（5）选择和使用合适的支撑面：如泡沫床垫、气垫床、减压坐垫等。

（6）鼓励患者早期活动：在病情允许情况下，协助患者进行肢体功能练习，鼓励患者尽早离床活动。

（7）实施健康教育：指导患者及家属掌握预防压力性损伤的知识和技能。

对于器械相关压力性损伤，采取如下预防措施：①合理选择和正确使用医疗器械：选择尺寸大小及形状合适的器械，使用时佩戴合适，定期监测医疗器械固定装置的松紧度，避免过度受压，在不造成额外压力的情况下防止脱落。②定期评估皮肤，做好皮肤护理：每天至少检查医疗器械下方或周围皮肤两次，观察有无压力相关损伤迹象，并注意保持医疗器械下方皮肤清洁。③采取压力再分布措施：通过调整体位、交替使用或重新放置医疗器械,使医疗器械所致压力得以再分布。新指南提出,在对儿童和成年人进行氧疗时,在保障安全的情况下,建议采用面罩和鼻塞交替给氧的方式以降低鼻、面部压力性损伤程度。④使用预防性敷料,降低压力性损伤相关风险。

6. 压力性损伤的治疗与护理　压力性损伤的治疗采取局部治疗和全身治疗相结合的综合性治疗措施。

(1) 全身治疗与护理:积极治疗原发病,补充营养和进行全身抗感染治疗等。

(2) 局部治疗与护理:除可采取压力性损伤预防措施用于压力性损伤的局部治疗和护理外,还需根据压力性损伤各期创面的特点和伤口情况,采取针对性的治疗和护理措施。具体治疗和护理措施包括:①**压力性损伤评估及愈合监测**:评估内容包括压力性损伤的部位、分期、大小(长、宽、深)颜色、组织类型、创缘、窦道、潜行、瘘管、渗出、气味及伤口周围情况等。②**疼痛评估与处理**:做好压力性损伤相关性疼痛的评估、预防和管理,尤其是预防和减轻治疗和护理操作所致的疼痛。③**使用伤口敷料**:如水胶体敷料、透明膜敷料、水凝胶敷料、藻酸盐类敷料等。④**伤口护理:包括清洗和清创**。⑤药物治疗。⑥其他措施:如生物敷料、生长因子、生物物理方法和手术治疗等。

四、会阴部护理

(一) 评估

评估患者的病情、自理能力、会阴部卫生状况和对会阴部卫生知识的了解程度及技能。

(二) 会阴部的清洁和护理

对于泌尿生殖系统感染、大小便失禁、会阴部分泌物过多或尿液浓度过高导致皮肤刺激或破损、留置导尿、产后及各种会阴部术后的患者,护士应协助其进行会阴部清洁护理。

1. 目的　①保持会阴部清洁、舒适,预防和减少感染。②为导尿术、留取中段尿标本和会阴部手术做准备。③保持有伤口的会阴部清洁,促进伤口愈合。

2. 注意事项　①进行会阴部擦洗时,每擦洗一处需变换毛巾部位。如用棉球擦洗,每擦洗一处应更换棉球。②**擦洗时动作轻稳,顺序清楚,从污染最小部位至污染最大部位清洁,避免交叉感染**。③护士在操作时,正确运用人体力学原则,注意节时省力。④**如患者有会阴部或直肠手术,应使用无菌棉球擦净手术部位及会阴部周围皮肤**。⑤操作中减少暴露,注意保暖,并保护隐私。⑥擦洗溶液温度适中,减少刺激。⑦留置导尿管者,须做好留置导尿管的清洁与护理。⑧女性患者月经期宜采用会阴冲洗。⑨注意观察会阴部皮肤黏膜情况。

五、晨晚间护理

(一) 晨间护理

晨间护理一般于患者晨间醒来后、诊疗工作前完成。其目的为:①促进患者清洁、舒适,预防压力性损伤、肺炎等并发症的发生。②观察和评估病情,为诊断、治疗及调整护理计划提供依据。③进行心理和卫生指导,满足患者心理需求,促进护患沟通。④保持病室和床单位的整洁、美观。

(二) 晚间护理

晚间护理是晚间入睡前为患者提供的护理。其目的为:①确保病室安静、清洁,为患者创造良好的夜间睡眠条件,促进患者入睡。②观察和了解病情变化,满足患者身心需要,促进护患沟通。③预防压力性损伤的发生。

【习题】

一、选择题

(一) A₁ 型题

1. 口腔护理的目的**不包括**
    A. 保持口腔清洁　　　　　B. 去除口腔异味　　　　　C. 预防口腔感染
    D. 清除口腔内一切细菌　　E. 评估口腔变化

2. 下列**不需**进行特殊口腔护理的患者是

    A. 昏迷   B. 禁食   C. 高热

    D. 鼻饲   E. 下肢外伤

3. 为昏迷患者进行口腔护理,防止误吸的措施是

    A. 使用开口器从臼齿放入   B. 由外向内擦洗牙齿各面

    C. 协助患者用吸水管漱口   D. 血管钳夹紧棉球,并挤出过多液体

    E. 取下的活动性假牙浸泡在冷开水中

4. 下列关于床上擦浴的叙述**不正确**的是

    A. 天冷时可在被内操作   B. 擦洗眼部时由外眦向内眦

    C. 为患者脱上衣时,先脱近侧后脱远侧   D. 擦洗时注意防止浸湿床单

    E. 15~30min 内完成

5. 发生压力性损伤的最主要原因是

    A. 局部组织长期受压   B. 机体营养不良   C. 局部皮肤受排泄物刺激

    D. 机体感觉障碍   E. 体温升高

6. 下列关于剪切力的叙述**不正确**的是

    A. 与体位有关

    B. 由垂直压力和摩擦力协同作用而成

    C. 由剪切力造成的皮肤损害早期不易发现

    D. 半卧位时床头抬高应大于 30°,避免剪切力产生

    E. 长期坐轮椅者应保持正确坐姿,防止身体下滑而产生剪切力

7. 下列有关预防器械相关压力性损伤的措施中,**不妥**的是

    A. 合理选择医疗器械   B. 佩戴合适,松紧适宜   C. 加强固定,防止脱落

    D. 定期评估皮肤   E. 使用预防性敷料

8. 请指出下图中**不属于**该体位下的压力性损伤好发部位是

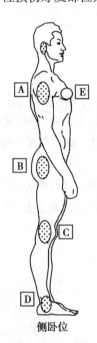

侧卧位

9. 下图中**不符合**该期压力性损伤的临床表现的是

    A. 部分表皮缺损   B. 浅表开放性溃疡   C. 创面呈粉红色

    D. 患者可有疼痛感   E. 创面有腐肉

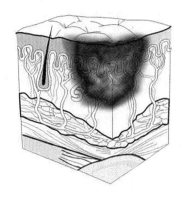

10. 晨间护理和晚间护理应分别安排在

  A. 诊疗开始前,晚饭后　　　　　　　　B. 诊疗开始后,晚饭前

  C. 诊疗开始前,下午 4 点后　　　　　　D. 诊疗开始后,晚饭后

  E. 诊疗开始前,临睡前

(二) A₂ 型题

11. 王某,女,30 岁,诊断为血小板减少性紫癜。护士观察口腔时发现患者唇及口腔黏膜散在瘀点,轻触可出血。护士为其做口腔护理时应特别注意

  A. 夹紧棉球　　　　　　B. 禁忌漱口　　　　　　C. 动作轻柔

  D. 先取下义齿　　　　　E. 棉球不可过湿

12. 患者,女,脑出血昏迷。护士为其做口腔护理时,取下的活动性义齿应放入

  A. 冷水中　　　　　　　B. 热水中　　　　　　　C. 生理盐水中

  D. 乙醇中　　　　　　　E. 朵贝尔氏溶液中

13. 护士在观察王先生口腔时,发现口腔黏膜有一感染溃烂处,应为其选用的口腔护理溶液是

  A. 生理盐水　　　　　　B. 朵贝尔氏溶液　　　　C. 0.1% 醋酸溶液

  D. 3% 过氧化氢溶液　　E. 4% 碳酸氢钠溶液

14. 张某,男,50 岁。细菌培养显示口腔有铜绿假单胞菌感染,护士在为其进行口腔护理时应选用的口腔护理溶液是

  A. 生理盐水　　　　　　　　　　　　　B. 1%~3% 过氧化氢溶液

  C. 1%~4% 碳酸氢钠溶液　　　　　　　D. 0.1% 醋酸溶液

  E. 朵贝尔氏溶液

15. 李某,女,56 岁。因心肌缺血、心绞痛发作卧床 4 周,护士为其进行床上洗发时,患者突感胸痛、心悸,面色苍白,出冷汗,护士应立即采取的措施是

  A. 请家属协助洗发,嘱患者深呼吸

  B. 加快操作速度,尽快完成洗发操作

  C. 注意保暖,为患者添加衣物后继续洗发

  D. 短暂休息,鼓励患者坚持片刻

  E. 立即停止操作,协助患者平卧,吸氧,通知医生

16. 赵某,女,45 岁,车祸致左上肢外伤入院。护士为其进行床上擦浴时,下列操作正确的是

  A. 自外眦向内眦擦拭眼部　　B. 脱上衣时先脱左肢　　C. 擦洗完毕按摩骨突处

  D. 穿上衣时先穿右肢　　　　E. 擦洗动作敏捷轻柔

17. 张某,女,32 岁,妊娠 32 周。实施沐浴**不妥**的一项是

  A. 调节室温至 22℃以上　　　　　　　B. 浴室门外挂牌以示有人

  C. 浴室不可闩门　　　　　　　　　　　D. 盆浴浸泡时间不应超过 20min

  E. 若患者使用呼叫器,护士先敲门再入内

18. 陈某,女,60岁,因股骨骨折行骨牵引。护士为其进行床上擦浴的目的**不包括**
    A. 去除皮肤污垢 　　　　　B. 增强皮肤排泄 　　　　　C. 预防过敏性皮炎
    D. 促进血液循环 　　　　　E. 观察病情

19. 李某,75岁,脑中风致左侧肢体瘫痪,长期卧床。仰卧位时压力性损伤的好发部位为
    A. 肩胛部 　　　　　　　　B. 耳郭 　　　　　　　　　C. 髋部
    D. 膝关节内外侧 　　　　　E. 内外踝

20. 李先生,臀部出现 2cm×2cm 的创面,表现为浅表开放性溃疡,创面呈粉红色、无腐肉。此皮肤改变为压力性损伤的
    A. 1期 　　　　　　　　　B. 2期 　　　　　　　　　C. 3期
    D. 4期 　　　　　　　　　E. 不可分期

21. 王女士,卧床4周。护士仔细观察皮肤后,认为是压力性损伤的3期,其典型表现是
    A. 受压皮肤呈紫红色 　　　B. 全层皮肤缺损 　　　　　C. 骨骼、肌腱或肌肉外露
    D. 完整的浆液性水疱 　　　E. 皮肤完整

22. 某截瘫患者,入院时骶尾部压力性损伤。面积 2.5cm×3cm,深达肌层,创面有脓性分泌物,坏死组织发黑。下列护理措施**不妥**的是
    A. 50%乙醇按摩创面及周围皮肤 　　　　B. 进行创面清创处理
    C. 用过氧化氢溶液冲洗伤口 　　　　　　D. 选择保湿敷料
    E. 进行全身抗感染治疗

23. 张某,女,50岁,行胃大部切除术后第3天。护士为其进行晨间护理的内容**不包括**
    A. 整理床单位 　　　　　　　　　　　　B. 协助患者洗漱
    C. 给予半卧位 　　　　　　　　　　　　D. 检查局部伤口和引流情况
    E. 给予会阴冲洗

（三）A₃/A₄型题

(24~25题共用题干)

张某,男,56岁,因肺炎应用抗生素数周,近日发现口腔黏膜有乳白色片状分泌物。

24. 护士为其行口腔护理时应注意观察
    A. 口腔有无异味 　　　　　B. 口唇有无干裂 　　　　　C. 牙龈有无肿胀出血
    D. 有无真菌感染 　　　　　E. 黏膜有无溃疡

25. 护士为其做口腔护理时应选择的漱口液是
    A. 生理盐水 　　　　　　　B. 2%过氧化氢溶液 　　　　C. 4%碳酸氢钠溶液
    D. 0.1%醋酸溶液 　　　　　E. 朵贝尔溶液

(26~27题共用题干)

张某,男,75岁。因左侧股骨颈骨折入院,术后生活不能自理。护士为其进行床上擦浴。

26. 协助其更换清洁裤子的步骤的是
    A. 先脱左侧,后穿右侧 　　　　　　　　B. 先脱左侧,后穿左侧
    C. 先脱右侧,后穿右侧 　　　　　　　　D. 先脱右侧,后穿左侧
    E. 无特殊要求,随患者意愿

27. 擦浴过程中,患者出现寒战、面色苍白、脉搏细速,护士应
    A. 请家属协助擦浴 　　　　　　　　　　B. 加快速度尽快完成擦浴
    C. 嘱患者深呼吸 　　　　　　　　　　　D. 立即停止擦浴
    E. 给予镇静药

(28~30题共用题干)

王老太,70岁,卧床3周。近日骶尾部皮肤有破溃,护士仔细观察后认为是压力性损伤的2期。

28. 支持此判断的是
    A. 创面基底部有腐肉　　　　B. 骨骼、肌腱、肌肉外露　　　　C. 全层皮肤缺损
    D. 皮肤完整　　　　E. 浅表开放性溃疡
29. 此患者发生压力性损伤的最主要原因是
    A. 局部组织长期受压　　　　B. 皮肤破损　　　　C. 皮肤受排泄物刺激
    D. 机体营养不良　　　　E. 感觉障碍
30. 给予的护理措施**不妥**的是
    A. 每 2h 翻身一次　　　　　　　　B. 保持衣裤及床单平整干燥
    C. 排便后温水擦净皮肤　　　　　　D. 每天按摩骶尾部
    E. 加强营养物质的摄入

二、填空题

1. 口腔评估的内容包括:(　　　)、(　　　)和患者对口腔卫生保健知识的了解程度。
2. 对于佩戴义齿的患者,取下的义齿应浸没于有标签冷水杯中,勿浸于(　　　)或(　　　)中,以免变色、变形和老化。
3. 特殊口腔护理适用于高热、(　　　)、(　　　)、禁食、鼻饲、口腔疾患、术后及生活不能自理的患者。
4. 为昏迷患者行口腔护理时,禁止为患者(　　　)。需用开口器协助患者开口时,应将其从(　　　)处放入。
5. 皮肤的评估内容包括:颜色、(　　　)、(　　　)、弹性及有无皮疹、皮下出血等皮肤异常情况。
6. 为患者进行床上擦浴,若有肢体外伤或活动障碍,应先脱(　　　),后脱(　　　)。
7. 引起压力性损伤发生的常见原因包括:(　　　)、局部潮湿或排泄物刺激、(　　　)、年龄、体温升高、医疗器械使用不当、机体活动/感觉障碍、急性应激因素。
8. 压力性损伤不仅由垂直压力引起,还可由(　　　)和(　　　)引起,通常是 2~3 种力联合作用所导致。
9. 护士可通过评分方式对患者发生压力性损伤的危险因素进行定性和定量的综合分析,常用的压力性损伤危险因素评估表包括(　　　)和(　　　)。
10. 压力性损伤多发生于(　　　)及缺乏脂肪组织保护、无肌肉包裹或肌层较薄的(　　　)处。
11. 为预防压力性损伤的发生,护士在工作中应做到"六勤",即勤观察、(　　　)、(　　　)、勤擦洗、勤整理和勤更换。
12. 对于压力性损伤高危人群,病情允许情况下,给予(　　　)、(　　　)和高维生素饮食。
13. 根据 NPIAP/EPUAP 压力性损伤分类系统,将压力性损伤分为 1~4 期,以及(　　　)和(　　　)。
14. 压力性损伤采取(　　　)和(　　　)相结合的综合性治疗措施。
15. (　　　)是长期卧床患者最简单而有效地解除压力的方法,一般每(　　　)翻身一次。

三、名词解释

1. 压力性损伤　　　　　2. 剪切力　　　　　3. 器械相关压力性损伤

四、简答题

1. 简述特殊口腔护理的目的。
2. 简述特殊口腔护理的注意事项。
3. 简述压力性损伤发生的原因。
4. 简述压力性损伤发生的高危人群。
5. 简述压力性损伤的易患部位。
6. 简述压力性损伤的预防措施。
7. 简述压力性损伤的分期及临床表现。

五、论述题

1. 李某,男,52岁,交通事故导致脑外伤后处于昏迷状态。

(1) 口腔护理前应如何进行口腔评估?

(2) 护士为其进行口腔护理时应注意哪些问题?

2. 吴先生,64岁,截瘫十余年,入院时骶尾部已有压力性损伤。面积2.5cm×2cm,深达肌层,伴肌腱外露,创面有脓性分泌物,周围有黑色坏死组织。

(1) 该患者骶尾部压力性损伤处于哪个分期?

(2) 如何预防此并发症发生?

(3) 目前应采取何种护理措施?

3. 刘某,女,28岁,自然分娩行会阴侧切术。产后第1天护士给予会阴部护理。

(1) 进行会阴部护理的目的是什么?

(2) 护士为其进行会阴部护理时应注意哪些问题?

【参考答案】

一、选择题

1. D	2. E	3. D	4. B	5. A	6. D	7. C	8. E	9. E	10. E
11. C	12. A	13. D	14. D	15. E	16. C	17. D	18. C	19. A	20. B
21. B	22. A	23. E	24. D	25. C	26. C	27. D	28. E	29. A	30. D

二、填空题

1. 口腔卫生状况　自理能力

2. 热水　乙醇

3. 昏迷　危重

4. 漱口　臼齿

5. 温度　湿度

6. 健侧　患侧

7. 力学因素　营养状况

8. 摩擦力　剪切力

9. Braden危险因素评估表　Norton压力性损伤风险评估量表

10. 长期受压　骨隆突

11. 勤翻身　勤按摩

12. 高热量　高蛋白

13. 深部组织损伤　不可分期

14. 局部治疗　全身治疗

15. 经常翻身　2h

三、名词解释

1. 压力性损伤是位于骨隆突处、医疗或其他器械下的皮肤/软组织的局部损伤。可表现为完整皮肤或开放性溃疡,可伴有疼痛。损伤因强烈/长期存在的压力或压力联合剪切力而导致。软组织对压力和剪切力的耐受性受微环境、营养、灌注、合并症以及软组织情况的影响。

2. 剪切力是由两层组织相邻表面间的滑行而产生的进行性相对移位所引起,由压力和摩擦力协同作用而成,与体位有密切关系。

3. 器械相关压力性损伤指因用于诊断或治疗目的使用器械而产生的压力性损伤称为器械相关压力性损伤,其损伤形状与器械形状一致。

四、简答题

1. 特殊口腔护理的目的为：①保持口腔清洁、湿润,预防口腔感染等并发症。②去除口腔异味,促进食欲,确保患者舒适。③评估口腔变化(如黏膜、舌苔及牙龈等),提供患者病情动态变化的信息。

2. 特殊口腔护理的注意事项包括：①昏迷患者禁止漱口,以免引起误吸。②长期使用抗生素和激素的患者,应注意观察口腔内有无真菌感染。③传染病患者的用物须按消毒隔离原则进行处理。④使用的棉球不可过湿,以不能挤出液体为宜,防止因水分过多造成误吸。⑤止血钳须夹紧棉球,每次一个,防止棉球遗留在口腔内。⑥擦洗动作应轻柔,特别是对凝血功能障碍的患者,防止碰伤黏膜及牙龈。

3. 压力性损伤发生的原因包括以下几点：

(1) 力学因素：①垂直压力：对局部组织的持续性垂直压力是引起压力性损伤的最重要原因。压力性损伤形成与压力强度和持续时间有密切关系,且与组织耐受性有关。垂直压力常见于长时间采用某种体位,如卧位、坐位。②摩擦力：摩擦力作用于皮肤可损害皮肤的保护性角质层而使皮肤屏障作用受损。摩擦力主要来源于皮肤与衣、裤或床单表面逆行的阻力摩擦,以及搬运患者时的拖拉动作。③剪切力：剪切力是由两层组织相邻表面间的滑行而产生的进行性相对移位所引起,由压力和摩擦力协同作用而成,与体位有密切关系。

(2) 局部潮湿或排泄物刺激：大小便失禁、汗液、尿液及各种渗出引流液等引起的潮湿刺激导致皮肤浸渍、松软,削弱其屏障作用,致使皮肤易受剪切力和摩擦力等损伤。

(3) 营养状况：全身营养障碍致肌肉萎缩,受压处缺乏肌肉和脂肪组织保护。

(4) 年龄：老化导致皮肤易损性增加。

(5) 体温升高：体温升高导致机体新陈代谢率增高,组织细胞对氧的需求量增加。

(6) 器械使用：医疗器械使用的部位产生压力/造成局部温湿度改变,进而发生不同程度的压力性损伤。

(7) 机体活动和/或感觉障碍：自主活动能力减退或丧失使局部组织长期受压;感觉受损造成机体对伤害性刺激反应障碍,保护性反射迟钝。

(8) 急性应激因素：急性应激使机体对压力的敏感性增加,且急性应激引起体内代谢紊乱,应激激素大量释放,机体组织失去承压能力。

4. 压力性损伤发生的高危人群包括：①慢性神经系统疾病患者;②脊髓损伤患者;③老年患者;④姑息治疗患者;⑤肥胖患者;⑥转运途中患者;⑦ 长时间手术患者;⑧新生儿和儿童;⑨糖尿病患者;⑩使用医疗器械患者。对上述高危人群需加强压力性损伤预防与管理。

5. 压力性损伤好发于长期受压及缺乏脂肪组织保护、无肌肉包裹或肌层较薄的骨隆突处。卧位不同,受压点不同,好发部位不同。仰卧位：好发于枕骨粗隆、肩胛部、肘部、脊椎体隆突处、骶尾部、足跟部。侧卧位：好发于耳郭、肩峰、肋骨、肘部、髋部、膝关节内外侧、内外踝处。俯卧位：好发于面颊部、耳郭、肩部、女性乳房、男性生殖器、髂嵴、膝部、足尖处。坐位：好发于坐骨结节处。器械相关压力性损伤多发生于器械与皮肤长期接触处,即器械直接压迫的皮肤,尤其以脂肪组织较少的部位最为严重,颜面部和颈部因皮下脂肪较少,更容易造成器械相关压力性损伤。

6. 压力性损伤的预防措施包括以下几点：

(1) 进行皮肤和组织评估。

(2) 采取预防性皮肤护理措施：①保持皮肤清洁,避免局部不良刺激;②使用隔离产品,保护皮肤不受潮;③避免用力按摩或用力擦洗易患部位皮肤,防止造成皮肤损伤;④大小便失禁患者使用高吸收性失禁产品,并定期检查失禁情况,及时处理排泄物;⑤使用硅胶泡沫敷料等皮肤保护用品,保护易患部位皮肤;⑥摆放体位时避免红斑区域受压。

(3) 进行营养评估：在病情允许情况下,给予压力性损伤高危人群高热量、高蛋白及高维生素饮食,增强机体抵抗力和组织修复能力,并促进创面愈合。适当补充维生素 C 和锌。

(4) 进行体位变换：体位变换可间歇性解除压力或使压力再分布,避免局部组织长期受压,从而减轻受压程度。①经常翻身是长期卧床患者最简单而有效地解除压力的方法。翻身频率根据患者的组织耐受度、移动和活动能力、病情以及皮肤状况而定。一般每 2h 翻身一次,必要时每 30min 翻身一次。变换体位时需掌握翻身技巧或借助辅助装置,避免推、拉、推等动作,避免皮肤受摩擦力和剪切力的作用。②体位变换后需合理摆放体位。长期卧床者可采用 30°斜侧卧位。③变换体位的同时,应评估患者皮肤情况,建立床头翻身记录卡。

(5) 选择和使用合适的支撑面。

(6) 鼓励患者早期活动。

(7) 实施健康教育。

7. 根据 NPIAP/EPUAP 压力性损伤分类系统,压力性损伤分为 1~4 期、深部组织损伤和不可分期。

1 期:指压不变白的红斑,皮肤完整。局部皮肤完好,出现压之不褪色的局限性红斑,通常位于骨隆突处。与周围组织相比,该区域可有疼痛、坚硬或松软,皮温升高或降低。肤色较深者因不易观察到明显红斑而难以识别,可根据其颜色与周围皮肤不同来判断。

2 期:部分皮层缺损。部分表皮缺损伴真皮层暴露,表现为浅表开放性溃疡,创面呈粉红色、无腐肉;也可表现为完整或破损的浆液性水疱。

3 期:全层皮肤缺损。全层皮肤缺损,可见皮下脂肪,但无筋膜、肌腱/肌肉、韧带、软骨/骨骼暴露。可见腐肉/焦痂,但未掩盖组织缺失的深度。可有潜行或窦道。此期压力性损伤的深度依解剖学位置不同而表现各异,鼻、耳、枕骨和踝部因皮下组织缺乏可表现为表浅溃疡;臀部等脂肪丰富部位可发展成深部伤口。

4 期:全层皮肤和组织缺损。全层皮肤或组织缺损,伴骨骼、肌腱或肌肉外露。创面基底部可有腐肉和焦痂覆盖,常伴有潜行或窦道。与 3 期类似,此期压力性损伤的深度取决于解剖位置,可扩展至肌肉/筋膜、肌腱或关节囊,严重时可导致骨髓炎。

深部组织损伤:皮肤完整或破损,局部出现持续的指压不变白,皮肤呈深红色、粟色或紫色,或表皮分离后出现暗红色伤口或充血性水疱。可伴疼痛、坚硬、糜烂、松软、潮湿、皮温升高或降低。肤色较深者难以识别深层组织损伤。

不可分期:全层皮肤和组织缺损,损伤程度被掩盖。全层皮肤和组织缺损,因创面基底部被腐肉/焦痂掩盖而无法确认组织缺伤程度。须去除腐肉/焦痂后方可判断损伤程度。

五、论述题

1.

(1) 可采用改良 Beck 口腔评分表评估口腔卫生状况,评估内容包括口唇、口腔黏膜、牙龈、牙齿、舌、腭、唾液及口腔气味等。此外,还须评估患者自理能力、对口腔卫生保健知识的了解程度及有无口腔特殊问题。

(2) 注意事项:①昏迷患者禁止漱口,以免引起误吸;②使用的棉球不可过湿,以不能挤出液体为宜,防止因水分过多造成误吸;③止血钳须夹紧棉球,每次一个,防止棉球遗留在口腔内;④擦洗动作应轻柔;⑤活动义齿应取下,浸于冷水杯中;⑥牙关紧闭者可用开口器协助张口;⑦根据患者口腔具体情况选择合适的口腔护理液。

2.

(1) 根据 NPIAP/EPUAP 压力性损伤分类系统,该患者骶尾部压力性损伤为 4 期。

(2) 从压力性损伤的预防措施进行阐述。①进行皮肤和组织评估;②采取预防性皮肤护理措施;③进行营养评估;④进行体位变换;⑤选择和使用合适的支撑面;⑥鼓励患者早期活动;⑦实施健康教育。

(3) 进行全身治疗的同时,应根据创面的特点和伤口情况,采取针对性的治疗和护理措施。具体措施包括:①进行压力性损伤评估和愈合监测;②进行疼痛评估与处理;③进行伤口护理,包括清洁和清创;④进行药物治疗;⑤采用生物敷料、生长因子等其他措施。

3.

(1) 进行会阴部护理的目的:①保持会阴部清洁、舒适,预防和减少感染;②保持有伤口的会阴部清洁,促进伤口愈合。

　　(2) 注意事项：①使用无菌棉球擦净手术部位及会阴部周围皮肤。每擦洗一处应更换棉球。②擦洗时动作轻稳，顺序清楚，从污染最小部位至污染最大部位清洁，避免交叉感染。③护士在操作时，正确运用人体力学原则，注意节时省力。④操作中减少患者暴露，注意患者保暖，并保护患者隐私。⑤擦洗溶液温度适中，减少刺激。⑥注意观察会阴部皮肤黏膜情况。

（吕　岩）

URSING

第七章

休息与活动

【知识导图】

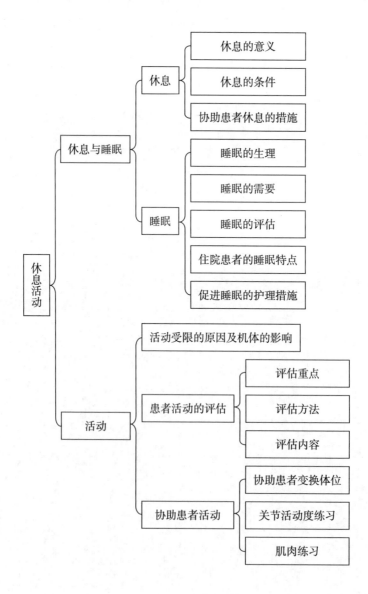

【内容概述】

一、休息

(一) 休息的定义

休息是指通过改变当前的活动方式,使身心放松,处于一种没有紧张和焦虑的松弛状态。休息的过程包含了身体、心理、情绪和精神方面的放松和平静。

(二) 休息的意义

休息可以维护健康,具体表现为:①休息可以减轻或消除疲劳,缓解精神紧张和压力;②休息可以维持机体生理调节的规律性;③休息可以促进机体正常的生长发育;④休息可以减少能量的消耗;⑤休息可以促进蛋白质的合成及组织修复。

(三) 休息的条件

有效休息的前提条件是身体舒适、心理放松、环境和谐及高质量的睡眠。

(四) 协助患者休息的措施

1. 增加身体的舒适。

2. 促进心理的放松。

3. 保证环境的和谐。

4. 保证足够的睡眠。

二、睡眠

(一) 睡眠的定义

睡眠是一种周期发生的知觉的特殊状态,由不同时相组成,对周围环境可相对地不作出反应。

(二) 睡眠的时相

根据睡眠发展过程中脑电波变化和机体活动机能的表现,将睡眠分为正相睡眠和异相睡眠两个时相。正相睡眠又称非快速眼球运动睡眠(non rapid eye movement sleep, NREM sleep);异相睡眠又称快速眼球运动睡眠(rapid eye movement sleep, REM sleep)。睡眠过程中两个时相互相交替。正相睡眠又分为四个时期:①入睡期(Ⅰ期);②浅睡期(Ⅱ期);③中度睡眠期(Ⅲ期);④深度睡眠期(Ⅳ期)。睡眠各阶段的变化见表7-1。

表7-1　睡眠各阶段变化

睡眠分期		特点	生理表现	脑电图特点
正相睡眠期	第Ⅰ期	可被外界的声响或说话声惊醒	全身肌肉松弛,呼吸均匀,脉搏减慢	低电压 α 节律,频率为 8~12 次/s
	第Ⅱ期	进入睡眠状态,但仍易被惊醒	全身肌肉松弛,呼吸均匀,脉搏减慢,血压、体温下降	出现快速、宽大的睡眠纺锤波,频率为 14~16 次/s
	第Ⅲ期	睡眠逐渐加深,需要巨大的声响才能使之觉醒	肌肉十分松弛,呼吸均匀,心跳缓慢,血压、体温继续下降	睡眠纺锤波与 δ 波交替出现
	第Ⅳ期	为沉睡期,很难唤醒,可出现梦游和遗尿	全身松弛,无任何活动,脉搏、体温继续下降,呼吸缓慢均匀,体内分泌大量生长激素	缓慢而高的 δ 波,频率为 1~2 次/s
异相睡眠期		眼肌活跃,眼球迅速转动,梦境往往在此时期出现	心率、血压、呼吸大幅度波动,肾上腺素大量分泌。除眼肌外,全身肌肉松弛,很难唤醒	呈不规则的低电压波形,与第一期相似

(三) 睡眠的需要

睡眠量受年龄、个体健康状况、职业等影响,且各睡眠时相所占时间的比例也随年龄的变化而变化。在睡眠周期的进行中,如果在任何一处将人唤醒,再继续睡眠时,不会回到将他唤醒的那种睡眠时相中,而是从睡眠最初状态开始。如果夜间睡眠经常被中断,将无法获得深度睡眠和异相睡眠,睡眠形态受到干扰,睡眠质量下降,造成睡眠形态紊乱。

（四）影响睡眠的因素

影响睡眠的因素包括:年龄、生理因素、病理因素、环境、药物、情绪、食物、睡前习惯及生活方式等,对患者睡眠资料的评估以及促进睡眠的护理措施都应围绕影响睡眠的各种因素进行。

（五）睡眠障碍

1. 概念　是指睡眠量及质的异常,或是在睡眠时出现某些临床症状,也包括影响入睡或保持正常睡眠能力的障碍,如睡眠减少或睡眠过多,以及异常的睡眠相关行为。睡眠障碍分为器质性睡眠障碍和非器质性睡眠障碍。按照世界卫生组织编写的精神与行为障碍分类(ICD-10)对非器质性睡眠障碍的诊断,非器质性睡眠障碍包括睡眠失调(失眠、嗜睡和睡眠觉醒节律障碍)和睡眠失常(睡行症、睡惊和梦魇)一组障碍。其中失眠症在人群中最为常见。

2. 失眠　是以入睡及睡眠维持困难为主要表现的一种最常见的睡眠障碍,是睡眠质量或数量不能满足正常需求的一种主观体验。与不健康的生活方式有密切关系,多由生理、心理、环境、食物及药物等多方面因素引起,主要表现为入睡困难、多梦、易醒、早醒,总的睡眠时间减少,而且醒后仍觉疲乏。失眠经常伴有多种不适症状,如头晕目眩、心悸气短、体倦乏力、急躁易怒、注意力不集中、健忘、工作与学习效率下降等。失眠包括:①精神因素所致的失眠;②躯体因素引起的失眠;③环境因素引起的失眠;④药物因素引起的失眠;⑤大脑弥散性病变引起的失眠。

（六）促进睡眠的护理措施

1. 满足身体舒适的需要。

2. 减轻心理压力。

3. 创造良好的睡眠环境。

4. 合理使用药物。

5. 建立良好的睡眠习惯。

6. 做好晚间护理。

7. 睡眠障碍患者的特殊护理措施　对发作性睡病的患者,应选择药物治疗,护士应指导患者学会自我保护,注意发作前兆,减少意外发生,告诫患者禁止从事高空、驾车、水上作业等工作,避免发生危险;对于睡眠呼吸暂停的患者,护士应指导其采取正确的睡眠姿势,以保证呼吸道通畅;对睡行症的患者,应采取各种防护措施,将室内危险物品移开,锁门,避免发生危险。

三、活动

（一）活动对健康的意义

活动对维持健康的具体表现有三方面:①适当的活动可以保持良好的肌张力、增强运动系统的强度和耐力,保持关节的弹性和灵活性,增强全身活动的协调性,控制体重,避免肥胖。②适当的活动可以加速血液循环,提高机体氧和能力,增强心肺功能,同时还可以促进消化、预防便秘。③活动还有助于缓解心理压力,促进身心放松,有助于睡眠,并能减慢老化过程并减少慢性疾病的发生率。

（二）活动受限的原因

活动受限的主要原因有:①疼痛;②运动、神经系统功能受损;③运动系统结构改变;④营养状态改变;⑤损伤,如肌肉、骨骼、关节的器质性损伤;⑥精神心理因素;⑦某些医护措施的执行。

（三）活动受限对机体的影响

1. 对皮肤的主要影响　压力性损伤。

2. 对运动系统的影响　腰背痛、肌张力减弱、肌肉萎缩;骨质疏松、骨骼变形,严重时会发生病理性骨折;关节僵硬、挛缩、变形,出现垂足、垂腕、髋关节外旋,关节活动范围缩小。

3. 对心血管系统的影响　主要为体位性低血压和深静脉血栓形成。

4. 对呼吸系统的影响　坠积性肺炎。

5. 对消化系统的影响 营养不良和便秘。

6. 对泌尿系统的影响 继发感染。

7. 对心理状态也会产生一定的影响。患者常出现焦虑、恐惧、失眠、自尊的改变、愤怒、挫折感等。

(四) 患者活动评估的内容

1. 患者的一般资料 包括年龄、性别、文化程度、职业等。

2. 心肺功能状态 活动前应评估血压、脉搏、呼吸等指标,并根据心肺功能确定活动负荷量的安全范围,根据患者的反应及时调整活动量。

3. 骨骼肌肉状态 主要是评估患者的肌力。肌力一般分6级,0级:完全瘫痪、肌力完全丧失;1级:可见肌肉轻微收缩但无肢体活动;2级:肢体可移动位置但不能抬起;3级:肢体能抬离但不能对抗阻力;4级:肢体能做对抗阻力的运动,但肌力减弱;5级:肌力正常。

4. 关节活动状态 通过主动运动和被动运动,观察关节的活动范围有无受限,是否僵硬、变形,活动时关节有无声响或疼痛不适。

5. 机体活动能力 分为5级,0级:完全能独立,可自由活动;1级:需要使用设备或器械;2级:需要他人的帮助、监护和教育;3级:既需要帮助,也需要设备和器械;4级:完全不能独立活动。

6. 活动耐力。

7. 患者目前的患病情况。

8. 社会心理状况。

(五) 协助患者活动的护理措施

1. 协助患者变化体位。

2. 关节活动度练习。

3. 肌肉练习。

(六) 关节活动度练习

关节活动度练习(range of motion exercise),简称为 ROM 练习,是指根据每一特定关节可活动的范围,通过应用主动或被动的练习方法,维持关节正常的活动度,恢复和改善关节功能的锻炼方法。由个体独立完成的称为主动 ROM 练习;依靠护理人员完成的称为被动 ROM 练习。

(七) 肌肉的等长运动和等张运动

等长运动指可增加肌肉张力而不改变肌肉长度,因不伴明显的关节运动,又称静力练习。等长运动的优点是可在肢体被固定的早期应用,以预防肌肉萎缩;可在关节内损伤、积液、炎症时应用;可利用较大负荷增强练习效果等。主要缺点有:因在某一关节角度下练习,只对增强关节处于该角度时的肌力有效。

等张运动指对抗一定的负荷作关节的活动锻炼,同时也锻炼肌肉收缩。因伴有大幅度关节运动,又称动力练习。等张运动的优点是肌肉运动符合大多数日常活动的肌肉运动方式,有利于改善肌肉的神经控制。

【习题】

一、选择题

(一) A₁ 型题

1. 下列与睡眠无关的表现是

    A. 血压下降   B. 瞳孔散大   C. 呼吸变慢   D. 心率减慢   E. 尿量减少

2. 大量分泌生长激素,促进体力恢复,发生在睡眠的

    A. 第Ⅰ期   B. 第Ⅱ期   C. 第Ⅲ期

    D. 第Ⅳ期   E. 异相睡眠期

3. 随着年龄的增加,下列关于睡眠特点的描述中正确的是

    A. 总的睡眠时间增加

    B. 正相睡眠第四时相所占的睡眠时间增加

    C. 睡眠过程中醒来的次数减少

    D. 正相睡眠第Ⅰ期所占的睡眠时间减少

    E. 正相睡眠第Ⅱ期相所占的睡眠时间增加

4. 睡眠中枢位于

    A. 大脑皮层   B. 脑干尾端   C. 上行抑制系统

    D. 蝶鞍区   E. 第三脑室

5. 下列关于睡眠时相的描述,正确的是

    A. 成人进入睡眠后,首先是异相睡眠

    B. 越接近睡眠的后期,正相睡眠的持续时间越长

    C. 两种睡眠时相均可直接转为觉醒状态

    D. 在觉醒状态下可以进入异相睡眠

    E. 正相睡眠又称异相睡眠

6. 下列关于正相睡眠的描述,正确的是

    A. 正相睡眠分为五个时期   B. 入睡期是所有睡眠期中睡得最浅的一期

    C. 浅睡期只维持几分钟   D. 中度睡眠期生命体征不规则

    E. 深度睡眠期不利于促进体力恢复

7. 下列关于异相睡眠的描述,正确的是

    A. 与正相睡眠相比,异相睡眠的唤醒阈降低

    B. 脑耗氧量及脑血流量降低

    C. 生长激素分泌增多

    D. 异相睡眠期不会做梦

    E. 异相睡眠与觉醒时很难区分

8. 下列关于睡眠需要的描述,正确的是

    A. 体力劳动者比脑力劳动者需要的睡眠时间少

    B. 肥胖者对睡眠的需要低于瘦者

    C. 异相睡眠的比例在婴儿期大于儿童期

    D. 随着年龄的增加,总的睡眠时间增加

    E. 随着年龄的增加,首先是正相睡眠中的第Ⅳ期时间的增加

9. 下列关于影响睡眠因素的描述。正确的是

    A. 睡眠时间与年龄成正比

    B. 环境的改变会造成入睡时间延长及异相睡眠减少

    C. 过度疲劳有助于入睡

    D. 短期使用安眠药可产生戒断反应

    E. 补充激素不能改善绝经期妇女的睡眠质量

10. 下列关于发作性睡病的描述,正确的是

    A. 发作性睡病属于正相睡眠障碍   B. 安静的环境不易发作

    C. 发作时患者由清醒状态直接进入正相睡眠   D. 发作性睡病与正常睡眠不同

    E. 猝倒症是最危险的并发症

11. 下列关于睡行症的描述,正确的是

    A. 主要见于成年男性   B. 随年龄的增长,症状逐渐加重

    C. 梦游过程中不能回答他人的提问   D. 为中枢神经延缓成熟所致

    E. 醒后对所发生的活动可以回忆

12. 下列关于昼夜节律去同步化表现的描述,正确的是
    A. 夜间觉醒阈值明显降低
    B. 不易被惊醒
    C. 表现为昼夜失眠
    D. 重新获得同步化的时间为 10d 以上
    E. 重新获得同步化的过程中患者感觉舒适

13. 护士在指导患者服用地西泮(安定)类药物时,正确的是
    A. 服药期间可同时服用其他中枢抑制药以增强药效
    B. 服药期间饮茶会降低药效
    C. 服药期间吸烟可以增强镇静作用
    D. 服药期间饮酒可降低地西泮的中枢抑制作用
    E. 由于其毒性较小,安全范围大,患者可以长期服用

14. 下列关于肌肉等长运动的描述,正确的是
    A. 等长运动又称动力练习
    B. 可以对抗一定的负荷作关节的活动锻炼,同时也锻炼肌肉收缩
    C. 优点是有利于改善肌肉的神经控制
    D. 固定膝关节的股四头肌锻炼属于等长运动
    E. 可遵循大负荷、少重复次数、快速引起疲劳的原则进行

15. 下列关于肌肉等张运动的描述,正确的是
    A. 可增加肌肉张力而不改变肌肉长度
    B. 又称静力练习
    C. 有关节角度的特异性,只对增强关节处于该角度时的肌力有效
    D. 可在关节内损伤、积液、炎症时应用
    E. 优点是有利于改善肌肉的神经控制

（二）A₃/A₄ 型题

(16~18 题共用题干)

患者张某,42 岁,半年前丈夫因病去世。患者主诉入睡困难,难以维持睡眠,睡眠质量差。这种情况已经持续了 3 个月,并出现头晕目眩、心悸气短、体倦乏力、急躁易怒、注意力不集中、健忘等症状,工作效率明显下降。

16. 患者可能发生了
    A. 节律移位　　　　　B. 睡眠剥夺　　　　　C. 失眠
    D. 睡眠中断　　　　　E. 诱发补偿

17. 此患者失眠的主要原因是
    A. 躯体因素　　　　　B. 环境因素　　　　　C. 药物因素
    D. 疾病因素　　　　　E. 精神因素

18. 针对此患者,以下措施正确的是
    A. 创造良好的睡眠环境　　B. 建立良好的睡眠习惯　　C. 减轻心理压力
    D. 保持身体舒适　　　　　E. 合理安排作息时间

二、填空题

1. 环境中的空间、温度、湿度、光线、色彩、空气、（　　　）等对患者的休息、疾病康复都有不同程度的影响。
2. 成人进入睡眠后,首先是（　　　）睡眠,持续 80~120min 后转入（　　　）睡眠,维持 20~30min 后,又转入（　　　）睡眠。
3. 在正相睡眠中,腺垂体分泌（　　　）增多,有利于促进（　　　）。
4. 某些疾病容易在夜间发作,如心绞痛、哮喘、阻塞性肺气肿缺氧发作等,可能与（　　　）期出现间断的

阵发性表现有关。

5. (　　)是发作性睡病最危险的并发症。

6. 睡眠呼吸暂停可分为(　　)和(　　)呼吸暂停两种类型。

7. 能够逆转睡眠剥夺的唯一方式是(　　)，其时间远远低于睡眠剥夺的时间。

8. 如果正常的昼夜节律遭到破坏，睡眠与昼夜节律不协调，则称为(　　)。

9. 保持病房的温度适宜，冬季为(　　)℃，夏季为(　　)℃左右。湿度保持在(　　)。

10. 深部静脉血栓形成的主要原因是(　　)和(　　)。

11. 长期卧床对呼吸系统的影响，主要体现在限制有效的通气和影响呼吸道分泌物的排出，最终导致(　　)的发生。

12. 可见肌肉轻微收缩但无肢体活动，判断肌力为(　　)。

13. 等长运动的优点是可在肢体被固定的早期应用，以预防(　　)。

14. 研究发现，睡眠时有中枢神经介质的参与，注射 5-羟色胺酸可产生(　　)睡眠，使用去甲肾上腺素拮抗剂，(　　)睡眠减少。

15. 睡眠剥夺可引起睡眠不足综合征，出现(　　)、(　　)、(　　)等方面的异常表现。

三、名词解释

1. 休息　　　　　　　2. 睡眠　　　　　　　3. 睡眠障碍

4. 失眠　　　　　　　5. ROM 练习　　　　　6. 睡眠呼吸暂停

7. 诱发补偿现象　　　8. 等长运动　　　　　9. 等张运动

四、简答题

1. 简述休息意义及条件。

2. 列出影响睡眠的因素。

3. 简述住院患者的睡眠特点。

4. 简述活动受限的原因。

5. 简述活动受限对机体的影响。

6. 简述协助患者休息的措施。

7. 简述收集睡眠资料的主要内容。

8. 简述帮助患者建立良好睡眠习惯的护理措施。

9. 简述评估患者活动能力的内容和分级。

10. 简述失眠的主要原因。

11. 简述患者服用地西泮(安定)类药物时，护士应注意的问题。

12. 简述活动受限对机体运动系统的影响。

13. 简述活动受限对机体心血管系统的影响。

14. 简述活动受限对机体呼吸系统的影响。

15. 简述活动受限对机体消化系统的影响。

16. 简述被动 ROM 练习的目的。

17. 简述进行肌肉锻炼时的注意事项。

五、论述题

1. 试述促进患者睡眠的护理措施。

2. 试述协助患者活动的护理措施。

【参考答案】

一、选择题

1. B　　2. D　　3. E　　4. B　　5. C　　6. B　　7. E　　8. C　　9. B　　10. E

11. D　　12. A　　13. B　　14. D　　15. E　　16. C　　17. E　　18. C

二、填空题

1. 声音

2. 正相　异相　正相

3. 生长激素　生长和体力恢复

4. 异相睡眠

5. 猝倒症

6. 中枢性　阻塞性

7. 恢复性睡眠

8. 昼夜节律去同步化

9. 18~22　25　50%~60%

10. 静脉血流滞缓　血液高凝状态

11. 坠积性肺炎

12. 1级

13. 肌肉萎缩

14. 正相　异相

15. 心理　认知　行为

三、名词解释

1. 休息是指通过改变当前的活动方式,使身心放松,处于一种没有紧张和焦虑的松弛状态。

2. 睡眠是一种周期发生的知觉的特殊状态,由不同时相组成,对周围环境可相对不作出反应。

3. 睡眠障碍是指睡眠时长及质量的异常,或在睡眠时出现某些临床症状,也包括影响入睡或保持正常睡眠能力的障碍,如睡眠减少或睡眠过多,以及异常的睡眠相关行为。

4. 失眠是临床上最常见的睡眠障碍,是以入睡及睡眠维持困难为主要表现的一种最常见的睡眠障碍,是睡眠质量或数量不能满足正常需求的一种主观体验。

5. ROM练习是指根据每一特定关节可活动的范围,通过应用主动或被动的练习方法,维持关节正常的活动度,恢复和改善关节功能的锻炼方法。

6. 睡眠呼吸暂停是以睡眠中呼吸反复停顿为特征的一组综合征,每次停顿≥10s,通常每小时停顿次数>20次,临床上表现为时醒时睡,并伴有动脉血氧饱和度降低、低氧血症、高血压及肺动脉高压。

7. 诱发补偿现象:是指正相睡眠的第Ⅲ、Ⅳ期和异相睡眠减少时,会在下一个睡眠周期中得到补偿,特别是正相睡眠的第Ⅳ期优先得到补偿,同时分泌大量生长激素,以弥补因觉醒时间增加造成的能量消耗。但异相睡眠不足时症状更为严重,患者会出现知觉及人格方面的紊乱。

8. 等长运动是指可增加肌肉张力而不改变肌肉长度的练习称为等长运动,因不伴有明显的关节运动,又称静力练习。

9. 等张运动指对抗一定的负荷作关节的活动锻炼,同时也锻炼肌肉收缩。因伴有大幅度关节运动,又称动力练习。

四、简答题

1.

(1) 休息的意义:①休息可以减轻或消除疲劳,缓解精神紧张和压力;②休息可以维持机体生理调节的规律性;③休息可以促进机体正常的生长发育;④休息可以减少能量的消耗;⑤休息可以促进蛋白质的合成及组织修复。

(2) 休息的条件包括:身体舒适、心理放松、环境舒适和有效的睡眠。

2.

①年龄因素;②生理因素;③病理因素;④环境因素;⑤药物因素;⑥情绪因素;⑦食物因素;⑧睡前习

惯;⑨生活方式。

3.

(1) 睡眠节律改变:表现为昼夜节律去同步化,表现为白天昏昏欲睡,夜间失眠,觉醒阈值明显降低,极易被惊醒,继而出现焦虑、沮丧、不安、烦躁等症状。

(2) 睡眠质量改变,主要是睡眠剥夺、睡眠中断和诱发补偿现象。

4. ①疼痛;②运动、神经系统功能受损;③运动系统结构改变;④营养状态改变;⑤损伤:肌肉、骨骼、关节的器质性损伤;⑥精神心理因素;⑦某些医护措施的执行。

5.

(1) 对皮肤的主要影响是活动受限易导致患者局部压力性损伤。

(2) 对运动系统的影响有:①腰背痛;②肌张力减弱、肌肉萎缩;③骨质疏松、骨骼变形,严重时会发生病理性骨折;④关节僵硬、挛缩、变形,出现垂足、垂腕、髋关节外旋,关节活动范围缩小。

(3) 对心血管系统的影响主要有体位性低血压和深静脉血栓形成。

(4) 对呼吸系统的影响是形成坠积性肺炎。

(5) 对消化系统的影响有营养不良和便秘。

(6) 对泌尿系统的影响是造成继发感染。

(7) 对社会心理方面的影响会导致患者出现焦虑、恐惧、失眠、自尊的改变、愤怒、挫折感等。

6.

(1) 促进身体的舒适:在休息之前应当把患者身体方面的不适降低至最小程度。

(2) 促进心理的放松:帮助患者适应疾病过程以及给自身及家庭带来的各种问题,减轻情绪紧张和精神压力。

(3) 促进环境的和谐:协助患者得到良好的休息,医疗环境的安排、布置、工作程序都要以患者为中心,充分考虑患者的舒适与方便,应保持环境的安全、安静、整洁和舒适。

(4) 保证患者睡眠的时间和质量,达到休息的目的。

7. ①每天睡眠时间的需要;②就寝时间的需要;③是否需要午睡,午睡时间的需要;④睡眠习惯,包括对食物、饮料、个人卫生、放松形式(阅读、听音乐、其他)、药物、陪伴、卧具、光线、声音及温度的需要;⑤入睡持续时间;⑥睡眠深度;⑦是否打鼾;⑧夜间醒来的时间、次数和原因;⑨睡眠中是否有异常情况(失眠、呼吸暂停、睡行症等)、严重程度、原因以及对机体的影响;⑩睡眠效果。

8. (1) 根据人体生物节律性调整作息时间,合理安排日间活动,白天应适当锻炼,避免在非睡眠时间卧床,晚间固定就寝时间和卧室,保证人体需要的睡眠时间,不要熬夜。

(2) 睡前可以进食少量易消化的食物或热饮料,防止饥饿影响睡眠,但应避免饮用咖啡、浓茶、可乐以及含乙醇的刺激性饮料,或摄入大量不易消化的食物。

(3) 睡前可以根据个人爱好选择短时间的阅读、听音乐或做放松操等方式促进睡眠,视听内容要轻松、柔和,避免由于身心的强烈刺激而影响睡眠。

9. 通过对患者日常活动情况的评估来判断其或活动能力,可通过观察患者的行走、穿衣、修饰、入厕等活动的完成情况进行综合评价。机体活动功能可分为5级。①0级:完全能独立,可自由活动;②1级:需要使用设备或机械;③2级:需要他人的帮助、监护和教育;④3级:既需要帮助,也需要设备和器械;⑤4级:完全不能独立参加活动。

10.

(1) 精神因素所致的失眠。

(2) 躯体因素引起的失眠。

(3) 环境因素引起的失眠。

(4) 药物因素引起的失眠。

(5) 大脑弥散性病变引起的失眠。

11.

(1) 服用安眠药期间,患者不宜饮酒/同时服用中枢抑制药,否则会导致中枢抑制加重。

(2) 茶叶和咖啡中含有咖啡因,与地西泮同时服可发生药理拮抗作用而降低药效。

(3) 吸烟可使苯二氮䓬类药物在体内的半衰期缩短,镇静作用减弱,吸烟越多,疗效越差。

(4) 服药期间饮酒或醇性饮料可增强地西泮的中枢抑制作用。

12.

(1) 腰背痛。

(2) 肌张力减弱、肌肉萎缩。

(3) 骨质疏松、骨骼变形,严重时会发生病理性骨折。

(4) 关节僵硬、挛缩、变形,出现垂足、垂腕、髋关节外旋及关节活动范围缩小。

13.

(1) 体位性低血压:体位性低血压是患者从卧位到坐位或直立位时,或长时间站立出现血压突然下降超过 20mmHg,并伴有头昏、头晕、视力模糊、乏力、恶心等表现。长期卧床的患者,第一次起床时常常会感到眩晕、心悸、虚弱无力。

(2) 深静脉血栓形成:静脉血栓形成是静脉的一种急性非化脓性炎症,并伴有继发性血管腔内血栓形成的疾病。病变主要累及四肢浅静脉或下肢深静脉。患者卧床的时间越长,发生深静脉血栓的危险性越高,特别是肥胖、脱水、贫血及休克的卧床患者发生的概率就更高。

14. 长期卧床患者大多处于衰竭状态,全身肌肉无力,呼吸肌运动能力减弱,胸廓与横膈运动受限,无力进行有效的深呼吸,加之患者无力咳嗽,不能将痰液咳出,致使呼吸道内分泌物排出困难,痰液大量堆积,并因重力作用流向肺底,如果不及时处理,将会造成肺部感染,导致坠积性肺炎。

15.

(1) 由于活动量的减少和疾病的消耗,患者常出现食欲缺乏、厌食。

(2) 摄入的营养物质减少,不能满足机体需要量,导致负氮平衡,甚至会出现严重的营养不良。

(3) 长期卧床还会导致胃肠道蠕动减慢,加之患者摄入的水分和纤维素减少,患者经常出现便秘,并且因腹肌和提肛肌无力而进一步加重,出现头痛、头晕、腹胀、腹痛等症状,严重时出现粪便嵌塞,使排便更加困难。

16.

(1) 维持关节活动度。

(2) 预防关节僵硬、粘连和挛缩。

(3) 促进血液循环,有利于关节营养的供给。

(4) 恢复关节功能。

(5) 维持肌张力。

17.

(1) 以患者的病情及运动需要为依据,制定适合患者的运动计划,帮助患者认识活动与疾病康复的关系,使患者能够积极配合练习,达到运动的目的。

(2) 肌肉锻炼前后应作充分的准备及放松运动,避免出现肌肉损伤。

(3) 严格掌握运动的量与频度,以达到肌肉适度疲劳而不出现明显疼痛为原则。每次练习中间有适当的间歇让肌肉得到放松和复原,一般每日一次或隔日练习一次。

(4) 如锻炼中出现严重疼痛、不适,或伴有血压、脉搏、心律、呼吸、意识、情绪等方面的变化,应及时停止锻炼,并报告医生给予必要的处理。

(5) 注意肌肉等长收缩引起的升压反应及增加心血管负荷的作用,高血压、冠心病及其他心血管疾病的患者慎用肌力练习,严重者禁作肌力练习。

五、论述题

1.

(1) 采取满足身体舒适的护理措施。

(2) 采取减轻心理压力的护理措施。

(3) 创造良好的睡眠环境。

(4) 指导患者合理使用药物。

(5) 帮助患者建立良好的睡眠习惯。

(6) 做好晚间护理。

(7) 睡眠障碍的特殊护理措施。

2.

(1) 协助患者变换体位。

(2) 指导患者进行关节活动度练习。

(3) 肌肉练习。

（吕冬梅）

第八章

医疗与护理文件

【知识导图】

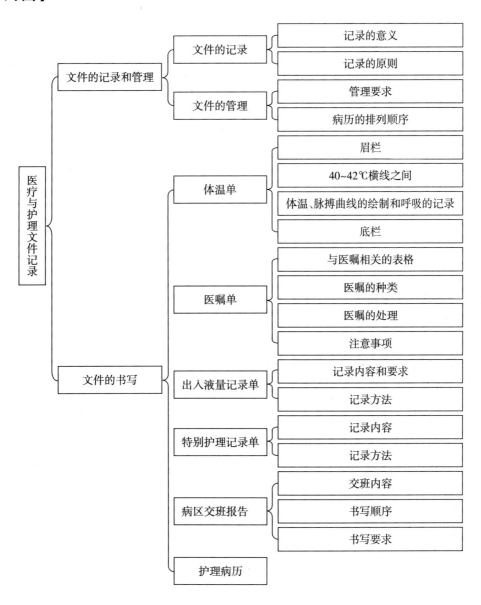

【内容概述】

一、医疗与护理文件的记录和管理

(一) 医疗与护理文件的记录

医疗与护理文件记录的意义在于:①提供信息;②提供教学与科研资料;③提供评价依据;④提供法律依据。**及时、准确、完整、简要、清晰是书写各项医疗与护理记录的基本原则。**

(二) 医疗与护理文件的管理

医疗与护理文件由门诊病历和住院病历两部分组成。无论是在患者住院期间还是出院后均应妥善管理。

1. 管理要求

(1) 各种医疗与护理文件按规定放置,记录和使用后必须放回原处。

(2) 必须保持医疗与护理文件的清洁、整齐、完整,防止污染、破损、拆散、丢失。

(3) 患者及家属不得随意翻阅医疗与护理文件,不得擅自将医疗与护理文件带出病区;因医疗活动或复印、复制等需要带离病区时,应当由病区指定专门人员负责携带和保管。

(4) 医疗与护理文件应妥善保存。各种记录保存期限为:体温单、医嘱单、特别护理记录单长期保存;门(急)诊病历自患者最后一次就诊之日起不少于 15 年。

(5) 患者本人或其代理人、死亡患者近亲属或其代理人、保险机构有权复印或复制其门(急)诊病历、住院志、体温单、医嘱单、化验单(检验报告)、医学影像检查资料、特殊检查(治疗)同意书、手术同意书、手术及麻醉记录单、病理报告、护理记录、出院记录以及国务院卫生行政部门规定的其他病历资料。

(6) 发生医疗事故纠纷时,应于医患双方同时在场的情况下封存或启封死亡病例讨论记录、疑难病例讨论记录、上级医师查房记录、会诊记录、病程记录、各种检查报告单、医嘱单等,封存的病历资料可以是复印件,由医疗机构负责医疗服务质量监控的部门或者专(兼)职人员保管。

2. 病历排列顺序

(1) 住院期间病历排列顺序:①体温单(按时间先后倒排);②医嘱单(按时间先后倒排);③入院记录;④病史及体格检查;⑤病程记录(手术、分娩记录单等);⑥会诊记录;⑦各种检验和检查报告;⑧护理记录单;⑨长期医嘱执行单;⑩住院病历首页;⑪门诊/急诊病历。

(2) 出院(转院、死亡)后病历排列顺序:①住院病历首页;②出院或死亡记录;③入院记录;④病史及体格检查;⑤病程记录;⑥各种检验及检查报告单;⑦护理记录单;⑧医嘱单(按时间先后顺排);⑨长期医嘱执行单;⑩体温单(按时间先后顺排)。

二、医疗与护理文件的书写

(一) 体温单

1. 眉栏

(1) 用蓝(黑)笔填写患者姓名、年龄、性别、科别、床号、入院日期及住院病历号等项目。

(2) 填写"日期"栏时,每页第一天应填写年、月、日,其余六天只写日。如在六天中遇到新的年度或月份,则应填写年、月、日或月、日。

(3) 填写"住院天数"栏时,从患者入院当天为第一天开始填写,直至出院。

(4) 填写"手术(分娩)后天数"栏时,用红笔填写,以手术(分娩)次日为第一天,依次填写至第十四天为止。若在十四天内进行第二次手术,则将第一次手术日数作为分母,第二次手术日数作为分子进行填写。

2. 40~42℃横线之间　用红笔在 40~42℃横线之间相应的时间格内纵向填写患者入院、转入、手术、分娩、出院、死亡等,除了手术不写具体时间外,其余均采用 24h 制,精确到分钟。

3. 体温、脉搏曲线的绘制和呼吸的记录

(1) 体温曲线的绘制

1) 体温符号:口温以蓝点"●"表示,腋温以蓝叉"×"表示,肛温以蓝圈"○"表示。

2）将实际测量的度数，用蓝笔绘制于体温单 35~42℃之间的相应时间格内，相邻温度用蓝线相连，相同两次体温间可不连线。

3）物理或药物降温 30min 后测量的体温以红圈"○"表示，划在物理降温前温度的同一纵格内，并用红虚线与降温前的温度相连，下次测得的温度用蓝线仍与降温前温度相连。

4）体温低于 35℃时，为体温不升，应在 35℃线以下相应时间纵格内用红笔写"不升"，不再与相邻温度相连。

5）若患者体温与上次温度差异较大或与病情不符时，应重新测量，重测相符者在原体温符号上方用蓝笔写上一小写英文字母"v"。

6）若患者因拒测、外出进行诊疗活动或请假等原因未能测量体温时，则在体温单 40~42℃横线之间用红笔在相应时间纵格内填写"拒测""外出"或"请假"等，并且前后两次体温断开不相连。

7）需每 2h 测一次体温时，应记录在 q.2h. 体温专用单上。

（2）脉搏、心率曲线的绘制

1）脉搏、心率符号：脉率以红点"●"表示，心率以红圈"○"表示。

2）将实际测量的脉率或心率，用红笔绘制于体温单相应时间格内，相邻脉率或心率以红线相连，相同两次脉率或心率间可不连线。

3）脉搏与体温重叠时，先划体温符号，再用红笔在外划红圈"○"。如系肛温，则先以蓝圈表示体温，其内以红点表示脉搏。

4）脉搏短绌时，相邻脉率或心率用红线相连，在脉率与心率之间用红笔划线填满。

（3）呼吸的记录

1）将实际测量的呼吸次数，以阿拉伯数字表示，免写计量单位，用红笔填写在相应的呼吸栏内，相邻的两次呼吸上下错开记录，每页首记呼吸从上开始写。

2）使用呼吸机患者的呼吸以 ® 表示，在体温单相应时间内顶格用黑笔画 ®。

4. **底栏** 数据以阿拉伯数字记录，免写计量单位，用蓝(黑)钢笔填写在相应栏内。

（1）血压：以 mmHg 为单位，收缩压/舒张压记录方式填入。新入院患者应记录血压，一日内连续测量血压时，则上午血压写在前半格内，下午血压写在后半格内；术前血压写在前面，术后血压写在后面。如为下肢血压应当标注。

（2）入量：以毫升(ml)为单位，记前一日 24h 的总入量在相应的日期栏内，每天记录 1 次。也有的体温单中入量和出量合在一栏内记录，则将前一日 24h 的出入总量填写在相应日期栏内，分子为出量、分母为入量。

（3）尿量：以毫升(ml)为单位，记前一日 24h 的尿液总量，每天记录 1 次。导尿以"C"表示；尿失禁以"※"表示。

（4）大便次数：记前一日的大便次数，每天记录 1 次。未解大便以"0"表示；大便失禁以"※"表示；人工肛门以"☆"表示；灌肠以"E"表示，**灌肠后排便以 E 作分母、排便作分子表示。**

（5）体重：以 kg 为单位填入。一般新入院患者当日应测量体重并记录。病情危重或卧床不能测量的患者，应在体重栏内注明"卧床"。

（6）身高：以 cm 为单位填入，一般新入院患者当日应测量身高并记录。

（7）"其他"栏作为机动，根据病情需要填写。

（8）页码：用蓝(黑)笔逐页填写。

（二）医嘱单

医嘱是医生根据患者病情的需要，为达到诊治的目的而拟定的书面嘱咐。医嘱的内容包括：日期、时间、床号、姓名、护理常规、护理级别、饮食、体位、药物(注明剂量、用法、时间等)、各种检查及治疗、术前准备和医生护士的签名。一般由医生开写医嘱，护士负责执行。

1. **与医嘱相关的表格** 包括医嘱记录单、各种执行单。

2. 医嘱的种类

(1) 长期医嘱:指自医生开写医嘱起,至医嘱停止,有效时间在24h以上的医嘱。当医生注明停止时间后医嘱失效。

(2) 临时医嘱:有效时间在24h以内,应在短时间内执行,有的须立即执行(st),通常只执行一次,有的须在限定时间内执行。另外,出院、转科、死亡等也列入临时医嘱。

(3) 备用医嘱:根据病情需要分为长期备用医嘱和临时备用医嘱两种。①长期备用医嘱指有效时间在24h以上,必要时用,两次执行之间有时间间隔,由医生注明停止日期后方失效。②临时备用医嘱指自医生开写医嘱起12h内有效,必要时用,过期未执行则失效。

3. 医嘱的处理

医生通过医生工作站直接录入医嘱,并下达护士工作站;处理医嘱护士录入工作代码及个人密码,进入护士工作站系统后提取录入医嘱;处理医嘱前双人核对医嘱,核对内容包括医嘱类别、内容及执行时间等。核对无误进行医嘱确认。对有疑问的医嘱应及时向医生查询;医嘱确认汇总生成后,中心药房根据网络信息摆药,分发针剂等;处理医嘱护士通过各自的终端机直接打印当天各种药物治疗单,由执行医嘱护士执行;执行医嘱护士再次核对医嘱无误后,按执行单要求进行医嘱的执行。执行后,注明执行时间,并签全名。

(1) 长期医嘱的处理:长期医嘱确认生成后,直接打印各种执行单,定期执行的长期医嘱应在执行单上注明具体的执行时间。护士执行长期医嘱后,应在长期医嘱执行单上注明执行的时间,并签全名。

(2) 临时医嘱的处理:须立即执行的医嘱,护士执行后,在临时医嘱执行单上注明执行时间并签上全名。有限定执行时间的临时医嘱,护士应及时转录至临时治疗本或交班记录本上。会诊、手术、检查等各种申请单应及时送到相应科室。

(3) 备用医嘱的执行。

1) 长期备用医嘱:护士每次执行后,在临时医嘱单内记录执行时间并签全名,以供下一班参考。

2) 临时备用医嘱:12h内有效,过时未执行,则自行失效。

(4) 停止医嘱的处理:停止医嘱时,由医生在医嘱单原医嘱后,注明停止日期、时间;护士核对确认后,把相应执行单上的有关项目注销,同时注明停止日期和时间。

(5) 重整医嘱的处理:当患者手术、分娩或转科后,需重整医嘱,由医生在原医嘱最后一项下面录入"术后医嘱"、"分娩医嘱"、"转入医嘱"等,然后再开写新医嘱,原医嘱自行停止。

4. 医嘱处理的监控

(1) 在医嘱录入、核对、汇总、生成、查对、删除等每一个处理环节中,实行操作码管理。操作码与操作人员一一对应,由操作人员自行管理,操作人员只有凭借操作码才能进入计算机医嘱处理系统。

(2) 职能部门可通过监控系统浏览、查对住院患者或出院患者的全部医嘱;浏览、查阅全院(包括出院)患者的某一项医嘱等,从而监控各个科室医嘱处理的过程质量和终末质量。

5. 注意事项

(1) 医嘱必须经医生签名后方为有效。在一般情况下不执行口头医嘱,在抢救或手术过程中医生下口头医嘱时,执行护士应先复诵一遍,双方确认无误后方可执行,事后应及时据实补写医嘱。

(2) 处理医嘱时,应先急后缓,即先执行临时医嘱,再执行长期医嘱。

(3) 对有疑问的医嘱,必须核对清楚后方可执行。

(4) 医嘱应每班、每日核对,每周总查对,查对后签全名。

(5) 凡需下一班执行的临时医嘱要交班,并在护士交班记录上注明。

(6) 凡已写在医嘱单上而又不需执行的医嘱,由医生登入医生工作站后直接做删除或停止。

(三) 出入液量记录单

出入液量记录常用于休克、大面积烧伤、大手术后或心脏病、肾脏疾病、肝硬化腹水等患者。

1. 记录内容

(1) 每日摄入量:包括每日的饮水量、食物中的含水量、输液量、输血量等。

(2) 每日排出量:主要为尿量,还包括大便量、呕吐物量、咯出物量(咯血、咯痰)、出血量、引流量、创面渗液量等。

2. 记录方法

(1) 用蓝(黑)笔填写眉栏各项,包括患者姓名、科别、床号、住院病历号、诊断及页码。

(2) 记录同一时间的摄入量和排出量,在同一横格上开始记录;对于不同时间的摄入量和排出量,应各自另起一行记录。

(3) 12h 或 24h 就患者的出入量做一次小结或总结。将 24h 总结的液体出入量填写在体温单相应的栏目上。

(4) 不需继续记录出入液量后,记录单无须保存。

(四) 特别护理记录单

凡危重、抢救、大手术后、特殊治疗或需严密观察病情者,须做好特别护理观察记录。

1. 记录内容　包括患者生命体征、出入量、病情动态、护理措施、药物治疗效果及反应等。

2. 记录方法

(1) 填写眉栏各项,包括患者姓名、年龄、性别、科别、床号、住院病历号、入院日期、诊断等。

(2) 及时准确地记录患者的体温、脉搏、呼吸、血压、出入量等。计量单位写在标题栏内,记录栏内只填数字。记录出入量时,除填写量外,还应将颜色、性状记录于病情栏内,并将 24h 总量填写在体温单的相应栏内。

(3) 病情及处理栏内要详细记录患者的病情变化,治疗、护理措施以及效果,并签全名。

(4) 12h 或 24h 就患者的总出入量、病情、治疗护理做一次小结或总结。

(5) 患者出院或死亡后,特别护理记录单应随病历留档保存。

(五) 病区交班报告

病区交班报告是由值班护士书写的有关值班期间病区的情况及患者病情的动态变化的书面报告。

1. 交班内容

(1) 出院、转出、死亡患者:出院者写明离开时间;转出者注明转往的医院、科别及转出时间;死亡者简要记录抢救过程及死亡时间。

(2) 新入院及转入患者:应写明入院或转入的原因、时间、主诉、主要症状、体征、既往重要病史(尤其是过敏史),存在的护理问题以及下一班须观察及注意的事项,给予的治疗、护理措施及效果。

(3) 危重患者、有异常情况以及做特殊检查或治疗的患者:应写明主诉、生命体征、神志、病情动态、特殊抢救及治疗护理,下一班需重点观察和注意的事项。

(4) 手术患者:准备手术的患者应写明术前准备和术前用药情况等。当天手术患者需写明麻醉种类,手术名称及过程,麻醉清醒时间,回病房后的生命体征、伤口、引流、排尿及镇痛药使用情况。

(5) 产妇:应报告胎次、产式、产程、分娩时间、会阴切口或腹部切口及恶露情况等;自行排尿时间;新生儿性别及评分。

(6) 老年、小儿及生活不能自理的患者:应报告生活护理情况,如口腔护理、压力性损伤护理及饮食护理等。

(7) 其他:还应报告上述患者的心理状况和需要接班者重点观察及完成的事项。夜间记录还应注明患者的睡眠情况。

2. 书写顺序　用蓝(黑)笔填写眉栏各项。**先写离开病区的患者(出院、转出、死亡),再写进入病区的患者(入院、转入),最后写本班重点患者(手术、分娩、危重及有异常情况的患者)。同一栏内的内容,按床号先后顺序书写报告。**

3. 书写要求

(1) 应在经常巡视和了解患者病情的基础上认真书写。

(2) 书写内容应全面、真实、简明扼要、重点突出。

（3）字迹清楚、不得随意涂改、粘贴，日间用蓝（黑）笔书写，夜间用红笔书写。

（4）填写时，先写姓名、床号、住院病历号、诊断，再简要记录病情、治疗和护理。

（5）对新入院、转入、手术、分娩患者，在诊断的右下角分别注明"新""转入""手术""分娩"，危重患者注明"危"或做标记"※"。

（6）写完后，注明页数并签全名。

（7）护士长应对每班的病区交班报告进行检查，符合质量后签全名；对于不符合要求的病区交班报告，护士长应告知交班护士按要求补充完善。

（六）护理病历

护理病历一般包括入院评估表、住院评估表、护理计划单、护理记录单、出院指导和健康教育等。

1. 入院评估表　用于对新入院患者进行初步的护理评估，并通过评估找出患者的健康问题，确立护理诊断。

2. 住院评估表　为及时、全面掌握患者病情的动态变化，护士应对其分管的患者视病情每班、每天或数天进行评估。

3. 护理计划单　即护理人员对患者实施整体护理的具体方案。

4. 护理记录单　是护士运用护理程序的方法为患者解决问题的记录。常采用的记录格式有 P（问题）、I（护理措施）、O（效果）格式和 S（主观资料）、O（客观资料）、A（护理评估）、P（护理计划）、E（效果评价）格式两种。

5. 健康教育计划　是为恢复和促进患者健康并保证患者出院后能获得有效的自我护理能力而制定和实施的帮助患者掌握健康知识的学习计划与技能训练计划。主要包括住院期间的健康教育计划和出院指导。

【习题】

一、选择题

（一）A₁型题

1. 下列**不符合**护理文件书写要求的是

　　A. 文字生动、形象　　　　B. 记录及时、准确　　　　C. 内容简明扼要

　　D. 医学术语确切　　　　E. 记录者签全名

2. 下列有关医疗与护理文件管理要求的描述正确的一项是

　　A. 患者不得复印医嘱单

　　B. 未经护士同意，患者不得随意翻阅

　　C. 患者出院后，特别护理记录单送病案室保存 2 年

　　D. 医疗与护理文件按规定放置，用后必须放回原处

　　E. 发生医疗事故纠纷时，封存的病历资料不可以是复印件

3. 住院病历**不包括**

　　A. 病程记录　　　　　　B. 护理记录　　　　　　C. 交班报告

　　D. 会诊记录　　　　　　E. 检验记录

4. 住院期间排在病历首页的是

　　A. 住院病历首页　　　　B. 长期医嘱单　　　　　C. 临时医嘱单

　　D. 入院记录　　　　　　E. 体温单

5. 下列属于临时医嘱的是

　　A. 病危　　　　　　　　B. 转科　　　　　　　　C. 一级护理

　　D. 半流质饮食　　　　　E. 氧气吸入 prn

6. 护士处理医嘱时，应先执行

　　A. 停止医嘱　　　　　　B. 临时医嘱　　　　　　C. 临时备用医嘱

　　D. 长期备用医嘱　　　　E. 新开的长期医嘱

7. 特别护理记录单一般**不**用于

   A. 危重患者   B. 大手术后患者   C. 行特殊治疗的患者

   D. 骨折生活不能自理患者   E. 需要严密观察病情的患者

8. 下列有关特别护理记录单的书写描述正确的一项是

   A. 计量单位随数字填写在记录栏内

   B. 记录出入量时只需将量精确记录在记录栏内

   C. 病情及处理栏内需详细记录病情变化、措施及效果,无需签名

   D. 护理记录单不随病历留档保存

   E. 总结 24h 出入液量后记录于体温单上

9. 书写病区交班报告时,应先书写的患者是

   A. 危重患者   B. 出院患者   C. 新入院患者

   D. 行特殊治疗的患者   E. 施行手术的患者

10. 对新入院患者进行交班时,**无需**在交班报告上写明的是

   A. 发病经过   B. 主要症状   C. 既往病史

   D. 患者的主诉   E. 患者直系亲属的过敏史

11. 对于产妇的交班内容一般**不包括**

   A. 自行排尿时间   B. 分娩前的准备   C. 新生儿性别及评分

   D. 会阴切口及恶露情况等   E. 产式、产程、分娩时间

12. 病区交班报告眉栏的书写顺序正确的是

   A. 新入院—转入—出院—手术—危重   B. 手术—危重—新入院—转入—出院

   C. 转入—新入院—出院—手术—危重   D. 出院—新入院—转入—手术—危重

   E. 出院—转入—手术—危重—新入院

(二) A₂ 型题

13. 患者刘某,肺炎,体温 39.5℃,行物理降温,物理降温后将所测得的体温绘制在体温单上,下列选项中表述正确的是

   A. 红圈,以红实线与降温前体温相连   B. 红圈,以红虚线与降温前体温相连

   C. 红点,以红实线与降温前体温相连   D. 蓝圈,以红虚线与降温前体温相连

   E. 蓝圈,以蓝虚线与降温前体温相连

14. 患者谢某,肠道术前行清洁灌肠。灌肠前自行排便 1 次,灌肠后排便 5 次,正确的记录方法是

   A. 1/E   B. 5/E   C. 6/E

   D. 1/5E   E. 1^5/E

15. 患者李某,胆石症术后感到疼痛,为减轻患者疼痛,10am 医生开出医嘱:强痛定 100mg im sos,此项医嘱失效时间为

   A. 当天 2p.m.   B. 当天 10p.m.   C. 第 2 天 10a.m.

   D. 第 2 天 10p.m.   E. 医生开出停止时间

16. 患者张某,因甲型病毒性肝炎,行消化道隔离,此项内容属于

   A. 长期医嘱   B. 临时医嘱   C. 长期备用医嘱

   D. 临时备用医嘱   E. 即刻执行的医嘱

17. 患者陈某,即将行胃大部切除术,术前医嘱:阿托品 0.5mg H st.,护士首先应做的是

   A. 将其转录至长期医嘱单上   B. 将其转录至临时医嘱单和治疗单上

   C. 在该项医嘱前划蓝钢笔 "√" 标记   D. 即刻给患者皮下注射阿托品 0.5mg

   E. 转录至交班报告上,以便下一班护士查阅

（三）A₃/A₄型题

（18~20题共用题干）

患者王某，10a.m.在硬膜外麻醉下行胆囊切除术，12a.m.安返病房。患者一般情况好，血压平稳，7p.m.患者主诉伤口疼痛难忍，医嘱：杜冷丁 50mg i.m. q.6h. p.r.n.。

18. 此医嘱属于

    A. 长期医嘱   B. 临时医嘱   C. 长期备用医嘱

    D. 临时备用医嘱   E. 即刻执行的医嘱

19. 护士处理此项医嘱时，**不正确**的是

    A. 执行前了解上一次的执行时间

    B. 前后两次执行的时间应间隔 6h 以上

    C. 将其转录于治疗单上，注明"p.r.n."字样

    D. 每次执行后，在临时医嘱单内记录执行时间并签全名

    E. 24h 内有效，过时未执行，护士用红笔在该项医嘱栏内写"未用"

20. 对于患者安返病房后，护士对患者术后医嘱处理不正确的是

    A. 处理医嘱前先双人核对医嘱，核对无误进行医嘱确认

    B. 护士对医嘱有疑问是，及时向医生查询后再执行医嘱

    C. 执行前需再次核对医嘱无误后执行

    D. 执行长期备用医嘱后，在长期医嘱执行单上注明时间并签名

    E. 临时备用医嘱 12h 内未执行，则自行失效

二、填空题

1. 临时医嘱的有效时间在（   ）h 以内，一般执行（   ）次。

2. 体温不升者，于（   ）℃横线处以下相应时间纵格内用（   ）钢笔写（   ），不再与相邻温度相连。

3. 物理或药物降温半小时后测量的体温以（   ）表示，划在物理降温前温度的同一纵格内，并用（   ）线与降温前温度相连，下次测得的温度用（   ）线仍与降温前温度相连。

4. 凡危重、（   ）、（   ），行特殊治疗或须严密观察病情的患者，应做好特别护理记录。

5. 凡转科、（   ）、（   ）的患者或医嘱栏已写满换页时需要重整医嘱。

6. 书写病室交班报告时，先写（   ）的患者，再写（   ）的患者，最后写（   ）患者。同一栏内的内容，按床号先后顺序书写报告。

7. 病室交班报告最后写本班重点患者，即（   ）、（   ）、（   ）及有异常情况的患者。

三、名词解释

1. 长期医嘱   2. 临时医嘱   3. 长期备用医嘱   4. 临时备用医嘱

四、简答题

1. 简述医疗与护理文件书写的重要意义。

2. 简述医疗与护理文件记录的原则。

3. 简述医疗与护理文件的管理要求。

4. 简述医嘱的内容以及医嘱处理时的注意事项。

5. 简述病室交班报告的书写内容。

五、论述题

1. 患者刘某，女，20岁，患者于两天前淋雨受凉后高烧，最高达40℃，服用退烧药后出汗多，体温下降，但不久又烧，并有咳嗽，咳白色黏液、量不多，咳时伴胸痛，急诊收入院。查体：体温 39.5℃，脉搏 96 次/min，呼吸 21 次/min，血压 120/80mmHg，两肺底可闻及干湿啰音，心（－），腹（－）。医嘱：急查血常规，胸部 X 片，青霉素皮试，青霉素 400 万单位静脉点滴，b.i.d.。

（1）上述医嘱各属于哪一类？

（2）各类医嘱有何特点？

（3）如何处理各类医嘱？

2. 患者,男,66 岁,因肝硬化腹水入院,医嘱要求准确记录患者出入液量。

（1）出入液量的记录内容都包括哪些？

（2）如何正确记录出入液量？

【参考答案】

一、选择题

1. A　　2. D　　3. C　　4. E　　5. B　　6. B　　7. D　　8. E　　9. B　　10. E

11. B　　12. D　　13. B　　14. E　　15. B　　16. A　　17. D　　18. C　　19. E　　20. D

二、填空题

1. 24　1

2. 35　红　不升

3. 红圈　红虚　蓝

4. 抢救　大手术后

5. 手术　分娩

6. 离开病区　进入病区　本班重点

7. 手术　分娩　危重

三、名词解释

1. 长期医嘱指自医生开写医嘱起,至医嘱停止,有效时间在 24h 以上的医嘱,当医生注明停止时间后医嘱失效。

2. 临时医嘱指有效时间在 24h 以内的医嘱,应在短时间内执行,一般只执行一次。

3. 长期备用医嘱指有效时间在 24h 以上,必要时用,两次执行之间有间隔时间,由医生注明停止日期后方失效。

4. 临时备用医嘱指自医生开写医嘱起 12h 内有效,必要时用,过期未执行则失效。

四、简答题

1. ①提供信息;②提供教学与科研资料;③提供评价依据;④提供法律依据。

2. ①及时;②准确;③完整;④简要;⑤清晰。

3.

（1）各种医疗与护理文件按规定放置,记录和使用后必须放回原处。

（2）必须保持医疗与护理文件的清洁、整齐、完整,防止污染、破损、拆散、丢失。

（3）患者及家属不得随意翻阅医疗与护理文件,不得擅自将医疗护理文件带出病区;因医疗活动或复印、复制等需要带离病区时,应当由病区指定专门人员负责携带和保管。

（4）医疗与护理文件应妥善保存。各种记录保存期限为:体温单、医嘱单、特别护理记录单长期保存;门(急)诊病历自患者最后一次就诊之日起不少于 15 年。

（5）患者有权复印或复制其门(急)诊病历、住院志、体温单、医嘱单、化验单(检验报告)、医学影像检查资料、特殊检查(治疗)同意书、手术同意书、手术及麻醉记录单、病理报告、护理记录、出院记录以及国务院卫生行政部门规定的其他病历资料。

（6）发生医疗事故纠纷时,应于医患双方同时在场的情况下封存或启封死亡病例讨论记录、疑难病例讨论记录、上级医师查房记录、会诊记录、病程记录、各种检查报告单、医嘱单等,封存的病历资料可以是复印件,由医疗机构负责保管。

4.

（1）医嘱的内容包括:日期、时间、床号、姓名、护理常规、护理级别、饮食、体位、药物(注明剂量、用法、时间等)、各种检查、治疗、术前准备和医生护士的签名。

(2) 处理医嘱时的注意事项。

1) 医嘱必须经医生签名后方为有效。在一般情况下不执行口头医嘱,在抢救或手术过程中医生下口头医嘱时,执行护士应先复诵一遍,双方确认无误后方可执行,事后应及时据实补写医嘱。

2) 处理医嘱时,应先急后缓,即先执行临时医嘱,再执行长期医嘱。

3) 对有疑问的医嘱,必须核对清楚后方可执行。

4) 医嘱应每班、每日核对,每周总查对,查对后签全名。

5) 凡需下一班执行的临时医嘱要交班,并在护士交班记录上注明。

6) 凡已写在医嘱单上而又不须执行的医嘱,由医生登入医生工作站后直接做删除或停止。

5.

(1) 出院、转出、死亡患者:出院者写明离开时间;转出者注明转往的医院和科别;死亡者简要记录抢救过程及死亡时间。

(2) 新入院及转入患者:应写明入院或转入的原因、时间、主诉、主要症状、体征、既往重要病史,尤其是过敏史;存在的护理问题,以及可能发生的病情变化,下一班须观察及注意的事项等;给予的治疗和护理措施及效果。

(3) 危重患者和有异常情况、特殊检查治疗的患者:应写明主诉、生命体征、神志、病情动态、特殊抢救及治疗护理,下一班需重点观察和注意的事项。

(4) 手术患者:准备手术患者应写明术前准备和术前用药情况等。当天手术患者需写明麻醉种类,手术名称及过程,麻醉清醒时间,回病房后生命体征、伤口、引流、排尿及镇痛药使用情况。

(5) 产妇:应报告胎次、产式、产程、分娩时间、会阴切口及恶露情况等;自行排尿时间;新生儿性别及评分。

(6) 老年、小儿和生活不能自理的患者:应报告生活护理情况,如口腔护理、压力性损伤护理及饮食护理等。

此外,还应报告上述患者的心理状况和需要接班者重点观察及完成的事项。夜间记录应注明患者的睡眠情况。

五、论述题

1.

(1) 急查血常规,胸部 X 片,青霉素皮试属于临时医嘱;青霉素 4 000 000U 静脉点滴 bid 属于长期医嘱。

(2) 临时医嘱和长期医嘱的特点。

1) 临时医嘱:有效时间在 24h 以内的医嘱,应在短时间内执行,一般只执行一次。

2) 长期医嘱:指自医生开写医嘱起,至医嘱停止,有效时间在 24h 以上的医嘱,当医生注明停止时间后医嘱失效。

(3) 长期医嘱和临时医嘱的处理。

1) 长期医嘱处理:长期医嘱确认生成后,直接打印各种执行单,定期执行的长期医嘱应在执行单上注明具体的执行时间。护士执行长期医嘱后,应在长期医嘱执行单上注明执行的时间,并签全名。

2) 临时医嘱处理:须立即执行的医嘱,护士执行后,在临时医嘱执行单上注明执行时间并签上全名。有限定执行时间的临时医嘱,护士应及时转录至临时治疗本或交班记录本上。会诊、手术、检查等各种申请单应及时送到相应科室。

2.

(1) 记录内容

1) 每日摄入量:包括每日的饮水量、食物中的含水量、输液量、输血量等。

2) 每日排出量:主要为尿量,还包括大便量、呕吐物量、咯出物量(咯血、咯痰)、出血量、引流量、创面渗液量等。

（2）记录方法

1）用蓝/黑钢笔填写眉栏各项,包括患者姓名、科别、床号、住院病历号、诊断及页码。

2）记录同一时间的摄入量和排出量,在同一横格上开始记录;对于不同时间的摄入量和排出量,应各自另起一行记录。

3）12h 或 24h 就患者的出入量做一次小结或总结。将 24h 总结的液体出入量填写在体温单相应的栏目上。

（金晓燕）

生命体征的评估与护理

【知识导图】

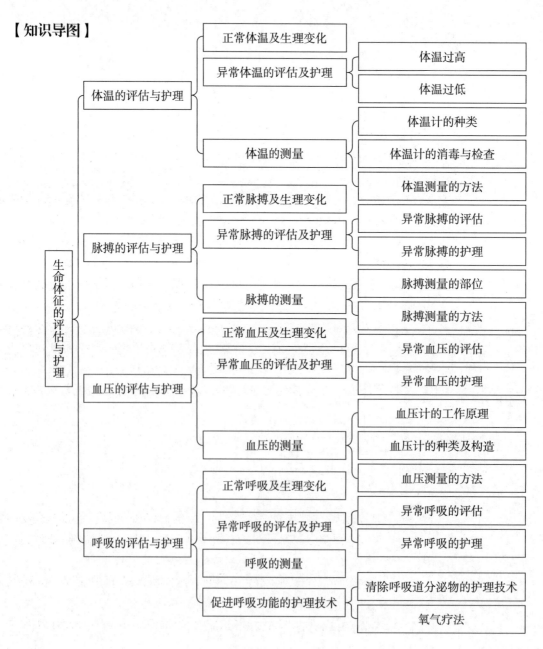

【内容概述】

一、体温的评估与护理

(一) 概念

体温分为体核温度和体表温度。体核温度指机体深部组织(如胸腔、腹腔或盆腔)的温度,相对稳定且高于体表温度。正常的体核温度是一定范围内的温度。体表温度是皮肤、皮下组织以及脂肪的温度,可受环境温度和衣着情况的影响且低于体核温度。

体温过高指机体体温升高超过正常范围。病理性体温过高包括发热和过热。发热指机体在致热原作用下,体温调节中枢的调定点上移而引起的调节性体温升高。过热指调定点未发生移动,而是由于体温调节障碍、散热障碍、产热器官功能异常等,造成体温调节中枢不能将体温控制在与调定点相适应的水平上,是被动性体温升高。

体温过低指体温低于正常范围。

(二) 成人体温平均值及正常范围(表9-1)

表9-1　成人体温平均值及正常范围

部位	平均温度/℃	正常范围/℃
腋温	36.5	36.0~37.0
口温	37.0	36.3~37.2
肛温	37.5	36.5~37.7

(三) 发热的临床分级

以口腔温度为例,发热的临床分级如下:

低　热　37.3~38.0℃

中等热　38.1~39.0℃

高　热　39.1~41.0℃

超高热　41℃以上

(四) 发热过程及表现(表9-2)

表9-2　发热的表现

发热过程	特点	主要表现
体温上升期	产热大于散热	疲乏无力、皮肤苍白、干燥无汗、畏寒、寒战
高热持续期	产热和散热在较高水平趋于平衡	面色潮红、皮肤灼热、口唇干燥、呼吸脉搏加快、头痛头晕、食欲缺乏、全身不适、软弱无力
退热期	散热大于产热	大量出汗、皮肤潮湿

(五) 常见热型(表9-3)

表9-3　常见热型

热型	定义	常见疾病
稽留热	体温持续在39~40℃左右,达数天或数周,24h波动范围不超过1℃	伤寒、大叶性肺炎高热期
弛张热	体温在39℃以上,24h内温差达2℃以上,体温最低时仍高于正常水平	败血症、风湿热、化脓性感染
间歇热	体温骤然升高至39℃以上,持续数小时,后下降至正常,经过一个间歇,反复发作	疟疾
回归热	体温升高至正常范围以上数天,之后再降至正常1~2d后再升高,如此交替	回归热、霍奇金病
不规则热	发热无一定规律,且持续时间不定	结核病、风湿热、癌性发热

（六）发热患者的护理措施

1. **降低体温** 可选用物理降温或药物降温方法。物理降温有局部和全身冷疗两种方法。体温超过39℃时,可采用冷湿敷、冰袋等局部冷疗方法;体温超过39.5℃时,可采用温水拭浴、乙醇拭浴等全身冷疗方法达到降温目的。

2. **加强病情观察** ①观察生命体征;②观察是否出现伴随症状;③观察发热的原因及诱因有无解除;④观察治疗效果;⑤观察饮水量、饮食摄取量、尿量及体重变化;⑥观察四肢末梢循环情况;⑦观察是否出现抽搐。

3. **补充营养和水分** 给予高热量、高蛋白、高维生素、易消化的流质或半流质食物。饮水以每日3 000ml 为宜。

4. **促进患者舒适** ①休息,高热者卧床休息,低热者可酌情减少活动,适当休息;②口腔护理;③皮肤护理。

5. **心理护理** 在不同的发热过程中给予相应的护理。

（七）体温测量方法的比较(表 9-4)

表 9-4　体温测量方法的比较

项目	口温	腋温	肛温
部位	舌下热窝	腋窝正中	直肠
方法	闭口鼻呼吸	屈臂过胸夹紧	润滑肛表,插入肛门 3~4cm
时间	3min	10min	3min
优点	方便	方便,不易交叉感染	准确,接近于人体深部温度
缺点	影响因素较多	测量时间较长	不方便

（八）测量体温的注意事项

1. 婴幼儿、精神异常、昏迷、口腔疾患、口鼻手术、张口呼吸者禁忌口温测量。腋下有创伤、手术、炎症,腋下出汗较多者,肩关节受伤或消瘦夹不紧体温计者禁忌腋温测量。直肠或肛门手术、腹泻、心肌梗死患者禁忌肛温测量。

2. 婴幼儿、危重患者、躁动患者、精神异常患者,专人守护,防止意外。

3. 婴幼儿除了肛门、腋窝可作为测量体温的部位外,还可使用奶嘴式的电子体温计或红外线耳温枪进行体温测量。

4. 使用红外线耳温仪测量时,3 岁以上患者应将耳郭向上向后牵拉,3 岁以下婴幼儿将耳郭向下向后牵拉,使耳道平直,易于测量。正常耳温在 35.6~37.4℃。

5. 测口温时,若患者不慎咬破体温计时,首先应及时消除玻璃碎屑,以免损伤唇、舌、口腔、食管、胃肠道黏膜。再口服蛋清或牛奶,以延缓汞的吸收。若病情允许,可服用粗纤维食物,加速汞的排出。

6. 避免影响体温测量的各种因素。如运动、进食、冷热饮、冷热敷、洗澡、坐浴、灌肠等。

二、脉搏的评估与护理

（一）概念

脉搏指在每个心动周期中,由于心脏的收缩和舒张,动脉内的压力和容积也发生周期性的变化,导致动脉管壁产生有节律的搏动,称为动脉脉搏,简称脉搏。

（二）正常脉搏

正常成人在安静状态下脉率为 60~100 次/min;跳动均匀规则,间隔时间相等;每搏强弱相同;动脉管壁光滑、柔软、富有弹性。

（三）异常脉搏的评估（表9-5）

表9-5　异常脉搏

异常脉搏		特点	常见疾病
脉率异常	心动过速	成人脉率超过100次/min	发热、疼痛、甲状腺功能亢进、心力衰竭、血容量不足
	心动过缓	成人脉率少于60次/min	颅内压增高、房室传导阻滞、甲状腺功能减退、低温、血钾过高
节律异常	间歇脉	正常规则的脉搏中,出现一次提前而较弱的搏动,其后有一较正常延长的间歇	各种器质性心脏病
	脉搏短绌	同一单位时间内脉率少于心率	心房纤颤
强弱异常	洪脉	脉搏强而大	高热、甲状腺功能亢进、主动脉瓣关闭不全
	细脉	脉搏弱而小	心功能不全、大出血、休克、主动脉瓣狭窄
	交替脉	节律正常,强弱交替出现	高血压性心脏病、急性心肌梗死主动脉瓣关闭不全
	水冲脉	脉搏骤起骤降,急促而有力	甲状腺功能亢进、严重贫血
	奇脉	吸气时脉搏明显减弱或消失	心包积液和缩窄性心包炎
动脉壁异常		动脉壁变硬,失去弹性,呈条索状,甚至有结节	动脉硬化

（四）脉搏的测量

1. 脉搏测量的部位　浅表、靠近骨骼的大动脉均可作为测量脉搏的部位。最常选择的诊脉部位是桡动脉。

2. 脉搏测量的方法　①体位:卧位或坐位;手腕伸展,手臂放舒适位置。②测量:护士以示指、中指、无名指的指端按压在桡动脉处,按压力量适中,以能清楚测得脉搏搏动为宜。③计数:正常脉搏测30s,得数乘以2。

3. 注意事项　①勿用拇指诊脉,因拇指小动脉的搏动较强,易与患者的脉搏相混淆。②异常脉搏应测量1min;脉搏细弱时可用听诊器测心率1min。③脉搏短绌者由2名护士同时测量,一人听心率,另一人测脉率,听心率者发出"起"或"停"口令,测量1min。

三、血压的评估与护理

（一）概念

血压是血管内流动着的血液对单位面积血管壁的侧压力。

收缩压指在心室收缩时,动脉血压上升达到的最高值。

舒张压指在心室舒张末期,动脉血压下降达到的最低值。

脉压指收缩压与舒张压之差。

平均动脉压指在一个心动周期中,动脉血压的平均值,约等于舒张压+1/3脉压。

（二）正常血压

收缩压90~139mmHg(12.0~18.5kPa),舒张压60~89mmHg(8.0~11.8kPa),脉压30~40mmHg(4.0~5.3kPa)。

（三）异常血压的评估

1. 高血压　指在未使用降压药物的情况下,18岁以上成年人收缩压≥140mmHg和/或舒张压≥90mmHg。

2. 低血压　血压低于90/60mmHg称为低血压。常见于大量失血、休克、急性心力衰竭等。

3. 脉压异常　①脉压增大:常见于主动脉硬化、主动脉瓣关闭不全、动静脉瘘、甲状腺功能亢进;②脉压减小:常见于心包积液、缩窄性心包炎、末梢循环衰竭。

（四）血压的测量

1. 测量前　有吸烟、运动、情绪变化等,应休息15~30min后再测量。

2. **体位** 手臂位置(肱动脉)与心脏同一水平。坐位:平第四肋;卧位:平腋中线。

3. 于上臂中部缠袖带,袖带下缘距肘窝 2~3cm,松紧以能插入一指为宜。

4. **注气** 听诊器胸件置于肱动脉搏动最明显处,注气至肱动脉搏动消失再升高 20~30mmHg。

5. **放气** 缓慢放气,速度以水银柱下降 4mmHg/s 为宜。

6. **判断** 听诊器出现的第一声搏动音,此时水银柱所指的刻度,即为收缩压;当搏动音突然变弱或消失,水银柱所指的刻度即为舒张压。

7. **注意事项** ①定期检测、校对血压计:测量前,须检查血压计,要求玻璃管无裂损,刻度清晰,加压气球和橡胶管无老化、不漏气,袖带宽窄合适,水银充足、无断裂;检查血压计,要求听诊器橡胶管无老化、衔接紧密,听诊器传导正常。②对需密切观察血压者,应做到四定:即定时间、定部位、定体位、定血压计。③发现血压听不清或异常,应重测。重测时,待水银柱降至"0"点,稍等片刻后再测量。必要时,做双侧对照。④注意测压装置(血压计、听诊器)、测量者、受检者、测量环境等因素引起血压测量的误差,以保证测量血压的准确性。⑤中国高血压防治指南(2018 年修订版)对血压测量的要求:推荐使用经过验证的上臂式医用电子血压计和标准规格的袖带,应相隔 1~2min 重复测量,取 2 次读数的平均值记录。如果收缩压或舒张压的 2 次读数相差 5mmHg 以上,应再次测量,取 3 次读数的平均值记录。首诊时要测量两上臂血压,以后通常测量较高读数一侧的上臂血压。

(五) 袖带对血压的影响(表9-6)

表9-6 袖带对血压的影响

袖带	对血压的影响	原因
太窄	数值偏高	须加大力量才能阻断动脉血流
太宽	数值偏低	大段血管受阻,以至搏动音在到达袖带下缘之前已消失
过松	数值偏高	袖带呈球状,有效面积变窄
过紧	数值偏低	血管未注气已受压

(六) 测量血压常见错误(表9-7)

表9-7 测量血压常见错误

	操作者	测压装置	被测者
假性高读数	• 袖带松紧不合适 – 太松 • 血压计水银柱未垂直放置 • 放气速度太慢	• 袖带大小不合适 – 太窄	• 吸烟、情绪激动、膀胱膨胀、进餐
假性低读数	• 被测者手臂位置高于心脏 • 未能注意听诊间隔 • 听力敏感度降低	• 听诊器太大或太小 • 听诊器导管太长 • 水银柱上端小孔堵塞 • 水银不足	
假性高或低读数	• 眼睛高度未和水银柱高度同高 • 放气速度太快	• 血压计未正确校正 • 听诊器瓣膜或连接处不良	

四、呼吸的评估和护理

(一) 概念

呼吸是机体与环境之间进行气体交换过程。

(二) 正常呼吸

正常成人安静状态下呼吸频率为 16~20 次/min,节律规则,呼吸运动均匀无声且不费力,呼吸与脉搏的比例为 1:4。男性及儿童以腹式呼吸为主,女性以胸式呼吸为主。

（三）异常呼吸的评估(表9-8)

表9-8　异常呼吸

异常呼吸		特点	常见疾病
频率	呼吸过速	超过 24 次/min	发热、疼痛、甲状腺功能亢进
	呼吸过缓	低于 12 次/min	颅内压增高、巴比妥类药物中毒
深度	深度呼吸	深而规则大呼吸	酸中毒
	浅快呼吸	浅表而不规则	呼吸肌麻痹、肺与胸膜疾病、濒死者
节律	潮式呼吸	浅慢变为深快,再由深快转为浅慢,再经一段呼吸暂停后,重复以上过程	中枢神经系统疾病,如脑炎、脑膜炎、颅内压增高及巴比妥类药物中毒
	间断呼吸	呼吸和呼吸暂停现象交替出现	常在临终前发生
声音	蝉鸣样呼吸	吸气时产生一种极高的似蝉鸣样音响	喉头水肿、喉头异物
	鼾声呼吸	呼吸时发出一种粗大的鼾声	昏迷者
形态异常		胸式呼吸减弱,腹式呼吸增强	肺、胸膜或胸壁的疾病,如肺炎、胸膜炎、肋骨骨折、肋间神经痛
		腹式呼吸减弱,胸式呼吸增强	腹部的疾病,如腹膜炎、大量腹水、肝脾极度肿大,腹腔内巨大肿瘤
呼吸困难	吸气性	吸气显著困难	气管阻塞、气管异物、喉头水肿
	呼气性	呼气费力	支气管哮喘、阻塞性肺气肿
	混合性	吸气、呼气均感费力	重症肺炎、广泛性肺纤维化、大片肺不张、大量胸腔积液

（四）呼吸的测量

1. 测量前　有剧烈运动、情绪激动等,应休息 20~30min 后再测量。

2. 方法　护士将手放在患者的诊脉部位似诊脉状,眼观察患者胸部或腹部的起伏。

3. 观察　呼吸频率(一起一伏为一次呼吸)、深度、节律、音响、形态及有无呼吸困难。

4. 计数　正常脉搏测 30s,得数乘以 2。

5. 注意事项　①呼吸受意识控制,因此测量呼吸前不必解释,在测量过程中不使患者察觉,以免紧张,影响测量的准确性;②危重患者呼吸微弱,可用少许棉花置于患者鼻孔前,观察棉花被吹动的次数,计时 1min。

（五）清除呼吸道分泌物的护理技术(表9-9)

表9-9　清除呼吸道分泌物的护理技术

护理技术	作用	操作要点
有效咳嗽	排出呼吸道内的异物、分泌物,具有清洁、保护和维护呼吸道通畅的作用	体位:坐位或半卧位,屈膝上身前倾;双手:抱膝或在胸部和膝盖上置一枕头并用两肋夹紧,深吸气后屏气 3s;患者:腹肌用力及两手抓紧支持物(脚和枕),用力做爆破性咳嗽
叩击	叩打胸背部,借助振动,使分泌物松脱而排出体外	手指弯曲并拢,指侧呈杯状,有节奏地自下而上,由外向内轻轻叩打
体位引流	置患者于特殊体位,将肺与支气管所存积的分泌物,借助重力作用使其流入大气管并咳出体外	患肺处于高位 痰液黏稠不易引流:可给予蒸汽吸入、超声雾化吸入、祛痰药 时间与次数:2~4 次/d,15~30min/次,宜选择空腹进行
吸痰法	经口、鼻腔、人工气道将呼吸道的分泌物吸出,以保持呼吸道通畅,预防并发症	吸引器负压:一般成人 40.0~53.3kPa(300~400mmHg),儿童 <40.0kPa 方法:先吸口咽部分泌物,再吸气管内分泌物;若气管切开吸痰,先吸气管切开处,再吸口(鼻)部 手法:左右旋转,向上提出

(六) 氧气疗法

氧气疗法是指通过给氧,提高动脉血氧分压(PaO_2)和动脉血氧饱和度(SaO_2),增加动脉血氧含量(CaO_2),纠正各种原因造成的缺氧状态,促进组织的新陈代谢,维持机体生命活动的一种治疗方法。

1. **给氧注意事项** ①用氧前,检查氧气装置有无漏气,是否通畅。②严格遵守操作规程,注意用氧安全,切实做好"四防",即防震、防火、防热、防油。③使用氧气时,应先调节流量后应用,即带氧插管。停用氧气时,应先拔出导管,再关闭氧气开关,即带氧拔管。中途改变流量,分离鼻导管与湿化瓶连接处,调好流量再接上,即分离调节,以免一旦开关出错,大量氧气进入呼吸道而损伤肺部组织。④常用湿化液为灭菌蒸馏水。急性肺水肿用 20%~30% 乙醇,它具有降低肺泡内泡沫的表面张力,使泡沫破裂、消散,改善肺部气体交换,减轻缺氧症状的作用。⑤氧气筒内氧勿用尽,压力表至少要保留 0.5MPa($5kg/cm^2$),以免灰尘进入筒内,再充气时引起爆炸。⑥对未用完或已用尽的氧气筒,应分别悬挂"满"或"空"的标志,既便于及时调换,也便于急用时搬运,提高抢救速度。⑦用氧过程中,应加强监测。

2. **氧疗监护** ①缺氧症状:患者由烦躁不安变为安静、心率变慢、血压上升、呼吸平稳、皮肤红润温暖、发绀消失,说明缺氧症状改善。②实验室检查:实验室检查指标可作为氧疗监护的客观指标。主要观察氧疗后 PaO_2、$PaCO_2$、SaO_2 等。③氧气装置:有无漏气,管道是否通畅。④氧疗的副作用:当氧浓度高于 60%、持续时间超过 24h,可能出现氧疗副作用。常见的副作用是氧中毒、肺不张、呼吸道分泌物干燥、晶状体后纤维组织增生、呼吸抑制。

3. **氧疗副作用**

(1) 氧中毒:其特点是肺实质的改变,表现为胸骨下不适、疼痛、灼热感,继而出现呼吸增快、恶心、呕吐、烦躁、断续的干咳。预防措施是避免长时间、高浓度氧疗,经常做血气分析,动态观察氧疗的治疗效果。

(2) 肺不张:吸入高浓度氧气后,肺泡内氮气被大量置换,一旦支气管有阻塞,其所属肺泡内的氧气被肺循环血液迅速吸收,引起吸入性肺不张。患者表现为烦躁,呼吸、心率增快,血压上升,继而出现呼吸困难、发绀、昏迷。预防措施是鼓励患者做深呼吸,多咳嗽和经常改变卧位、姿势,防止分泌物阻塞。

(3) 呼吸道分泌物干燥:氧气是一种干燥气体,吸入后可导致呼吸道黏膜干燥,分泌物黏稠,不易咳出,且有损纤毛运动。因此,氧气吸入前一定要先湿化再吸入,以此减轻刺激作用,并定期雾化吸入。

(4) 晶状体后纤维组织增生:仅见于新生儿,以早产儿多见。由于视网膜血管收缩、视网膜纤维化,最后出现不可逆转的失明,应控制氧浓度和吸氧时间。

(5) 呼吸抑制:见于Ⅱ型呼吸衰竭者(PaO_2 降低、$PaCO_2$ 增高),由于 $PaCO_2$ 长期处于高水平,呼吸中枢失去了对二氧化碳的敏感性,呼吸的调节主要依靠缺氧对外周化学感受器的刺激来维持,吸入高浓度氧,解除缺氧对呼吸的刺激作用,使呼吸中枢抑制加重,甚至呼吸停止。因此对Ⅱ型呼吸衰竭患者应给予低浓度、低流量(1~2L/min)持续给氧,维持 PaO_2 在 8kPa 即可。

【习题】

一、选择题

(一) A_1 型题

1. 适宜采用口腔测量体温的是

    A. 昏迷者   B. 患儿   C. 口鼻手术者

    D. 呼吸困难者   E. 肛门手术者

2. 可导致脉率减慢的是

    A. 颅内高增压   B. 贫血   C. 冠心病心绞痛

    D. 急性左心衰   E. 心源性休克

3. 提示高热患者退热期可能发生虚脱表现是

    A. 皮肤潮红、寒战、出汗   B. 头晕、恶心、无汗   C. 脉搏呼吸渐慢、无汗

    D. 脉细速,四肢厥冷,出汗   E. 脉速、面色潮红、无汗

4. 电动吸引器吸痰是利用

    A. 正压作用　　　　　　　B. 负压作用　　　　　　　C. 虹吸作用

    D. 空吸作用　　　　　　　E. 静压作用

（二）A₂型题

（二）A_2 型题

5. 患者吴某,女,27岁。肺炎球菌肺炎持续高热数天,给予冰袋降温,其原理是

    A. 传导　　　　　　　　　B. 辐射　　　　　　　　　C. 对流

    D. 抑制下丘脑　　　　　　E. 蒸发

6. 患者姚某,男,28岁,持续高热数天,每日体温最高41.3℃,最低39.0℃,此热型符合

    A. 稽留热　　　　　　　　B. 弛张热　　　　　　　　C. 间歇热

    D. 不规则热　　　　　　　E. 异常热

7. 1岁的患儿,须测量直肠温度时,护士应将肛表插入肛门

    A. 1~2cm　　　　　　　　B. 2~3cm　　　　　　　　C. 3~4cm

    D. 4~5cm　　　　　　　　E. 5~6cm

8. 患者林某,女,50岁。诊断为"细菌性菌痢"。护士测量体温时得知其5min前饮过开水,为此应

    A. 嘱其用冷开水漱口后再测量　　　　　　B. 参照上次测量值记录

    C. 改测直肠温度　　　　　　　　　　　　D. 暂停测一次

    E. 告知患者30min后再测口腔温度

9. 护士小李,在社区中为高血压患者进行群体健康教育,在有关血压生理变化的叙述中**不妥**的是

    A. 更年期前女子略低于男子　　　　　　　B. 寒冷环境血压上升

    C. 睡眠不佳时血压可稍升高　　　　　　　D. 上肢血压低于下肢血压

    E. 坐位血压低于卧位血压

10. 患者万某,男,34岁。在平静状态下为其测量血压,血压值为132/88mmHg,这个血压值属于

    A. 收缩压偏高,舒张压偏低　　　　　　　B. 收缩压偏低,舒张压偏高

    C. 理想血压　　　　　　　　　　　　　　D. 正常血压

    E. 正常高值

11. 患者刘某,女,60岁。外伤后,烦躁不安,面色苍白,体检:血压90/60mmHg,脉搏呈丝状脉,根据患者的表现,首先要考虑的可能是

    A. 休克　　　　　　　　　　　　　　　　B. 甲状腺功能亢进

    C. 缩窄性心包炎　　　　　　　　　　　　D. 脑血管意外

    E. 肺气肿

12. 护士丁某,为社区居民做关于呼吸的健康教育,以下描述正确的是

    A. 呼吸与脉搏之比为1∶4

    B. 小儿、男性呼吸较快

    C. 男性及儿童以胸式呼吸为主,女性以腹式呼吸为主

    D. 情绪激动,低温环境可使呼吸增快

    E. 呼吸不受意识控制

13. 患者金某,女,76岁,糖尿病病史17年,现出现糖尿病酮症酸中毒。患者的呼吸可表现为

    A. 费力呼吸　　　　　　　B. 深而规则的大呼吸　　　C. 叹息样呼吸

    D. 蝉鸣样呼吸　　　　　　E. 鼾声呼吸

14. 患者林某,男,65岁,认知功能下降,因过量误服巴比妥类药物而中毒,患者出现潮式呼吸。潮式呼吸的特点是

    A. 呼吸暂停,呼吸减弱,呼吸增强反复出现

    B. 呼吸减弱,呼吸增强,呼吸暂停反复出现

C. 呼吸浅慢,逐渐加快加深再变浅慢,呼吸暂停后,周而复始

D. 呼吸深快,呼吸暂停,呼吸浅慢,三者交替出现

E. 呼吸深快,逐步浅慢,以至暂停,反复出现

15. 患者许某,女,56 岁。因安眠药中毒,意识模糊不清,呼吸微弱,浅而慢,不易观察,护士应采取的测量方法是

    A. 以 1/4 的脉率计数

    B. 测脉率后观察胸部起伏次数

    C. 听呼吸音响计数

    D. 用手感觉呼吸气流计数

    E. 用少许棉花置患者鼻孔前观察棉花飘动次数计数

16. 患者柯某,女,36 岁,支气管扩张,出现大量痰液。护士指导患者做体位引流时应避免

    A. 在饭后 0.5h 进行   B. 行超声雾化吸入提高疗效   C. 引流同时进行胸部叩击

    D. 引流体位是患肺处于高位   E. 每次引流 15~30min

17. 患者史某,女,50 岁。因脑外伤持续昏迷 3 周,护士观察到其痰液黏稠致呼吸困难,下列处理**不妥**的是

    A. 氧气吸入   B. 用力叩击胸壁脊柱,以利排痰

    C. 必要时用吸引器吸痰   D. 帮助患者多翻身

    E. 超声雾化吸入

18. 患者程某,女,79 岁,脑卒中。患者意识不清,为其吸痰时应注意的内容**不妥**的是

    A. 贮液瓶内吸出液应及时倾倒   B. 检查管道连接和吸引器性能

    C. 吸痰管每次吸痰后更换   D. 每次插入吸痰时间超过 15s

    E. 痰液黏稠,可配合叩击

19. 患者黄某,男,82 岁。因慢性阻塞性肺部疾病出现慢性缺氧,需氧气治疗,有关氧疗的作用**不妥**的是

    A. 增加动脉血氧含量   B. 提高动脉血氧分压

    C. 供给能量   D. 改善缺氧状态

    E. 维持机体生命活动

20. 患者苏某,男,52 岁,急性肺水肿。20%~30% 乙醇湿化给氧的目的是

    A. 刺激呼吸中枢   B. 促使氧气快速湿润

    C. 吸收水分,减轻肺水肿   D. 降低肺泡内泡沫的表面张力

    E. 刺激血管收缩,减少渗出

21. 患者胡某,女,75 岁。呼吸困难,给予氧气吸入,吸入的氧浓度为 33%,则每分钟吸入的氧流量是

    A. 2L/min   B. 3L/min   C. 4L/min

    D. 5L/min   E. 6L/min

(三) A_3/A_4 型题

(22~24 题共用题干)

患者江某,男,35 岁。持续高热 5d,精神萎靡,每晨 9:00 测得口腔温度 39.2℃左右,下午 16:00 测得口腔温度 39.8℃左右。

22. 此热型称为

    A. 稽留热   B. 弛张热   C. 间歇热

    D. 不规则热   E. 异常热

23. 发热程度属于

    A. 低热   B. 中等热   C. 高热

    D. 超高热   E. 极高热

24. 此时最好的降温方法是

 A. 头部置于冰槽   B. 50% 乙醇全身拭浴   C. 冰袋头部冷敷

 D. 化学冰袋头部冷敷   E. 32℃温水全身拭浴

二、填空题

1. 生命体征是（ ）、（ ）、呼吸及血压的总称。

2. 耳温测量时 3 岁以上患者应将耳郭（ ）牵拉,3 岁以下婴幼儿应将耳郭（ ）牵拉。

3. 口腔测温时,将口表水银端斜放于（ ）,闭紧口唇,用鼻呼吸,时间（ ）min。

4. 将全部体温计的水银柱甩至 35℃以下,同时放入已测好的 40℃以下的水中,（ ）min 后检视,若误差在（ ）℃以上则不能使用。

5. 心动过速指成人脉率超过（ ）次/min,心动过缓指成人脉率低于（ ）次/min。

6. 奇脉是指吸气时脉搏明显（ ）,是（ ）的重要体征之一。

7. 影响血压的因素有每搏输出量、（ ）、（ ）、主动脉和大动脉管壁的弹性、循环血量与血管容量。

8. 成年人正常血压范围为收缩压（ ）mmHg、舒张压（ ）mmHg、脉压（ ）mmHg。

9. 高血压指在未使用降压药物的情况下,18 岁以上成年人收缩压≥（ ）mmHg 和/或舒张压≥（ ）mmHg。

10. 低血压指收缩压低于（ ）mmHg,舒张压低于（ ）mmHg。

11. 测量血压时应将袖带平整置于上臂中部,下缘距肘窝（ ）cm,松紧以能插入（ ）指为宜。

12. 密切观察血压者,应做到四定,即定（ ）、定（ ）、定体位和定血压计。

13. 呼吸过程包括外呼吸、（ ）、（ ）三过程。

14. 女性以（ ）呼吸为主;男性和儿童以（ ）呼吸为主。

15. 叩击时操作者将手固定成背隆掌空状,自下而上,由（ ）向（ ）轻轻拍打。

16. 注意用氧安全,切实做好防震、防火、防（ ）、防（ ）。

17. 使用氧气时,应先调节流量后应用。停用氧气时,应先（ ）,再（ ）。

三、名词解释

1. 回归热   2. 间歇脉   3. 潮式呼吸

4. 体位引流   5. 吸痰法   6. 氧气疗法

四、简答题

1. 简述高热患者的护理措施。

2. 简述体温过低患者的护理要点。

3. 简述高血压的护理。

4. 列出吸痰的注意事项。

5. 列出临床上清除呼吸道分泌物的护理技术。

五、论述题

1. 患者王某,女性,30 岁,因心房纤颤而入院。入院时测心率 200 次/min,脉搏 100 次/min,且心律不齐、心音强弱不等。

 (1) 请对患者的脉搏作出判断?

 (2) 应如何测量脉搏?

 (3) 测量后如何记录?

2. 患者赵某,女性,70 岁,因脑外伤而入院。体检:体温 38.6℃,P 90 次/min,R 18 次/min,BP 140/90mmHg,意识不清,有痰鸣音且无力咳出。

 (1) 可采用哪项护理措施帮助患者去除分泌物?

 (2) 此护理措施的目的是什么?

 (3) 实施时应注意哪些问题?

3. 患者李某,女性,45岁,自感胸闷不适,嘴唇青紫,呼吸困难,PaO$_2$ 40mmHg,SaO$_2$ 65%。

(1) 请判断缺氧的程度。

(2) 患者使用氧疗应如何进行监护?

(3) 如何做好用氧安全?

【参考答案】

一、选择题

1. E 2. A 3. D 4. B 5. A 6. B 7. A 8. E 9. E 10. E

11. A 12. A 13. B 14. C 15. E 16. A 17. B 18. D 19. C 20. D

21. B 22. A 23. C 24. E

二、填空题

1. 体温 脉搏

2. 向上向后 向下向后

3. 舌下热窝 3

4. 3 0.2

5. 100 60

6. 减弱或消失 心脏压塞

7. 心率 外周阻力

8. 90~139 60~89 30~40

9. 140 90

10. 90 60

11. 2~3 —

12. 时间 部位

13. 气体运输 内呼吸

14. 胸式 腹式

15. 外 内

16. 热 油

17. 拔出导管 关闭氧气开关

三、名词解释

1. 回归热指体温升至正常范围以上数天后再降至正常 1~2d 后再升高,如此交替出现。常见于回归热、霍奇金病等。

2. 间歇脉指在一系列正常规则的脉搏中,出现一次提前而较弱的脉搏,其后有一较正常延长的间歇(代偿间歇),称间歇脉。

3. 潮式呼吸指又称陈-施氏(cheyne-stokes)呼吸,是一种呼吸由浅慢逐渐变为深快,然后再由深快转为浅慢,再经一段呼吸暂停(5~20s)后,又开始重复以上过程的周期性变化,其形态犹如潮水起伏。

4. 体位引流指置患者于特殊体位,将肺与支气管所存积的分泌物,借助重力作用使其流入大气管并咳出体外。

5. 吸痰法指经口、鼻腔、人工气道将呼吸道的分泌物吸出,以保持呼吸道通畅,预防吸入性肺炎、肺不张、窒息等并发症的一种方法。

6. 氧气疗法指通过给氧,提高动脉血氧分压(PaO$_2$)和动脉血氧饱和度(SaO$_2$),增加动脉血氧含量(CaO$_2$),纠正各种原因造成的缺氧状态,促进组织的新陈代谢,维持机体生命活动的一种治疗方法。

四、简答题

1.

(1) 使用物理降温或药物降温方法降低体温。

(2) 加强病情观察：生命体征、是否出现伴随症状、发热的原因及诱因是否消除、治疗效果、饮水量、四肢末梢循环情况、是否出现抽搐。

(3) 补充营养和水分。

(4) 促进患者舒适，多休息，做好口腔护理和皮肤护理。

(5) 心理护理。

2.

(1) 维持室温 22~24℃。

(2) 提供保暖措施。

(3) 加强监测，至少每小时测量一次。

(4) 病因治疗。

(5) 积极指导。

3. 包括良好环境、合理饮食、生活规律、控制情绪、坚持运动、加强监测、健康教育七方面。

4. 吸痰前检查、每次吸痰应更换吸痰管、每次吸痰时间 <15s、吸痰动作轻稳、多种方法合用提高效果、电动吸引器管理。

5. 有效咳嗽、叩击、体位引流、吸痰法。

五、论述题

1.

(1) 判断：脉搏短绌。

(2) 测量：应由 2 名护士同时测量，一人听心率，另一人测量脉率，听心率者发出"起"或"停"口令，计时 1min。

(3) 记录：心率/脉率 次/min，如 180/90 次/min。

2.

(1) 护理措施：吸痰法。

(2) 目的：①清除呼吸道分泌物，保持呼吸道通畅；②促进呼吸功能，改善肺通气；③预防并发症发生，如吸入性肺炎、肺不张、窒息等。

(3) 注意：①吸痰前，检查电动吸引器性能是否良好，连接是否正确；②严格执行无菌操作，每次吸痰应更换吸痰管；③每次吸痰时间 <15s，以免造成缺氧；④吸痰动作轻柔，防止呼吸道黏膜损伤；⑤痰液黏稠时，可配合叩击、蒸汽吸入、雾化吸入，提高吸痰效果；⑥贮液瓶内吸出液应及时倾倒，不得超过 2/3。

3.

(1) 缺氧程度：中度

(2) 监护，①缺氧症状：若由烦躁变安静，生命体征平稳，皮肤色泽由发绀变红润，说明症状改善。②实验室指标：PaO_2、$PaCO_2$、SaO_2。③氧气装置：有无漏气，是否通畅。④氧疗副作用：当氧浓度高于 60%、持续时间超过 24h，可出现氧疗副作用。常见的副作用有氧中毒、肺不张、呼吸道分泌物干燥、晶状体后纤维组织增生、呼吸抑制。

(3) 用氧安全：做好"四防"，即防震、防火、防热、防油。氧气瓶搬运时要避免倾倒撞击。氧气筒应放阴凉处，周围严禁烟火及易燃品，至少距明火 5m，距暖气 1m，以防引起燃烧。氧气表及螺旋口勿上油，也不用带油的手装卸。

（来小彬　岳　鹏）

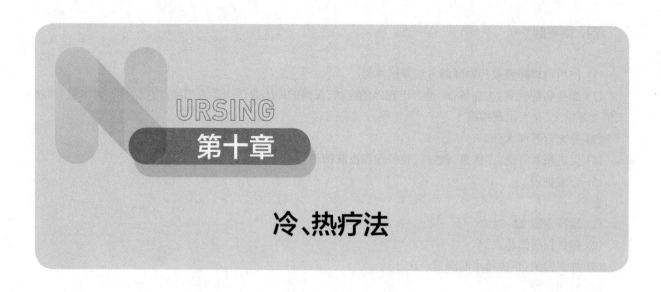

第十章

冷、热疗法

【知识导图】

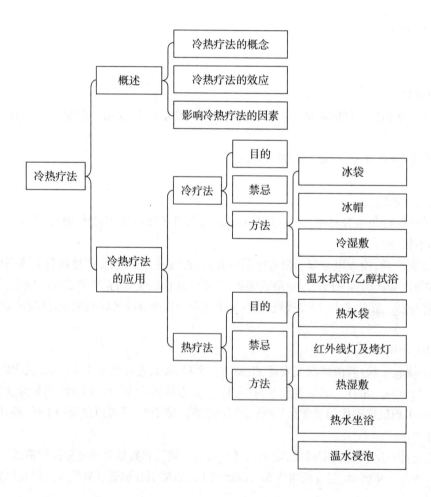

【内容概述】

一、概念

（一）冷、热疗法

冷、热疗法是利用低于或高于人体温度的物质作用于体表皮肤，通过神经传导引起皮肤和内脏器官血管的收缩或舒张，从而改变机体各系统体液循环和新陈代谢，达到治疗目的的方法。

（二）冷、热疗法的效应

1. 生理效应　冷、热疗法的应用使机体产生不同的生理效应（表 10-1）。

表 10-1　冷、热疗法的生理效应

生理指标	生理效应	
	用热	用冷
血管扩张/收缩	扩张	收缩
细胞代谢率	增加	减少
需氧量	增加	减少
毛细血管通透性	增加	减少
血液黏稠度	降低	增加
血液流动速度	增快	减慢
淋巴流动速度	增快	减慢
结缔组织伸展性	增强	减弱
神经传导速度	增快	减慢
体温	上升	下降

2. 继发效应　指用冷或用热超过一定时间，产生与生理效应相反作用的现象。因此，冷、热治疗应有适当的时间，以 20~30min 为宜，如需反复使用，中间必须给予 1h 的休息时间，防止产生继发效应而抵消生理效应。

（三）影响冷、热疗法效果的因素

1. 方式　冷、热疗法分为干法和湿法两大类。以热疗为例，湿热法具有穿透力强、不易使患者皮肤干燥、体液丢失较少且患者的主观感觉较好等特点；干热法具有保温时间较长、不会浸软皮肤、烫伤危险性较小及患者更易耐受等特点。在临床应用中，应根据病变部位和病情特点选择冷热疗法方式，同时注意防止冻伤、烫伤。

2. 面积　冷、热应用面积越大，冷、热疗法的效果越强；反之，则越弱。但须注意使用面积越大，患者的耐受性越差，且会引起全身反应，如大面积热疗法，广泛性周围血管扩张，血压下降，患者容易发生晕厥；而大面积冷疗法，血管收缩，周围皮肤的血液分流至内脏血管，患者血压升高。

3. 时间　在一定时间内冷热疗法的效应是随着时间的增加而增强，但如果使用的持续时间过长，会产生继发效应，甚至引起不良反应。

4. 温度　冷、热疗法的温度与机体治疗前体表的温度相差越大，机体对冷、热刺激的反应越强；反之，则越小。环境温度也可影响冷热效应，环境温度高于或等于身体温度时用热，热效应会增强；而在干燥冷环境中用冷，冷效应会增强。

5. 部位　皮肤较厚的区域，如脚、手，对冷、热的耐受性大，冷、热疗法效果比较差；而皮肤较薄的区域，如前臂内侧、颈部，对冷、热的敏感性强，冷、热疗法效果比较好。皮肤浅层对冷较敏感。血液循环良好的部位，可增强冷、热应用的效果，因此为高热患者物理降温，将冰袋、冰囊放置在颈部、腋下、腹股沟等体表大血管流经处，以增加散热。

6. 个体差异　婴幼儿对冷、热刺激的耐受性较低；老年人对冷、热刺激的敏感性较低。女性比男性对冷、热刺激更为敏感。昏迷、血液循环障碍、血管硬化、感觉迟钝等患者，其对冷、热的敏感性较低。长期居住在热带地区者对热的耐受性较高,而长期居住寒冷地区者对冷的耐受性较高。浅肤色者比深肤色者对冷、热的反应更强烈,而深肤色者对冷热刺激更为耐受。

二、冷疗法

(一) 目的

1. 减轻局部充血或出血 冷疗可使局部血管收缩,毛细血管通透性降低,减轻局部充血使血流减慢,血液的黏稠度增加,有利于血液凝固而控制出血。**适用于局部软组织损伤的初期、扁桃体摘除术后、鼻出血等患者**。

2. 减轻疼痛 冷疗可抑制细胞的活动,减慢神经冲动的传导,降低神经末梢的敏感性而减轻疼痛;且使血管收缩,毛细血管的通透性降低,渗出减少,减轻由于组织肿胀压迫神经末梢所引起的疼痛。**适用于急性损伤初期、牙痛、烫伤等患者**。

3. 控制炎症扩散 冷疗可使局部血管收缩,血流减少,细胞的新陈代谢和细菌的活力降低,从而限制炎症的扩散。**适用于炎症早期的患者**。

4. 降低体温 冷直接与皮肤接触,使体温降低。**适用于高热、中暑等患者**。

(二) 禁忌

1. 血液循环障碍 冷疗可使血管收缩,加重血液循环障碍,导致局部组织缺血缺氧而变性坏死,因此**大面积组织受损、全身微循环障碍、休克、周围血管病变、动脉硬化、糖尿病、神经病变、水肿等禁忌冷疗**。

2. 慢性炎症或深部化脓病灶 冷疗使局部血流减少,妨碍炎症的吸收。

3. 组织损伤、破裂或有开放性伤口处 冷疗可降低血液循环,增加组织损伤,尤其是大范围组织损伤,应禁止冷疗。

4. 对冷过敏 对冷过敏者使用冷疗可出现红斑、荨麻疹、关节疼痛、肌肉痉挛等过敏症状。

5. 慎用冷疗法的情况 **昏迷、感觉异常、关节疼痛、心脏病、哺乳期产妇胀奶、婴幼儿、年老体弱者等应慎用冷疗法**。

6. 冷疗的禁忌部位

(1) 枕后、耳郭、阴囊处:易引起冻伤。

(2) 心前区:可导致反射性心率减慢、心房纤颤或心室纤颤及房室传导阻滞。

(3) 腹部:易引起腹泻。

(4) 足底:可导致反射性末梢血管收缩影响散热或引起一过性冠状动脉收缩。

(三) 常用的冷疗方法

1. 冰袋

(1) 目的:降温、止血、镇痛、消炎。

(2) 操作要点:备齐用物,从冰箱或制冰机中取出冰块,**放入盆内用冷水冲去棱角**。将**小冰块装入冰袋1/2~2/3满**,排出冰袋内的空气并夹紧袋口。用毛巾擦干冰袋外面,倒提冰袋,检查冰袋口有无漏水,**将冰袋装入布套内**。携用物至患者床边,核对患者,协助患者取舒适卧位。将冰袋放于适当位置:**高热患者降温可置冰袋于前额、头顶部和体表大血管流经处(颈部两侧、腋窝、腹股沟等);扁桃体摘除术后将冰囊置于颈前颌下**。观察局部皮肤有无出现发紫、麻木感,如有应停止使用。冷敷时间控制在30min左右。用毕撤掉冰袋,撤去治疗用物,协助患者取舒适体位,整理床单位,将冰袋倒空,倒挂、晾干,吹入少量空气后拧上盖子备用,布袋消毒清洁后晾干备用。洗手,记录使用的部位、时间、效果和反应。

(3) 注意事项:经常巡视观察用冷局部皮肤情况等,有异常立即停止用冷。过程中经常检查冰袋有无漏水,冰块是否融化,以便及时更换或添加。如为降温,冰袋使用后30min需测体温,当体温降至39℃以下,应取下冰袋,并在体温单上做好记录。冰袋使用时间不得超过30min,如需长时间使用须间隔1h后再用。

2. 冰帽

(1) 目的:头部降温,预防脑水肿。

(2) 同冰袋法备冰。携用物至患者床边,核对患者,协助患者取舒适卧位。**头部置冰帽中,后颈部、双耳郭垫海绵;排水管放水桶内**。观察头部皮肤状况、体温以及全身反应和病情变化。用毕撤去治疗用物,协助患者取舒适体位,整理床单位,按冰袋法对用物进行处理。洗手,记录冷疗的时间、效果、患者的反应。

(3) 注意事项:加强观察,观察头部皮肤色泽,注意监测肛温,<u>肛温控制在33℃左右,不得低于30℃</u>,以防心室纤颤等并发症出现。观察冰帽有无破损、漏水,冰帽内的冰块融化后,应及时更换或添加。冷疗时间不得超过30min,长时间使用者,须间隔1h后再用,以防产生继发效应。

3. 冷湿敷

(1) 目的:<u>止血、消炎、消肿、止痛</u>。

(2) 操作要点:携用物至患者床边,核对患者。患者取舒适卧位,适当遮挡患者后暴露患处,垫一次性垫巾于受敷部位下。戴上手套,将敷布浸入冰水中后**拧至不滴水为度**;抖开敷于患处;**每3~5min更换一次敷布,持续15~20min**。密切局部皮肤变化及患者反应,如出现青紫、疼痛时应停止冷敷。敷毕擦干冷敷部位,协助患者取舒适体位,整理床单位;用物消毒后备用。洗手,记录冷敷的部位、时间、效果、患者的反应等。

(3) 注意事项:敷布湿度得当,以不滴水为度。注意观察局部皮肤情况及患者反应。冷湿敷时间应控制在30min以内,以防发生继发效应。若为降温,则使用冷湿敷30min后应测量体温,并将体温记录在体温单上。**若冷敷部位为开放性伤口,须按无菌技术操作原则处理伤口**。

4. 温水拭浴或乙醇拭浴

(1) 目的:全身用冷,为高热患者降温。

(2) 操作要点:准备**温水或乙醇,温水拭浴控制水温32~34℃;乙醇拭浴的液体温度为30℃,浓度为25%~35%,量约200~300ml**。携用物至患者床旁,核对患者。适当遮挡患者,松开床尾盖被,**冰袋置头部,热水袋置足底**,协助患者脱去上衣。大毛巾垫擦拭部位下,小毛巾浸入温水或乙醇中,拧至半干,缠于手上成手套状,以离心方向拭浴,拭浴毕,用大毛巾擦干皮肤。**拭浴顺序:①双上肢:患者取仰卧位。颈外侧→肩→肩上臂外侧→前臂外侧→手背;侧胸→腋窝→上臂内侧→前臂内侧→手心。②腰背部:患者取侧卧位。颈下肩部→臀部。③双下肢:患者取仰卧位,髂骨→下肢外侧→足背;腹股沟→下肢内侧→内踝;臀下→大腿后侧→腘窝→足跟**。拭浴毕,取下热水袋,根据需要更换干净衣裤,协助患者取舒适体位;整理床单位,开窗,拉开床帘;按规范对用物进行处理。拭浴后30min测量体温,若低于39℃,取下头部冰袋。降温后体温记录在体温单上。

(3) 注意事项:**擦浴过程中,观察有无出现寒战、面色苍白、脉搏、呼吸异常情况,如有异常,停止拭浴,及时处理。胸前区、腹部、后颈、足底为拭浴的禁忌部位。儿童及血液病高热患者禁用乙醇拭浴**。注意控制拭浴时间,每个部位(四肢、背腰部)3min,全过程控制在20min以内。拭浴时,以拍拭(轻拍)方式进行,避免摩擦方式,因摩擦易生热。**拭浴时,擦至腋窝、肘窝、手心处稍用力并延长停留时间,以促进散热**。

三、热疗法

(一) 目的

1. 促进炎症的消散和局限　热疗使局部血管扩张,血液循环速度加快,促进组织中毒素、废物的排出;使血量增多,白细胞数量增多,吞噬能力增强和新陈代谢增加,局部或全身的抵抗力和修复力增强。炎症早期用热,可促进炎性渗出物吸收与消散,炎症后期用热,可促进白细胞释放蛋白溶解酶,使炎症局限。**适用于眼睑炎(麦粒肿)、乳腺炎等患者**。

2. 减轻疼痛　热疗可降低痛觉神经兴奋性,改善血液循环,加速致痛物质排出和炎性渗出物吸收,解除对神经末梢的刺激和压迫;可使肌肉松弛,增强结缔组织伸展性,关节的活动范围加大,减轻肌肉痉挛、僵硬、关节强直所致的疼痛。**适用于腰肌劳损、肾绞痛、胃肠痉挛等患者**。

3. 减轻深部组织的充血　热疗使皮肤血管扩张,使平时大量呈闭锁状态的动静脉吻合支开放,皮肤血流量增多,减轻深部组织的充血。

4. 保暖与舒适　热疗可使局部血管扩张,促进血液循环,将热带至全身,体温升高。**适用于年老体弱、早产儿、危重、末梢循环不良患者**。

(二) 禁忌证

1. 未明确诊断的急性腹痛　热疗虽能减轻疼痛,但易掩盖病情真相而贻误诊断和治疗。

2. 面部危险三角区的感染　面部静脉血管丰富且无静脉瓣,并与颅内海绵窦相通,热疗可使血管扩张,血流增多,导致细菌和毒素进入血循环,促进炎症扩散,易造成颅内感染和败血症。

3. 各种脏器出血、出血性疾病　热疗可使局部血管扩张,增加脏器的血流量和血管通透性而加重出血。血液凝固障碍的患者,用热会增加出血的倾向。

4. 软组织损伤或扭伤的初期(48h内)　热疗可促进血液循环,加重皮下出血、肿胀、疼痛。

5. 其他

(1) 心、肝、肾功能不全者:大面积热疗使皮肤血管扩张,减少对内脏器官的血液供应而加重病情。

(2) 皮肤湿疹:热疗可加重皮肤受损,患者痒感增加而不适。

(3) 急性炎症:如牙龈炎、中耳炎、结膜炎热疗时可使局部温度升高,有利于细菌繁殖及分泌物增多,加重病情。

(4) 孕妇:热疗可增加胎儿先天畸形、流产、死胎的发生率。

(5) 金属移植物部位、人工关节:用热易造成烫伤。

(6) 恶性病变部位:热疗可使细胞加速新陈代谢而加重病情,又促进血液循环而使肿瘤扩散、转移。

(7) 睾丸:用热会抑制精子发育、破坏精子。

(8) 麻痹、感觉异常者、婴幼儿、老年人慎用热疗。

(三) 常用的热疗法

1. 热水袋

(1) 目的:保暖、解痉、镇痛、舒适。

(2) 操作要点:测量、调节水温。**成人 60~70℃,昏迷、老年、婴幼儿、感觉迟钝、循环不良等患者,水温应低于50℃。灌水 1/2~2/3 满**,之后热水袋缓慢放平,排出袋内空气并拧紧塞子。用毛巾擦干热水袋外面,倒提,检查有无漏水,**将热水袋装入布套**。携用物至患者床旁,核对患者。**将热水袋放置所需部位,袋口朝身体外侧**,避免因不慎漏水烫伤患者。密切观察局部皮肤变化及患者反应,如出现发红、疼痛时应停止使用。用毕撤去治疗用物,协助患者取舒适体位,整理床单位,对用物进行处理(处理方法同冰袋使用后)。洗手、记录冷疗的部位、时间、效果、患者反应。

(3) 注意事项:经常检查热水袋有无破损、漏水。**如为炎症部位热敷,热水袋灌水控制在 1/3 满,以免压力过大,引起疼痛。老年患者、婴幼儿、感觉有障碍者等特殊患者使用热水袋,应再包一块大毛巾或放于两层毯子之间,以防烫伤**。加强巡视,检查局部皮肤情况,如皮肤潮红、疼痛,停止使用,并在局部涂凡士林以保护皮肤,必要时床边交班。热疗时间不宜超过 30min,如需长时间热疗,中间应间隔 1h 后再使用。

2. 红外线灯及烤灯

(1) 目的:消炎、镇痛、解痉、促进创面干燥结痂、保护肉芽组织生长。

(2) 操作要点:携用物至患者床旁,核对患者。患者取舒适体位,清洁治疗局部皮肤。调节灯距、温度,**一般灯距为 30~50cm,照射 20~30min 为宜**,以防产生继发效应。前胸、面颈照射时应戴有色眼镜或用纱布遮盖。用毕将烤灯及红外线灯擦拭整理后备用。洗手,记录烘烤部位、时间、效果、患者反应。

(3) 注意事项:一定强度的红外线直接照射可引发白内障,因此照射前胸、**面颈时,应戴有色眼镜或用纱布遮盖。意识不清、局部感觉障碍、血液循环障碍、瘢痕者,治疗时应加大灯距,防止烫伤。使用时避免触摸灯泡,或用布覆盖烤灯,以免发生烫伤及火灾**。使用过程中应观察有无过热、心慌、头昏感觉及皮肤有无发红、疼痛等,如果出现则停止使用,报告医生。

3. 热湿敷

(1) 目的:解痉、消炎、消肿、止痛。

(2) 操作步骤:备齐用物,**控制湿敷水温 50~60℃**。携用物至患者处,核对患者。患者取舒适体位,在热敷部位下垫一次性垫巾。戴上手套将敷布置于热水内**浸透后拧至不滴水,抖开敷布用手腕掌试温后敷于患处**。上面可放置热水袋,并盖棉垫或用大毛巾包裹,以保持温度。如患者感觉烫,可揭开敷布一角散热。每

3~5min 更换一次敷布,热敷时间一般为 15~20min。热湿敷完毕,用纱布擦净患处,整理用物,安置患者,整理床单位。洗手,记录热湿敷部位、时间、效果和患者反应。

(3) 注意事项:面部热敷患者,敷后 30min 方能外出,以防受凉感冒;热湿敷过程中,应注意观察局部皮肤状况,及时更换敷布,以保持适当温度;**伤口部位热湿敷,应按无菌操作进行,敷后按换药法处理。**

4. 热水坐浴

(1) 目的:消炎、消肿、止痛,用于会阴部、肛门疾病及手术后。

(2) 操作要点:嘱患者排便、排尿,清洁会阴部皮肤。遵医嘱配置药液置于浴盆内 1/2 满,**调节水温 40~45℃**,避免烫伤。携用物至患者床旁,核对患者,适当遮挡患者。浴盆置于坐浴椅上,暴露患处。协助患者裤子脱至膝盖部后取坐姿,**将臀部完全泡入水中,持续 15~20min**。坐浴过程中密切观察患者,若出现面色苍白、脉搏加快、眩晕、软弱无力,应停止坐浴。坐浴毕,用纱布擦干臀部,协助穿裤,患者取舒适体位,卧床休息。开窗、拉开床帘、整理床单位,对用物正确处理。洗手、记录坐浴的时间、药液、效果、患者反应。

(3) 注意事项:**热水坐浴前先排尿、排便,因热水刺激肛门、会阴部易引起排尿、排便反射**。坐浴中应将臀部完全泡入水中。**坐浴过程中应随时调节水温,冬季尤其注意室温与保暖。坐浴部位若有伤口,坐浴盆、溶液及用物必须无菌;坐浴后应按无菌技术操作原则处理伤口。女性患者经期、妊娠后期、产后 2 周内、阴道出血和盆腔急性炎症不宜坐浴,以免引起感染。**

5. 温水浸泡

(1) 目的:消炎、镇痛、清洁、消毒创口,用于手、足、前臂、小腿部感染。

(2) 操作步骤:备齐用物携至床旁,核对患者。**浸泡液至盆内 1/2 满,调节水温至 43~46℃**。将肢体慢慢放入盆中,需要时可用纱布反复清洗创面,随时添加热水或药液,维持水温,浸泡时间为 30min。浸泡完毕,擦干肢体,有伤口者按换药法处理。协助患者取舒适体位,整理床单位,清理用物。洗手,记录浸泡的部位、时间、浸泡的效果和患者的反应。

(3) 注意事项:浸泡过程中,应注意观察患者局部皮肤情况,如出现发红、疼痛等反应,应及时处理;浸泡过程中,应注意维持合适温度,**添加热水时,应移出患者肢体,防止烫伤;有伤口者,应按无菌技术进行,并在浸泡后换药处理。**

【习题】

一、选择题

(一) A₁ 型题

1. 以下**不是**冷疗的禁忌部位的是
   A. 腹部 B. 心前区 C. 足底
   D. 腹股沟 E. 阴囊

2. 以下关于湿热法与干热法比较的说法**错误**的是
   A. 湿热法比干热法的穿透性强
   B. 湿热法比干热法更不易使皮肤干燥
   C. 使用湿热法时比使用干热法时体液丢失较少
   D. 湿热法比干热法的危险性小
   E. 干热法比湿热法更易使患者耐受

3. 以下关于冷热疗法生理效应的说法正确的是
   A. 热疗可引起血管收缩
   B. 冷疗可使细胞需氧量增加
   C. 热疗可使毛细血管通透性降低
   D. 冷疗可使血液黏稠度降低
   E. 热疗可使淋巴流动速度增快

4. 以下关于冷热疗法说法**错误**的是
   A. 婴幼儿对冷热刺激的耐受性较低
   B. 老年人对冷热刺激的敏感性较高
   C. 昏迷患者对冷热刺激的敏感性较低
   D. 女性对冷热刺激的敏感性较高
   E. 血管硬化者对冷热刺激的敏感性较低

5. 以下关于冷热疗法说法正确的是
   A. 麻醉未清醒者使用热水袋温度为 50~60℃
   B. 温水坐浴时水温应为 50~60℃
   C. 温水拭浴时水温应为 32~34℃
   D. 湿热敷时水温应为 60~70℃
   E. 局部浸泡时水温为 50℃

6. 昏迷患者用热水袋,水温不可超过 50℃ 的原因是
   A. 皮肤抵抗力低　　　　B. 血管对热反应敏感　　　　C. 局部感觉迟钝或麻痹
   D. 可使昏迷加深　　　　E. 皮肤对热反应敏感

(二) A₂ 型题

7. 小王因走路不慎导致脚踝扭伤,其脚踝局部多久之后可以进行热敷治疗
   A. 马上进行热敷治疗　　　　B. 休息 1h 后　　　　C. 休息 2h 后
   D. 间隔 48h 后　　　　E. 不需要进行热敷

8. 小张,22 岁,因对左鼻翼上的青春痘挤压后发生感染,此时局部忌用热敷的主要原因是热敷
   A. 加重疼痛　　　　B. 加重局部出血　　　　C. 掩盖病情,难以确诊
   D. 导致颅内感染　　　　E. 导致面部皮肤烫伤

9. 患者,男,55 岁,因冠心病入院,今日体温 39.8℃,护士遵医嘱给予冷疗法降温,此时心前区忌用冷疗的主要原因是此部位冷疗易
   A. 引起腹泻　　　　　　　　　　B. 引起高血压
   C. 引起反射性心率增快　　　　D. 掩盖病情,难以确诊
   E. 导致心房纤颤及房室传导阻滞

10. 患者,男,38 岁,因肺炎入院,体温 39.8℃,医嘱温水拭浴降温。下列关于温水拭浴做法正确的是
    A. 拭浴前头部放热水袋,足部放冰袋　　　　B. 拭浴时以离心方向擦拭
    C. 拭浴至胸腹时动作应轻柔　　　　D. 发生寒战时应减慢擦拭速度
    E. 拭浴后 10min 测量体温

11. 患者,男,65 岁,因颅脑外伤入院。入院后使用冰帽预防脑水肿,期间应维持肛温在
    A. 33℃　　　　B. 28℃　　　　C. 26℃
    D. 23℃　　　　E. 38℃

12. 患者,女,31 岁,因急性腹痛入院,目前腹痛原因未明。此时**不宜**使用热疗的主要原因是
    A. 腹部忌热　　　　　　　　B. 热疗使肠蠕动减慢,易导致便秘
    C. 热疗易掩盖病情　　　　D. 热疗使体温升高
    E. 热疗使炎症扩散

13. 患者,男,76 岁,脑梗死术后,因下肢瘫痪长期卧床,骶尾部皮肤红肿、破溃,护士给予红外线灯照射创面,灯距和照射时间为
    A. 30~50cm;20~30min　　　　B. 30~50cm;30~60min　　　　C. 50~60cm;20~30min
    D. 50~60cm;30~60min　　　　E. 90~1 000cm;20~30min

14. 患者,女,72岁,阑尾切除术后,因感畏寒而给予足部使用热水袋,使用过程中发现局部皮肤发生潮红、疼痛,此时正确的处理是

    A. 热水袋外再包一条毛巾后继续使用

    B. 立即停用,局部用25%硫酸镁湿热敷

    C. 立即停用,局部涂凡士林

    D. 立即停用,局部涂90%乙醇

    E. 热水袋中加凉水后继续使用

(三) A₃型题

(15~17题共用题干)

患者,女,52岁,因会阴部充血水肿入院,护士遵医嘱协助其热水坐浴。

15. 以下**不属于**热水坐浴目的是

    A. 消炎   B. 消肿   C. 止痛

    D. 保暖   E. 舒适

16. 热水坐浴的时间应维持在

    A. 5~10min   B. 10~15min   C. 15~20min

    D. 30~40min   E. 40~50min

17. 下列关于热水坐浴的说法**不正确**的是

    A. 热水坐浴前先让患者排尿、排便

    B. 坐浴部位若有伤口,坐浴盆、溶液及用物应采用无菌物品

    C. 女性患者有盆腔急性炎症不宜坐浴

    D. 坐浴水温为30~40℃

    E. 注意拉床帘遮挡保护患者隐私

(四) A₄型题

(18~20题共用题干)

患儿,女,6岁。诊断为急性白血病入院。体温40.1℃,面色苍白,全身皮肤有散在瘀斑。护士遵医嘱为患者实施温水拭浴。

18. 温水拭浴的禁忌部位**不包括**

    A. 胸前区   B. 腹部   C. 腋窝

    D. 后颈   E. 足底

19. 为患儿全身进行温水拭浴的正确顺序为

    A. 双上肢—前胸—腹部—双下肢

    B. 双上肢—腰部—双下肢

    C. 双上肢—双下肢—腰背部

    D. 双上肢—腰背部—双下肢

    E. 双下肢—腰背部—双下肢

20. 温水拭浴后测量体温,低于多少度时可取下头部冰袋

    A. 37℃   B. 38℃   C. 39℃

    D. 40℃   E. 41℃

二、填空题

1. 热水坐浴时应调节水温为(   )℃,持续(   )min。

2. 使用热水袋的目的包括保暖、(   )、(   )、舒适。

3. 高热降温时可置冰袋于(   )、(   )和体表大血管流经处。

4. 冷湿敷时,应每(   )min更换一次敷布、持续(   )min。

5. 使用冰帽时应在（　　　）、（　　　）垫海绵。

6. 冰帽使用的目的包括（　　　）、（　　　）。

7. 成人使用热水袋的水温应控制在（　　　）℃,老人、婴幼儿等特殊患者使用热水袋的水温应低于（　　　）℃。

8. 乙醇拭浴时要配制（　　　）℃、浓度为（　　　）的乙醇 200~300ml。

9. 温水拭浴后（　　　）min 测体温,若低于（　　　）℃,取下头部冰袋。

10. 温水浸泡时,如浸泡部位有伤口,（　　　）、药液、（　　　）必须无菌。

三、名词解释

1. 冷、热疗法　　　　　　　　　　2. 继发效应

四、简答题

1. 简述影响冷热疗法的因素。

2. 为患者行乙醇拭浴时为什么要备热水袋和冰袋。

3. 简述冷疗法的禁忌及机制。

4. 简述热疗法的禁忌及机制。

5. 炎症的早期和后期应用热疗的机制。

五、论述题

陈某,男,50 岁,因交通事故导致头部外伤入院,入院时意识不清,查头颅 CT 诊断为颅内出血,紧急行颅内血肿清除手术,术后转入神经外科进行后续治疗与护理,目前 T 37℃,R 20 次/min,BP 128/78mmHg,P 75 次/min。医嘱使用冰帽进行降温。

1. 简述该患者使用冰帽降温的原因。

2. 使用冰帽时需要注意的事项有哪些?

【参考答案】

一、选择题

1. D　　2. D　　3. E　　4. B　　5. C　　6. C　　7. D　　8. D　　9. E　　10. B

11. A　　12. C　　13. A　　14. C　　15. D　　16. C　　17. D　　18. C　　19. D　　20. C

二、填空题

1. 40~45　15~20

2. 解痉　镇痛

3. 前额　头顶部

4. 3~5　15~20

5. 后颈部　双耳郭

6. 头部降温　预防脑水肿

7. 60~70　50

8. 30　25%~35%

9. 30　39

10. 浸泡盆　用物

三、名词解释

1. 冷、热疗法是利用低于或高于人体温度的物质作用于人体表面,通过神经传导引起皮肤和内脏器官血管的收缩和扩张,从而改变机体各系统体液循环和新陈代谢,达到治疗的目的。

2. 继发效应指用冷或用热超过一定时间,产生与生理效应相反的作用,这种现象称为继发效应。

四、简答题

1.

(1) 方式:冷、热应用方式不同效果也不同。冷、热疗法分为干法(干冷及干热)和湿法(湿冷及湿热)两大类。以热疗为例,将湿法和干法进行比较,湿热法具有穿透力强、不易使患者皮肤干燥、体液丢失较少且患者的主观感觉较好等特点,而干热法具有保温时间较长、不会浸软皮肤、烫伤危险性较小及患者更易耐受等特点。

(2) 面积:冷、热疗法的效果与应用的面积大小有关。冷、热应用面积越大,冷、热疗法的效果就较越强;反之,则越弱。

(3) 时间:冷、热应用的时间对治疗效果有直接影响,在一定时间内其效应是随着时间的增加而增强,以达到最大的治疗效果。

(4) 温度:冷、热疗法的温度与机体治疗前体表的温度相差越大,机体对冷、热刺激的反应越强;反之,则越小。

(5) 部位:不同厚度的皮肤对冷、热反应的效果不同。皮肤的不同层次对冷、热反应也不同。血液循环也能影响冷、热疗法的效果,血液循环良好的部位,可增强冷、热应用的效果。

(6) 个体差异:年龄、性别、身体状况、居住习惯、肤色等影响冷、热治疗的效果。

2. 为患者行乙醇拭浴时要备热水袋和冰袋是由于行乙醇拭浴时患者头部须置冰袋,以助降温并防止头部充血而头痛;热水袋置于足部,以促进足底血管扩张而减轻头部充血,并使患者感到舒适。

3.

(1) 血液循环障碍:易导致组织缺血缺氧而变性坏死。

(2) 慢性炎症或深部化脓病灶:使局部血流减少,妨碍炎症的吸收。

(3) 组织损伤、破裂:影响伤口愈合。

(4) 对冷过敏:易引起红斑、荨麻疹等。

(5) 其他:昏迷、感觉异常、年老体弱者、婴幼儿、关节疼痛、心脏病、哺乳期产妇胀奶等应慎用冷疗法。

(6) 禁忌部位。①枕后、耳郭、阴囊处:用冷易引起冻伤;②心前区:用冷可导致反射性心率减慢、心房纤颤或心室纤颤及房室传导阻滞;③腹部:用冷易引起腹泻;④足底:用冷可导致反射性末梢血管收缩影响散热或引起一过性冠状动脉收缩。

4.

(1) 未明确诊断的急性腹痛热疗虽能减轻疼痛,但易掩盖病情真相而贻误诊断和治疗。

(2) 面部危险三角区的感染:面部静脉血管丰富且无静脉瓣,并与颅内海绵窦相通,热疗可使血管扩张,血流增多,导致细菌和毒素进入血循环,促进炎症扩散,易造成颅内感染和败血症。

(3) 各种脏器出血、出血性疾病热疗可使局部血管扩张,增加脏器的血流量和血管通透性而加重出血。血液凝固障碍的患者,用热会增加出血的倾向。

(4) 软组织损伤或扭伤的初期(48h 内)热疗可促进血液循环,加重皮下出血、肿胀、疼痛。

(5) 其他。心、肝、肾功能不全者:大面积热疗使皮肤血管扩张,减少对内脏器官的血液供应,加重病情。皮肤湿疹:热疗可加重皮肤受损,患者痒感增加而不适。急性炎症:如牙龈炎、中耳炎、结膜炎热疗时可使局部温度升高,有利于细菌繁殖及分泌物增多,加重病情。孕妇:热疗可影响胎儿的生长。金属移植物部位、人工关节:用热易造成烫伤。恶性病变部位:热疗可使细胞加速新陈代谢而加重病情,又促进血液循环而使肿瘤扩散、转移。睾丸:用热会抑制精子发育、破坏精子。麻痹、感觉异常者、婴幼儿、老年患者慎用热疗。

5.

(1) 炎症早期用热:热可使局部血管扩张,促进组织血液循环,增强新陈代谢和白细胞的吞噬功能。在炎症早期用热,可促进炎性渗出物的吸收与消散,有利于炎症好转。

(2) 炎症后期用热:可促使白细胞释放蛋白溶解酶、溶解坏死组织,有助于坏死组织的清除与组织修复。

五、论述题

1. 使用冰帽降温的原因：颅脑损伤后使用冰帽降温，能使头部降温，降低脑组织代谢，预防脑水肿，有利于脑细胞的恢复。

2. 冰帽注意事项包括：

（1）加强观察，观察头部皮肤色泽，注意监测肛温，肛温控制在 33℃左右，不得低于 30℃，以防心室纤颤等并发症出现。

（2）观察冰帽有无破损、漏水，冰帽内的冰块融化后，应及时更换或添加。

（3）冷疗时间不得超过 30min，长时间使用者，须间隔 1h 后再用，以防产生继发效应。

（林　婷）

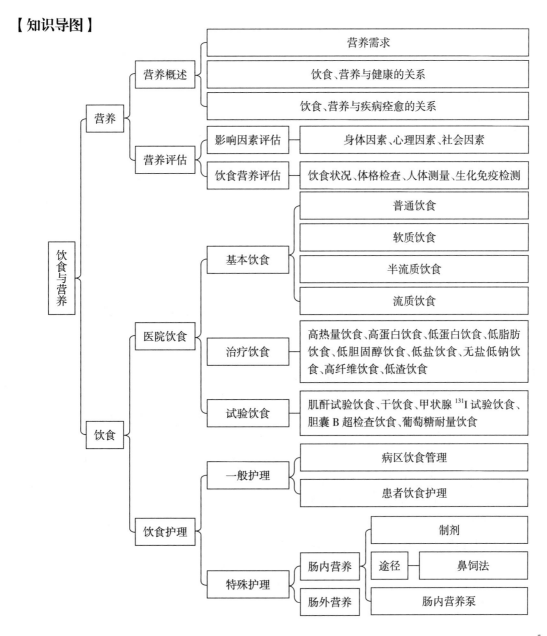

第十一章

饮食与营养

【知识导图】

【内容概述】

一、营养与健康

人体需要一定的热量及营养素以维持机体的生命及健康,预防疾病及促进疾病康复。营养素主要有蛋白质、脂肪、碳水化合物、矿物质和微量元素、维生素、水六大类。合理的营养及饮食可以促进生长发育、构成机体组织、提供热能、调节机体功能,且在人体患病时可补充额外损失的营养素,并辅助治疗疾病,促进康复。营养过剩、不足及饮食不当可能损害健康并影响疾病的发生和发展。因此应注意平衡,合理膳食。

二、营养状况评估

评估患者的营养状况应注意影响饮食营养的因素及患者的饮食营养评估。影响饮食与营养的因素有身体因素(包括生理及病理因素)、心理因素及社会因素等。对于患者的饮食营养的评估包括饮食状况评估、体格检查、人体测量及生化指标和免疫功能评估。其中人体测量中可根据身高及体重测算身体质量指数及标准体重,以明确患者是否肥胖或消瘦。

三、医院饮食

医院饮食可分为基本饮食、治疗饮食及试验饮食三大类。

1. 基本饮食 基本饮食包括普通饮食、软质饮食、半流质饮食和流质饮食。普通饮食适于消化功能正常,无饮食限制,体温正常,病情较轻或恢复期的患者。其特点是营养平衡,美观可口,易消化,无刺激的一般食物,与健康人饮食相似,一日 3 餐。软质饮食适于消化吸收功能差、咀嚼不便、低热、消化道术后恢复期的患者。其特点是营养平衡,易消化、易咀嚼,食物碎、烂、软,少油炸、油腻、粗纤维及强烈刺激性调料,一日 3~4 餐。半流质饮食适于口腔及消化道疾病、中等发热、体弱、手术后患者。其特点是食物呈半流质,无刺激性,易咀嚼、吞咽和消化,纤维少,营养丰富,一日 5~6 餐。流质饮食适于口腔疾患、各种大手术后、急性消化道疾患、高热、病情危重、全身衰竭患者。其特点是食物呈液状,易吞咽,易消化,无刺激性,所含热量与营养素不足,只能短期使用,一日 6~7 餐。

2. 治疗饮食 治疗饮食是在基本饮食的基础上,适当调节热能和营养素,以达到治疗及辅助治疗的目的,主要包括高热量饮食、高蛋白饮食、低蛋白饮食、低脂肪饮食、低胆固醇饮食、低盐饮食、无盐饮食、高纤维饮食、低渣饮食等。高热量饮食用于热能消耗较高的患者及产妇,总热量约为 3 000kcal/d。高蛋白饮食用于高代谢性疾病、低蛋白血症患者及孕妇、乳母等,蛋白质供给量为 1.5~2.0g/(d·kg),总量不超过 120g/d。低蛋白饮食中每日蛋白质含量不超过 0.6~0.8g/kg。低脂肪饮食中脂肪供给量少于 50g/d,肝胆胰疾病患者少于 40g/d。低胆固醇饮食中胆固醇摄入量少于 300mg/d。低盐饮食中每日食盐量 <2g。无盐饮食除食物内自然含钠量外,不放食盐烹调,饮食中含钠量 <0.7g/d。低钠饮食需控制摄入食品中自然存在的含钠量,一般应 <0.5g/d。

3. 试验饮食 试验饮食指在特定的时间内,通过对饮食内容的调整来帮助诊断疾病和提高实验室检查结果正确性的一种饮食。临床常用的有肌酐试验饮食、尿浓缩功能试验饮食(干饮食)、甲状腺 ^{131}I 试验饮食、胆囊 B 超检查饮食、葡萄糖耐量饮食。肌酐试验饮食用于协助检测肾小球滤过功能,试验 3 日内素食,主食 300g/d 以内,每日蛋白质供给 <0.6~0.8g/kg。干饮食用于检查肾小管浓缩功能,试验 1 日内控制水分摄入在 500~600ml。甲状腺 ^{131}I 试验饮食用于协助测定甲状腺功能,试验前 2 周期间禁食含碘食物,禁用碘做局部消毒。胆囊 B 超检查饮食用于协助造影检查有无胆囊、胆管、肝胆管疾病,检查前 3 日禁产气食物,前 1 日晚餐清淡饮食,检查当日晨禁食。葡萄糖耐量试验饮食用于糖尿病的诊断,检查前 3 日碳水化合物量 ≥300g/d,前 1 日晚餐后禁食,试验日晨采血后顿服葡萄糖 75g(溶于 300ml 水中)。

四、一般饮食护理

患者入院后饮食由医生开出饮食医嘱,护士填写饮食通知单,交营养室。

在患者进食前应注意进行饮食教育、环境准备,并帮助患者做好进食前准备。患者进食时应及时分发食物,并鼓励及协助患者进食;同时应巡视并处理患者进食过程中的特殊问题,如恶心、呕吐、呛咳等。患者进食后应及时清理用物等并记录,做好交接班工作。

五、肠内营养

肠内营养制剂根据其组成成分,可以分为要素制剂、非要素制剂、组件制剂和特殊应用制剂等四类。

肠内营养途径包括口服和管饲。当给患者通过管饲注入营养液时,可以应用注射器将管饲物注入导管,也可应用肠内营养泵注入。

肠内营养并发症包括:胃肠道并发症,如恶心、呕吐、腹胀、腹泻、便秘;机械性并发症,如喂养管相关损伤和管道阻塞;感染性并发症及代谢性并发症。

肠内营养注意事项如下:

1. 根据患者的具体病情,正确估计患者营养需要量,选择合适的肠内营养设备、喂养途径及方式。

2. 营养液现配现用。配制过程中,应注意防止污染。若配好后无法立即使用,应放在 4℃ 以下的冰箱内保存。配制好的溶液应于 24h 内用完,防止放置时间过长而变质。

3. 营养液的使用一般是由低、少、慢开始,逐渐增加。口服温度一般为 37℃ 左右,鼻饲及经造瘘口注入时的温度宜为 38~40℃。滴注速度可以由 30 滴/min 逐渐增加至 60~70 滴/min。营养液中不可加入药物。

4. 营养液输注过程中经常巡视患者,如出现并发症表现,应及时查明原因,反应严重者可暂停使用。

5. 应用肠内营养期间需定期记录体重,观察尿量、大便次数及性状,检查血糖、尿糖、血尿素氮、电解质、肝功能等指标,做好营养评估。

六、管饲饮食

管饲饮食是通过插入胃肠道的导管,给患者提供其需要的食物、营养液、水及药物的方法,如鼻饲法。在进行鼻饲法的操作时,应注意以下几个方面:

1. 插管时动作应轻柔,避免损伤食管黏膜,尤其是通过食管 3 个狭窄部位(环状软骨水平处,平气管分叉处,食管通过膈肌处)时。

2. 插入胃管至 10~15cm(咽喉部)时,若为清醒患者,嘱其做吞咽动作;若为昏迷患者,则用左手将其头部托起,使下颌靠近胸骨柄,以利插管。插入长度一般为前额发际至胸骨剑突处或由鼻尖经耳垂至胸骨剑突处的距离,一般成人为 45~55cm。

3. 插入胃管过程中如果患者出现呛咳、呼吸困难、发绀等,表明胃管误入气管,应立即拔出胃管,让患者休息片刻后重插。若插管中出现恶心、呕吐,可暂停插管,并嘱患者做深呼吸以分散患者注意力,缓解紧张。

4. 每次鼻饲前应证实胃管在胃内且通畅,并用少量温水冲管后再进行喂食。鼻饲完毕后再次注入少量温开水,防止鼻饲液凝结。

5. 确认胃管插入胃内的方法有:①在胃管末端连接注射器抽吸,能抽出胃液;②置听诊器于患者胃部,快速经胃管向胃内注入 10ml 空气,听到气过水声;③将胃管末端置于盛水的治疗碗中,无气泡逸出。

6. 鼻饲液温度应保持在 38~40℃ 左右,避免过冷或过热;新鲜果汁与奶液应分别注入,防止产生凝块;药片应研碎溶解后注入。

7. 分次推注者每日 4~6 次,每次鼻饲量 250~400ml,推注速度不快于 30ml/min,用于非危重患者。多数患者可耐受间歇滴注。连续滴注多用于经十二指肠或空肠喂养的危重患者。

8. 长期鼻饲者应每天进行 2 次口腔护理,并定期更换胃管,普通胃管每周更换一次,硅胶胃管每月更换一次。更换胃管时注意晚间拔管,次晨再从另一侧鼻孔插入。

9. 食管梗阻的患者禁忌使用鼻饲法,食管静脉曲张为插胃管的相对禁忌证。

七、肠外营养

肠外营养是按照患者的需要,通过周围静脉或中心静脉输入患者所需的全部能量及营养素的一种营养支持方法。应用时应注意以下几点:

1. 加强配制营养液、静脉穿刺及更换导管过程中的无菌操作。

2. 配制好的营养液储存于 4℃ 冰箱内备用,存放不超过 24h。

3. 输液导管及输液袋每 12~24h 更换一次;导管进入静脉处的敷料每 24h 应更换 1 次。

4. 输液过程中加强巡视,注意输液是否通畅,防止液体中断或导管拔出,滴速开始时缓慢,逐渐增加,保持输液速度均匀。

5. 静脉营养导管严禁输入其他液体、药物及血液,也不可在此处采集血标本或测中心静脉压。

6. 使用前及使用过程中要对患者进行严密的实验室监测并密切观察患者的临床表现。

7. 停用肠外营养时应在 2~3d 内逐渐减量。

【习题】

一、选择题

(一) A₁ 型题

1. 碳水化合物的产热量为
   A. 3kcal/g
   B. 4kcal/g
   C. 5kcal/g
   D. 6kcal/g
   E. 9kcal/g

2. 根据中国营养学会的推荐标准,我国成年男子的热能供给量约为
   A. 5~7MJ/d
   B. 7~9MJ/d
   C. 9~12MJ/d
   D. 12~15MJ/d
   E. 15~20MJ/d

3. 中国平衡膳食指南认为每日应摄入蔬菜类食物
   A. 300~500g
   B. 250~400g
   C. 200~350g
   D. 40~50g
   E. 40~75g

4. 正常成人每日需水量是
   A. 200~500ml
   B. 500~700ml
   C. 1 500~1 700ml
   D. 2 000~2 700ml
   E. 3 000~3 700ml

5. 为适应不同病情需要,医院饮食分为
   A. 基本饮食、治疗饮食、试验饮食
   B. 基本饮食、普通饮食、试验饮食
   C. 治疗饮食、普通饮食、试验饮食
   D. 普通饮食、流质饮食、软质饮食
   E. 普通饮食、流质饮食、半流质饮食

6. 下列属于半流质饮食的是
   A. 粥
   B. 米汤
   C. 肉汁
   D. 面条
   E. 豆浆

7. 流质饮食**不宜**长期使用是因为
   A. 影响患者食欲
   B. 影响消化吸收
   C. 增加护士工作负担
   D. 增加营养室工作负担
   E. 所含热量及营养素不足

8. 下列**不符合**流质饮食原则的是
   A. 无刺激性
   B. 每日 3~4 餐
   C. 易吞咽、易消化
   D. 只能短期使用
   E. 通常辅以肠外营养以补充热能和营养

9. 低盐饮食中钠含量应低于
   A. 0.5g/d
   B. 0.7g/d
   C. 1.0g/d
   D. 1.5g/d
   E. 2.0g/d

10. 低蛋白饮食每日蛋白质的供应量应低于
    A. 0.2~0.4g/kg
    B. 0.4~0.6g/kg
    C. 0.6~0.8g/kg
    D. 0.8~1.0g/kg
    E. 1.0~1.2g/kg

11. 大手术后患者应采用
    A. 高蛋白饮食
    B. 低蛋白饮食
    C. 低脂饮食
    D. 高纤维饮食
    E. 低渣饮食

12. 下列属于试验饮食的是
    A. 高脂肪饮食　　　　　　B. 半流质饮食　　　　　　C. 低盐饮食
    D. 干饮食　　　　　　　　E. 要素饮食

13. 检查肾小管浓缩功能时,试验期 1d 控制全天饮食中水分总量应为
    A. 100~200ml　　　　　　 B. 300~400ml　　　　　　 C. 500~600ml
    D. 1 000~2 000ml　　　　 E. 2 000~3 000ml

14. 下列**不会**促进食欲的是
    A. 规律进食　　　　　　　B. 心情愉快　　　　　　　C. 环境清新
    D. 进食美味食品　　　　　E. 进食含糖量高的食品

15. 下列**不属于**要素饮食的营养成分的是
    A. 蛋白质　　　　　　　　B. 氨基酸　　　　　　　　C. 脂肪酸
    D. 单糖　　　　　　　　　E. 维生素

16. 高支链氨基酸低芳香族氨基酸的营养制剂适用于
    A. 严重腹泻患者　　　　　B. 呼吸衰竭患者　　　　　C. 肾衰竭患者
    D. 肝衰竭患者　　　　　　E. 心衰患者

17. 一般成人胃管插入深度为
    A. 20~30cm　　　　　　　 B. 35~40cm　　　　　　　 C. 45~55cm
    D. 50~60cm　　　　　　　 E. 55~65cm

18. 鼻饲饮食后再注入少量温开水的目的是
    A. 防止患者呕吐　　　　　　　　　　　B. 使患者温暖舒适
    C. 避免食物存积于管道　　　　　　　　D. 便于测量,记录准确
    E. 便于防止液体反流,发生窒息

19. 长期鼻饲患者更换一般胃管的频率为
    A. 1 天 1 次　　　　　　　B. 1 周 1 次　　　　　　　C. 1 周 2 次
    D. 2 周 1 次　　　　　　　E. 1 月 1 次

20. 下列应使用肠外营养的患者是
    A. 休克　　　　　　　　　B. 短肠综合征　　　　　　C. 不可逆性昏迷
    D. 出凝血功能紊乱　　　　E. 严重水电解质紊乱

(二) A₂ 型题

21. 患者,女,45 岁,在全麻下行乳腺癌根治术,麻醉清醒后患者应
    A. 禁饮食　　　　　　　　B. 流质饮食　　　　　　　C. 半流质饮食
    D. 软质饮食　　　　　　　E. 普通饮食

22. 患者,男,28 岁,诊断为贫血,该患者宜采用的饮食是
    A. 高纤维饮食　　　　　　B. 低纤维饮食　　　　　　C. 高蛋白饮食
    D. 低蛋白饮食　　　　　　E. 低脂肪饮食

23. 患者,男,28 岁,诊断为原发性肾小球肾炎,行内生肌酐清除率测定。该患者在为期 3d 的试验期间,每日蛋白质供给量应少于
    A. 0.2~0.4g/kg　　　　　 B. 0.4~0.6g/kg　　　　　 C. 0.6~0.8g/kg
    D. 0.8~1.0g/kg　　　　　 E. 1.0~1.2g/kg

24. 患者,女,25 岁,习惯性便秘,该患者宜采用的饮食是
    A. 高纤维饮食　　　　　　B. 低纤维饮食　　　　　　C. 高蛋白饮食
    D. 低蛋白饮食　　　　　　E. 低脂肪饮食

25. 患者,男,50 岁,既往有高血压病史 15 年,护士对其进行饮食指导,其中错误的是
    A. 低盐、低脂   B. 低胆固醇   C. 清淡、宜少量多餐
    D. 富含维生素和蛋白质   E. 高热量、高纤维饮食

26. 女,34 岁,身高为 165cm,体重为 65kg,则其体质指数约为
    A. $20kg/m^2$ B. $24kg/m^2$ C. $25kg/m^2$
    D. $34kg/m^2$ E. $40kg/m^2$

27. 护士对患者的饮食护理工作时,下列**不妥**的是
    A. 尊重患者对饮食的选择   B. 禁食患者应交班
    C. 双目失明者可给予喂食   D. 鼓励卧床患者自行进食
    E. 进食前暂停一切治疗及护理工作

28. 给患者插胃管之前需要测量胃管插入长度,测量终点是
    A. 1   B. 2   C. 3
    D. 4   E. 5

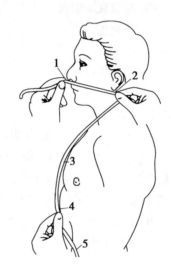

29. 护士为一昏迷患者插管至 15cm 处时要将患者的头部托起,其目的是
    A. 加大咽喉部通道的弧度   B. 以免损伤食道黏膜
    C. 减轻患者痛苦   D. 避免出现恶心
    E. 使喉部肌肉放松便于插入

30. 当护士为一患者插胃管时,患者出现呛咳、发绀。此时,护士应
    A. 嘱患者深呼吸   B. 嘱患者做吞咽动作
    C. 托起患者头部再插管   D. 立即拔出,休息片刻后重插
    E. 稍停片刻继续插

(三) A₃ 型题

(31~33 题共用题干)

患者,女,42 岁,因消瘦、烦躁 3 个月入院,入院拟诊断为"甲状腺功能亢进"

31. 患者入院后应给予
    A. 低脂肪饮食   B. 低热量饮食   C. 低蛋白饮食
    D. 高热量饮食   E. 高纤维饮食

32. 若患者进一步行 ^{131}I 试验,则患者在试验前应**禁食**
    A. 蔬菜   B. 巧克力及甜食   C. 肉类
    D. 海带   E. 动物血

33. 若患者行甲状腺大部切除术治疗,麻醉清醒后患者应用

    A. 禁饮食   B. 流质饮食   C. 半流质饮食

    D. 软质饮食   E. 普通饮食

(四) A$_4$ 型题

(34~37 题共用题干)

患者,男,35 岁,车祸后昏迷 5d。需鼻饲饮食以维持其营养需要。

34. 鼻饲插胃管前,应将患者体位摆放为

    A. 坐位   B. 半坐位   C. 左侧卧位

    D. 右侧卧位   E. 去枕平卧位

35. 标记胃管时,插入长度的测量方法是

    A. 前额发际至胸骨柄   B. 前额发际至胸骨剑突   C. 鼻尖至胸骨柄

    D. 鼻尖至胸骨剑突   E. 耳垂至胸骨柄

36. 插管至 15~20cm 时,应注意

    A. 嘱患者做吞咽动作   B. 使患者头向后仰   C. 使患者头偏一侧

    D. 使患者下颌靠近胸部柄   E. 嘱患者张嘴哈气

37. 灌注食物时,应注意鼻饲液的温度为

    A. 36~38℃   B. 37~39℃   C. 38~40℃

    D. 39~41℃   E. 40~42℃

二、填空题

1. 人体需要的营养素有六大类,包括( ),脂肪,碳水化合物,( ),维生素和( )。

2. 碳水化合物的供给量应占总热能的( )。

3. 医院饮食可分为( )、( )及( )三大类。

4. 应用低蛋白饮食患者应多补充( )和( )的食物。

5. 检查胃管在胃内的方法有( ),( ),和( )。

6. ^{131}I 试验饮食检查试验期为( ),试验期间禁用( )食物。

7. 一般成人鼻饲管插入深度相当于患者( )到( )的长度。

8. 半流质饮食每日供应的蛋白质为( )g,总热能是( )kcal,每日( )餐。

9. 按照中国营养学会标准,体质量指数( )为肥胖,( )为超重,( )为消瘦。

10. 分次推注鼻饲饮食应注意每次鼻饲量在( )ml,推注速度应不超过( )ml/min。

11. 要素饮食的特点是无需经过( ),可直接( ),为人体提供热能及营养。

12. 肠内营养应用过程中,营养液的使用一般由低、( )、( )开始,逐渐增加。

13. 肠造瘘患者的营养管滑脱入腹腔可发生( )。

14. 根据补充营养的量,肠外营养可分为( )和( )。

15. 配制好的肠外营养液应储存于( )℃保存,若存放超过( )h 则不宜使用。

三、名词解释

1. 营养素   2. 治疗饮食   3. 试验饮食

4. 鼻饲法   5. 要素饮食   6. 肠外营养

四、简答题

1. 简述合理饮食与健康的关系。

2. 简述影响饮食及营养的因素。

3. 简述进食环境的准备。

4. 简述肠内营养的注意事项。

5. 简述鼻饲法的注意事项。

6. 简述肠外营养的并发症。

五、论述题

论述临床护理中如何护理进食患者。

【参考答案】

一、选择题

1. B　2. C　3. A　4. C　5. A　6. A　7. E　8. B　9. E　10. C
11. A　12. D　13. C　14. E　15. A　16. D　17. C　18. C　19. B　20. B
21. C　22. C　23. C　24. A　25. E　26. B　27. E　28. D　29. A　30. D
31. D　32. D　33. C　34. E　35. B　36. D　37. C

二、填空题

1. 蛋白质　矿物质　水

2. 60%~70%

3. 基本饮食　治疗饮食　试验饮食

4. 蔬菜　含糖高

5. 末端接注射器抽吸有胃液抽出　从胃管注入10ml空气同时在胃部听到气过水声　胃管末端放入水中无气体逸出

6. 2周　含碘

7. 前额发际　胸骨剑突

8. 50~60　1 500~2 000　5~6

9. BMI≥28kg/m²　24kg/m²≤BMI<28kg/m²　BMI<18.5kg/m²

10. 250~400　30

11. 消化过程　被肠道吸收和利用

12. 少　慢

13. 急性腹膜炎

14. 部分肠外营养　全肠外营养

15. 4　24

三、名词解释

1. 营养素是能够在生物体内被利用,具有供给能量、构成机体及调节和维持生理功能的物质。

2. 治疗饮食是指在基本饮食的基础上,适当调节热能和营养素,以达到治疗及辅助治疗的目的,从而促进患者的康复。

3. 试验饮食是指在特定的时间内,通过对饮食内容的调整来帮助诊断疾病和提高实验室检查结果准确度的一种饮食。

4. 鼻饲法是将导管经鼻腔插入胃内,从管内灌注流质食物、水分和药物的方法。

5. 要素饮食是一种化学组成明确的低聚或单体物质的混合物,含有氨基酸或蛋白水解物、葡萄糖、脂肪、矿物质和维生素,与水混合后可以形成溶液或较为稳定的悬浮液。

6. 肠外营养是按照患者的需要,通过周围静脉或中心静脉输入患者所需的全部能量及营养素,包括氨基酸、脂肪、各种维生素、电解质和微量元素的一种营养支持方法。

四、简答题

1. 合理饮食可以促进生长发育、构成机体组织、提供能量、调节机体功能。

2. 影响饮食与营养的因素有身体因素、心理因素及社会因素。身体因素包括生理因素(如年龄、活动量、特殊生理状况)、病理因素(如疾病及药物、食物过敏)。社会因素包括经济状况、饮食习惯、饮食环境、生活方式、营养知识。

3.

(1) 进食前暂停非紧急的治疗及护理工作。

(2) 病室内如有危重或呻吟的患者,应以屏风遮挡。

(3) 整理床单位,收拾床旁桌椅及床上不需要的物品,去除不良气味,避免不良视觉印象,如饭前半小时开窗通风、移去便器等。对于病室内不能如厕的患者,饭前半小时给予便器排尿或排便,使用后应及时撤除,开窗通风,防止病室内残留不良气味影响食欲。

(4) 多人共同进餐可促进患者食欲。如条件允许,应鼓励患者在病区餐厅集体进餐,或鼓励同病室患者共同进餐。

4.

(1) 根据患者的具体病情,正确估计患者营养需要量,选择合适的肠内营养设备、喂养途径及方式。

(2) 营养液现配现用。配制过程中,应注意防止污染。若配好后无法立即使用,应放在 4℃ 以下的冰箱内保存。配制好的溶液应于 24h 内用完,防止放置时间过长而变质。

(3) 营养液的使用一般是由低、少、慢开始,逐渐增加。口服温度一般为 37℃ 左右,鼻饲及经造瘘口注入时的温度宜为 38~40℃。滴注速度可以由 30 滴/min 逐渐增加至 60~70 滴/min。营养液中不可加入药物。

(4) 营养液输注过程中经常巡视患者,如出现并发症表现,应及时查明原因,反应严重者可暂停使用。

(5) 应用肠内营养期间需定期记录体重,观察尿量、大便次数及性状,检查血糖、尿糖、血尿素氮、电解质、肝功能等指标,做好营养评估。

5.

(1) 插管时动作应轻柔,避免损伤食管黏膜,尤其是通过食管 3 个狭窄部位(环状软骨水平处,平气管分叉处,食管通过膈肌处)时。

(2) 插入胃管至 10~15cm(咽喉部)时,若为清醒患者,嘱其做吞咽动作;若为昏迷患者,则用左手将其头部托起,使下颌靠近胸骨柄,以利插管。

(3) 插入胃管过程中如果患者出现呛咳、呼吸困难、发绀等,表明胃管误入气管,应立即拔出胃管。

(4) 每次鼻饲前应证实胃管在胃内且通畅,并用少量温水冲管后再进行喂食,鼻饲完毕后再次注入少量温开水,防止鼻饲液凝结。

(5) 鼻饲液温度应保持在 38~40℃ 左右,避免过冷或过热;新鲜果汁与奶液应分别注入,防止产生凝块;药片应研碎溶解后注入。

(6) 食管静脉曲张、食管梗阻的患者禁忌使用鼻饲法。

(7) 长期鼻饲者应每天进行 2 次口腔护理,并定期更换胃管,普通胃管每周更换一次,硅胶胃管每月更换一次。

6.

(1) 机械性并发症,如气胸、皮下气肿、血肿甚至神经损伤、血胸、空气栓塞。

(2) 感染性并发症,如穿刺部位感染、导管性脓毒症、肠源性感染。

(3) 代谢并发症,如糖代谢紊乱、肝功能损害。

五、论述题

(1) 进食前护理,包括饮食教育、进食环境准备、患者准备。

(2) 进食中护理,包括分发食物、鼓励并协助进食、处理特殊问题。

(3) 进食后护理,包括整理、记录、交接班。

(高　睿)

排 泄

【知识导图】

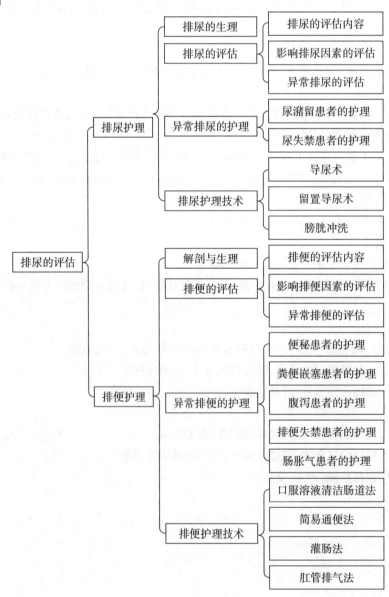

【内容概述】

一、排尿护理

（一）影响排尿的常见因素

①疾病因素；②治疗及检查；③液体和饮食摄入；④心理因素；⑤环境因素；⑥个人习惯；⑦气候变化；⑧其他因素如女性在妊娠或月经周期等可影响排尿。

（二）排尿及尿液的观察（表12-1）

表 12-1　排尿及尿液的观察

内容	正常	异常
排尿	排尿受意识控制，无痛苦，无障碍，可自主随意进行	排尿时出现尿频、尿急、尿痛（膀胱刺激征），由膀胱、尿道感染或膀胱、尿道机械性刺激导致
尿量	成人24h尿量约1 000~2 000ml，平均在1 500ml左右。当大量饮用液体或妊娠时尿量增加	(1) 24h尿量超过2 500ml为多尿。常因内分泌代谢障碍，肾小管浓缩功能不全所引起。见于糖尿病、尿崩症、肾衰竭等患者 (2) 24h尿量少于400ml或每小时尿量少于17ml为少尿。常见于发热、液体摄入过少、休克等循环血量减少的患者或心脏、肾脏、肝脏功能衰竭患者 (3) 24h尿量少于100ml或12h内无尿液产生为无尿或尿闭。常见于严重休克、急性肾衰竭、药物中毒等患者
颜色	淡黄色或深黄色	(1) 血尿：尿液中红细胞异常增多，严重的呈洗肉水色。常见于急性肾小球肾炎、输尿管结石、泌尿系统肿瘤、结核及感染 (2) 血红蛋白尿：尿液中含有血红蛋白，尿液呈浓茶色、酱油样色，见于**血型不合的输血**、恶性疟疾和阵发性睡眠性血红蛋白尿 (3) 胆红素尿：尿液中含有胆红素，尿液呈深黄色或黄褐色，见于阻塞性黄疸和肝细胞性黄疸 (4) 乳糜尿：尿液中含有淋巴液，尿液呈乳白色，见于丝虫病
透明度	清澈透明，放置后可出现微量絮状沉淀物	(1) 当泌尿系统感染时排出的新鲜尿液即呈白色絮状混浊，加热、加酸或加碱后，其混浊度不变 (2) 蛋白尿不影响尿液的透明度，但振荡时可产生较多且不易消失的泡沫
酸碱反应	弱酸性，一般尿液 pH 值为4.5~7.5，平均为6	(1) 酸中毒患者的尿液可呈强酸性 (2) 严重呕吐患者的尿液可呈强碱性
比重	1.015~1.025	尿比重经常固定于1.010左右，提示肾功能严重障碍
气味	尿液久置后有氨臭味	(1) 泌尿系统感染新鲜尿有氨臭味 (2) 糖尿病酮症酸中毒时，因尿中含有丙酮，故**有烂苹果气味**

（三）异常排尿活动的观察

1. **膀胱刺激征**　主要表现为尿频、尿急、尿痛，主要由膀胱及尿道感染和机械性刺激引起。

2. **尿潴留**　指尿液大量存留在膀胱内而**不能自主排出**。患者主诉下腹胀痛，排尿困难。体检可见耻骨上膨隆，扪及囊样包块，叩诊呈实音，有压痛。常见原因有机械性梗阻和动力性梗阻。

3. **尿失禁**　指排尿失去意识控制或不受意识控制，尿液不自主地流出。尿失禁可分为：持续性尿失禁、充溢性尿失禁、急迫性尿失禁和压力性尿失禁。

（四）排尿异常的护理

1. **尿潴留患者的护理**　提供隐蔽的排尿环境；调整合适的体位和姿势；诱导排尿；局部热敷、按摩；心理护理；健康教育；必要时根据医嘱实施导尿术。

2. 尿失禁患者的护理　皮肤护理;外部引流;重建正常的排尿功能;对长期尿失禁的患者可行留置导尿;注意保持皮肤清洁干燥;心理护理。

(五) 导尿的目的

1. 为尿潴留患者引流出尿液,以减轻痛苦。

2. 协助临床诊断　如留取未受污染的尿标本作细菌培养;测量膀胱容量、压力及检查残余尿;进行尿道或膀胱造影等。

3. 为膀胱肿瘤患者进行膀胱化疗。

(六) 导尿时应注意的事项

1. 在操作过程中注意保护患者,严格执行无菌技术操作原则。

2. 对膀胱高度膨胀且极度虚弱的患者,第一次放尿不得超过 1 000ml。因为大量放尿可使腹腔内压急剧下降,血液大量滞留在腹腔内,导致血压下降而虚脱;又因为膀胱内压突然降低,导致膀胱黏膜急剧充血,发生血尿。

3. 老年女性尿道口回缩,插管时应仔细观察、辨认,避免误入阴道。

4. 为女患者插尿管时,如导尿管误入阴道,应**更换无菌导尿管**重新插管。

5. 为避免损伤和导致泌尿系统的感染,必须掌握男性和女性尿道的解剖特点。

(七) 留置导尿术

1. 目的

(1) 抢救危重、休克患者时正确记录每小时尿量、测量尿比重,以密切观察患者的病情变化。

(2) 为盆腔手术排空膀胱,使膀胱持续保持空虚状态,避免术中误伤。

(3) 某些泌尿系统疾病手术后留置导尿管,便于引流和冲洗,并减轻手术切口的张力,促进切口的愈合。

(4) 为尿失禁或会阴部有伤口的患者引流尿液,保持会阴部的清洁干燥。

(5) 为尿失禁患者行膀胱功能训练。

2. 护理要点

(1) 防止泌尿系统逆行感染:应**保持尿道口清洁**、注意集尿袋及尿管的更换。

(2) 鼓励患者多饮水,达到自然冲洗尿路的目的。

(3) 训练膀胱反射功能。

(4) 注意患者的主诉并观察尿液情况,发现异常应及时处理,每周尿常规检查 1 次。

(八) 膀胱冲洗

1. 目的

(1) 对留置导尿的膀胱出血患者,保持尿液引流通畅。

(2) 清洁膀胱,清除膀胱内的血凝块、黏液及细菌等,预防感染。

(3) 治疗某些膀胱疾病,如膀胱炎,膀胱肿瘤。

2. 护理要点

(1) 严格无菌操作。

(2) 避免用力回抽造成黏膜损伤。若引流的液体少于灌入的液体量,应考虑是否有血块或脓液阻塞,可增加冲洗次数或更换导尿管。

(3) 冲洗时嘱患者深呼吸,尽量放松,以减少疼痛。若患者出现腹痛、腹胀、膀胱剧烈收缩等情形,应暂停冲洗。

(4) 冲洗后如出血较多或血压下降,即报告医生给予处理,准确记录冲洗液量及性状。

二、排便护理

(一) 排便活动及粪便的观察(表 12-2)

表 12-2　排便活动及粪便的观察

内容	正常	异常
排便次数和量	① 成人每天排便 1~3 次。婴幼儿每天排便 3~5 次 ② 正常成人每天排便量约 100~300g	成人每天超过 3 次或每周少于 3 次,应视为排便异常。前者为腹泻,后者为便秘
形状与软硬度	成形软便不粘连	① 便秘时粪便坚硬、呈栗子样 ② 消化不良或急性肠炎可为稀便或水样便 ③ 肠道部分梗阻或直肠狭窄,粪便常呈扁条形或带状
颜色	①成人呈黄褐色或棕黄色 ②婴儿的粪便呈黄色或金黄色	① 柏油样便为上消化道出血 ② 白陶土色便为胆道梗阻 ③ 暗红色血便为下消化道出血 ④ 果酱样便为肠套叠、阿米巴痢疾 ⑤ 痔疮或肛裂时粪便表面有鲜红色血液
内容物	主要为食物残渣、脱落的大量肠上皮细胞、细菌以及机体代谢后的废物,如胆色素衍生物和钙、镁、汞等盐类	① 消化道感染或出血:粪便中可混入或粪便表面附有血液、脓液或肉眼可见的黏液 ② 肠道寄生虫感染:粪便中可查见蛔虫、蛲虫、绦虫节片等
气味	正常时粪便气味因膳食种类而异,肉食者味重,素食者味轻	① 严重腹泻患者的粪便呈碱性反应,气味极恶臭 ② 下消化道溃疡、恶性肿瘤患者的粪便呈腐败臭 ③ 上消化道出血的柏油样粪便呈腥臭味 ④ 消化不良、乳儿糖类未充分消化或吸收脂肪酸产生气体,粪便呈酸性反应,气味为酸败臭

(二) 异常排便活动及护理要点

常见的异常排便活动有便秘、腹泻、肠胀气、粪便嵌塞和排便失禁。

1. 便秘患者的护理

(1) 提供适当的排便环境。

(2) 选取适宜的排便姿势。

(3) 腹部环形按摩以促进排便。

(4) 遵医嘱给予口服缓泻药物。

(5) 使用简易通便剂。

(6) 以上方法均无效时,遵医嘱给予灌肠。

(7) 健康教育,帮助患者及家属正确认识维持正常排便习惯的意义和获得有关排便的知识。健康教育的内容包括:①帮助患者重建正常的排便习惯;②合理安排膳食促进肠蠕动,多食蔬菜、水果、豆类、粗粮等高纤维食物,刺激排便反射,多饮水,病情允许时每日液体摄入量应不少于 2 000ml;③鼓励患者适当运动以增加肠蠕动和肌张力,促进排便。

2. 粪便嵌塞患者的护理

(1) 润肠:早期可使用栓剂、口服缓泻剂来润肠通便。

(2) 灌肠:必要时先行油类保留灌肠,2~3h 后再做清洁灌肠。

(3) 人工取便:心脏病、脊椎受损者务必慎重使用,易刺激迷走神经。

(4) 健康教育:防止便秘的发生。

3. 腹泻患者的护理

(1) 去除病因,如肠道感染者,遵医嘱给予抗生素治疗。

(2) 休息保暖,卧床休息,减少肠蠕动。

(3) 膳食调理,鼓励患者饮水,少量多次,酌情给予清淡的流质或半流质食物,严重腹泻时可暂时禁食。

(4) 防治水和电解质紊乱,遵医嘱给予止泻剂、口服补盐液或静脉输液。

(5) 维持皮肤完整性。

(6) 密切观察病情,记录排便的性质、次数、量等,注意有无脱水指征等,必要时留取标本送检。如疑为传染病按肠道隔离原则护理。

(7) 心理支持及健康教育,指导患者注意饮食卫生,家居卫生,养成良好的卫生习惯。

4. 排便失禁患者的护理

(1) 心理安慰与支持:排便失禁的患者常感到自卑和忧郁,护士应尊重和理解患者。

(2) 保护皮肤:保持皮肤清洁、干燥、健康。

(3) 帮助患者重建控制排便的能力。

(4) 摄入足够水分:如无禁忌,保证患者每天摄入足量的液体,一般为 1 500~2 000ml。

(5) 保持清洁、空气清新:保持床褥、衣服清洁,室内空气清新。

5. 肠胀气患者的护理

(1) 指导患者养成良好的饮食习惯(细嚼慢咽)。

(2) 去除引起肠胀气的原因。

(3) 鼓励患者适当活动。

(4) 轻微胀气时,可行腹部热敷或腹部按摩、针刺疗法。严重胀气时,遵医嘱给予药物治疗或行肛管排气。

(三) 口服溶液清洁肠道法

1. 方法　①检查当日给药,当日早餐禁食(可以饮水),预定检查时间 4h 前给药;检查前日给药,前日晚餐后禁食(可以饮水),晚餐后 1h 给药,患者前日的早餐、午餐应食残渣少的食物,晚餐进流质饮食。②首次服用 600~1 000ml,每隔 10~15min 服用 1 次,每次 250ml,直至服完或直至排出**水样清便**,总给药量不能超过 4L。

2. 注意事项　①服药过程中如出现腹痛、休克、过敏样症状等副作用,应停止服药,立即接受治疗;②如口服溶液清洁肠道效果差,应在术前晚、术日晨清洁灌肠。

(四) 大量不保留灌肠

1. 目的　①解除便秘、肠胀气。②清洁肠道。为肠道手术、检查或分娩做准备。③稀释并清除肠道内的有害物质,减轻中毒。④灌入低温液体,为高热患者降温。

2. 注意事项　①妊娠、急腹症、严重心血管疾病等患者禁忌灌肠。②伤寒患者灌肠时溶液不得超过 500ml,压力要低(液面不得超过肛门 30cm)。③为肝性脑病患者灌肠时,禁用**肥皂水**;充血性心力衰竭和水钠潴留患者禁用 0.9% **氯化钠溶液**灌肠。④准确掌握溶液的量、温度、压力和溶液的浓度、流速。成人每次用量为 500~1 000ml,小儿 200~500ml。溶液温度**一般为 39~41℃**,**降温时用 28~32℃**,**中暑用 4℃**,筒内液面高于肛门约 40~60cm。⑤灌肠时患者如有腹胀或便意时,应嘱患者做深呼吸,以减轻不适。⑥灌肠过程中应随时注意观察患者的病情变化,如发现脉速、面色苍白、出冷汗、剧烈腹痛、心慌气急时,应立即停止灌肠并及时与医生联系,采取急救措施。

(五) 保留灌肠

(1) 目的:镇静、催眠及肠道感染、慢性盆腔炎、肝性脑病等的配合治疗。

(2) 注意事项:①保留灌肠以晚上睡眠前灌肠为宜,保留灌肠前嘱患者排便排尿,使肠道排空有利于药液吸收。②对灌肠目的和病变部位应了解清楚,以确定患者的卧位和插入肛管的深度。臀部抬高约 10cm。慢性细菌性痢疾,病变部位多在直肠或乙状结肠,取**左侧卧位**。阿米巴痢疾病变多在回盲部,取**右侧卧位**,以提高疗效。③保留灌肠时肛管选择要细且插入要深,插入肛门 15~20cm,幼儿 5~7.5cm,婴儿 2.5~4cm,液量不宜过多,不超过 200ml,压力要低,灌入速度宜慢,以减少刺激,使灌入的药液能保留较长时间,尽量留**药液在 1h 以上**有利于肠黏膜的吸收。④肛门、直肠、结肠手术的患者及大便失禁的患者,不宜做保留灌肠。

【习题】

一、选择题

(一) A₁ 型题

1. 为膀胱高度膨胀患者导尿,第一次放尿超过 1 000ml 时可导致
   A. 胆红素尿　　　　　　B. 血尿　　　　　　C. 蛋白尿
   D. 尿频尿痛　　　　　　E. 反射性尿失禁

2. 尿失禁患者的护理,**错误**的是
   A. 用接尿器接尿
   B. 保持皮肤清洁干燥
   C. 必要时留置导尿
   D. 控制患者饮水,减少尿量
   E. 理解、安慰、鼓励患者

3. 多尿是指 24h 排尿量多于
   A. 2 500ml　　　　　　B. 2 000ml　　　　　　C. 1 800ml
   D. 1 600ml　　　　　　E. 1 400ml

4. 护理尿潴留患者时,下列措施**不妥**的是
   A. 让患者听流水声　　　B. 热水袋热敷下腹部　　　C. 酌情让患者坐起排尿
   D. 给予利尿剂　　　　　E. 必要时行导尿术

5. 长期留置导尿的患者需定期更换导尿管的目的是
   A. 使患者得到休息　　　B. 防止逆行感染　　　C. 便于膀胱冲洗
   D. 防止导尿管老化　　　E. 锻炼膀胱反射功能

6. 盆腔器官手术前导尿的目的是
   A. 排出尿液,减轻患者痛苦　　　　B. 留取尿标本做细菌培养
   C. 排空尿液,避免术中误伤膀胱　　D. 向膀胱内注入药液
   E. 检查残余尿量

7. 尿潴留患者首次导尿放出尿量**不应**超过
   A. 500ml　　　　　　B. 800ml　　　　　　C. 1 000ml
   D. 1 500ml　　　　　E. 2 000ml

8. 导尿前彻底清洁外阴的目的是
   A. 防止污染导尿管　　　　　　B. 使患者舒适
   C. 便于固定导尿管　　　　　　D. 清除并减少会阴部病原微生物
   E. 防止污染导尿的无菌物品

9. 对尿失禁患者的护理中**错误**的一项是
   A. 指导患者行盆底肌锻炼　　　　B. 女患者可采用橡胶接尿器
   C. 对长期尿失禁患者可采用一次性导尿术　　D. 嘱患者多饮水,促进排尿反射
   E. 多用温水清洗会阴部

10. 下列疾病的患者中排出的尿液含有烂苹果味的是
    A. 前列腺炎　　　　　　B. 尿道炎　　　　　　C. 膀胱炎
    D. 糖尿病酮症酸中毒　　E. 急性肾炎

11. 胆红素尿呈
    A. 酱油色　　　　　　B. 红色或棕色　　　　　　C. 金黄色
    D. 黄褐色　　　　　　E. 乳白色

12. 正常尿液的 pH 呈

    A. 中性   B. 强酸性   C. 强碱性

    D. 弱碱性   E. 弱酸性

13. 当患膀胱炎时,患者排出新鲜尿液有

    A. 硫化氢味   B. 烂苹果味   C. 氨臭味

    D. 粪臭味   E. 芳香味

14. 对排便异常的描述,下列**错误**的是

    A. 上消化道出血患者排出的粪便为柏油样便

    B. 痔疮患者排便后有鲜血滴出

    C. 胆道完全阻塞时,粪便呈暗黑色

    D. 肠套叠患者可有果酱样便

    E. 痢疾患者常为脓血便

15. 对便秘患者进行健康指导时,下列做法**不妥的是**

    A. 生活要有规律,按时排便

    B. 多食富有粗纤维的食物

    C. 定时采用简易通便法

    D. 每日晨起或餐前饮一杯温开水

    E. 卧床患者应常环形按摩腹部

16. 口服溶液清洁肠道后要达到清洁肠道的目的,其排出的粪便应呈

    A. 条形便   B. 软便   C. 稀便

    D. 不成形便   E. 水样清便

17. 关于灌肠,以下说法正确的是

    A. 根据灌肠量的不同,可分为大量不保留灌肠、小量不保留灌肠和保留灌肠

    B. 灌肠时,患者有便意,应将肛管拔出

    C. 不保留灌肠指灌入灌肠液后立即让患者排出

    D. 肝性脑病患者禁用 0.9% 氯化钠溶液灌肠

    E. 保留灌肠液量一般不超过 200ml,并保留 1h 以上

18. 行大量不保留灌肠时,肛管插入直肠内约

    A. 5~10cm   B. 7~10cm   C. 15~20cm

    D. 10~15cm   E. 20~25cm

19. 中暑患者用灌肠法降温,下述**错误**的是

    A. 灌肠液用生理盐水   B. 灌肠液温度 4℃

    C. 灌肠后保留 1h   D. 灌肠时患者左侧卧位

    E. 灌肠液量 500~1 000ml

20. 大量不保留灌肠**忌**用于

    A. 习惯性便秘   B. 中暑   C. 巨结肠患者

    D. 妊娠   E. 肠道 X 线摄片前

21. 肛管排气时,肛管插管深度为

    A. 7~10cm   B. 10~12cm   C. 12~15cm

    D. 15~18cm   E. 18~22cm

22. 食用大量绿叶蔬菜,粪便可呈

    A. 暗绿色   B. 暗红色   C. 柏油样便

    D. 陶土色   E. 果酱样便

23. 大量不保留灌肠时,成人每次用液量为
    A. 200~500ml
    B. 250~600ml
    C. 300~800ml
    D. 500~1 000ml
    E. 1 000~1 500ml

24. 大量不保留灌肠时,灌肠筒内液面距肛门约
    A. 40~50cm
    B. 40~60cm
    C. 45~60cm
    D. 50~60cm
    E. 60~70cm

25. 充血性心力衰竭的患者禁用的灌肠液是
    A. 等渗盐水
    B. 肥皂水
    C. 0.9% 氯化钠溶液
    D. 碳酸氢钠溶液
    E. 温开水

26. 小量不保留灌肠时,溶液液面与肛门距离在
    A. 20cm 以下
    B. 30cm 以下
    C. 40cm 以下
    D. 50cm 以下
    E. 60cm 以下

27. 保留灌肠时,灌入的液体应
    A. 不超过 100ml
    B. 不超过 200ml
    C. 不超过 250ml
    D. 不超过 300ml
    E. 不超过 350ml

28. 排便失禁患者的护理下列**错误**的是
    A. 保护臀部,防止发生皮肤破溃
    B. 鼓励患者多饮水
    C. 给予心理安慰与支持
    D. 多食蔬菜、水果、豆类、粗粮等高纤维食物
    E. 保持床褥、衣服清洁

29. 当患者下消化道出血时,其粪便是呈
    A. 暗红色
    B. 鲜红色
    C. 柏油样便
    D. 陶土色
    E. 果酱样便

(二)A₂ 型题

30. 患者男性,68 岁,既往慢性肾炎病史,24h 尿量为 380ml,该患者的排尿状况是
    A. 正常
    B. 少尿
    C. 无尿
    D. 尿闭
    E. 尿潴留

31. 患者男性,46 岁,浅昏迷 3d,尿失禁,为患者行留置导尿最主要的目的是
    A. 保持会阴部及床单位清洁干燥
    B. 持续引流尿液,促进有毒物质排出
    C. 收集尿标本,做细菌培养
    D. 测量尿量及比重
    E. 防止尿潴留

32. 患者女性,32 岁,出现尿急、尿频,排出的新鲜尿液有氨臭味,提示为
    A. 尿毒症
    B. 肾结石
    C. 肾积水
    D. 膀胱炎
    E. 糖尿病酮症酸中毒

33. 患者男性,67 岁,开放性骨折后失血性休克,护士遵医嘱为患者实施留置导尿术,其主要目的是
    A. 记录尿量,观察病情变化
    B. 保持会阴部清洁干燥
    C. 训练膀胱功能
    D. 引流潴留的尿液
    E. 进行尿培养检查

34. 患者,女性,56 岁,G2P2,出现咳嗽、打喷嚏时不自主的排尿现象,这种现象称为
    A. 部分尿失禁
    B. 急迫性尿失禁
    C. 功能性尿失禁
    D. 反射性尿失禁
    E. 压力性尿失禁

35. 患者,女性,36 岁,剖宫产术后 8h,有尿意,排尿有困难,用温水冲洗会阴部的主要目的是
    A. 促进患者舒适
    B. 减轻紧张,分散注意
    C. 清洁会阴,防止尿路感染
    D. 缓解尿道痉挛
    E. 利用条件反射,促进排尿

36. 王女士,24 岁,尿频、尿急、尿痛,医嘱做尿培养,患者神志清楚,一般情况尚好,护士在留取尿标本的方法时可采用
    A. 留第一次晨尿 100ml
    B. 随机留尿 100ml
    C. 留取中段尿
    D. 收集 24h 尿
    E. 行导尿术留尿

37. 赵先生,62 岁,在车祸伤后瘫痪致尿失禁,医嘱留置导尿管,尿液引流通畅,但尿色黄、浑浊,医嘱行抗感染治疗,护士在为其护理时应注意
    A. 鼓励患者多饮水,并进行膀胱冲洗
    B. 观察尿量并记录
    C. 及时更换导尿管
    D. 每天清洗尿道口 1 次
    E. 指导患者锻炼膀胱充盈和排空

38. 王先生,46 岁,饮用蛇胆酒后出现精神萎靡,下腹部胀满,患者 24h 尿量为 60ml,评估患者的排尿状况是
    A. 正常
    B. 尿闭
    C. 少尿
    D. 尿量偏少
    E. 尿潴留

39. 刘女士,40 岁,失眠症,医嘱给予 10% 水合氯醛 20m1,保留灌肠,下列操作**不妥**的是
    A. 操作时间宜安排在晚上睡眠前
    B. 嘱患者左侧卧位
    C. 将臀部抬高 10cm
    D. 肛管插入直肠 15~20cm
    E. 液面距离肛门 40~60cm

40. 王女士,35 岁,便血原因不明,医嘱肠镜检查,口服溶液清洁肠道时下列方法**不妥**的是
    A. 患者前日的早餐、午餐应食残渣少的食物
    B. 患者前日晚餐进流质饮食,晚餐后禁食(可以饮水)
    C. 患者总服用溶液量 3 000~4 000ml
    D. 患者首次服用量 600~1 000ml,每隔 10~15min 服用 1 次,每次 250ml
    E. 排出稀便说明已达到清洁肠道的目的

41. 刘先生,56 岁,因直肠癌住院,遵医嘱做肠道手术前的肠道清洁准备,护士正确的做法是
    A. 行大量不保留灌肠一次,排出粪便和气体
    B. 行小量不保留灌肠一次,排出粪便和气体
    C. 反复多次行大量不保留灌肠,至排出清水样物质为止
    D. 行保留灌肠一次,刺激肠蠕动,加强排便
    E. 采用开塞露通便法,排出粪便和气体

42. 朱先生,56 岁,肝性脑病先兆。患者 4d 未排出粪便,感觉头痛、无食欲。拟进行大量不保留灌肠,以下**错误**的做法是
    A. 灌肠溶液为 0.1%~0.2% 的肥皂液
    B. 灌入量每次量为 500ml
    C. 溶液温度为 39~41℃
    D. 筒内液面高于肛门约 40~60cm
    E. 肛管插入直肠 7~10cm

(三) A$_3$/A$_4$ 型题

(43~44 题共用题干)

患者女性,36 岁,孕 20 周,急性阑尾炎,行阑尾切除术后未排尿,出现尿液大量存留膀胱不能自主排出,膀胱高度膨胀,体检可见耻骨上膨隆,扪及囊样包块,叩诊呈实音,有压痛。

43. 该患者出现

    A. 尿失禁　　　　　　　　　B. 膀胱炎　　　　　　　　　C. 尿道结石

    D. 尿潴留　　　　　　　　　E. 膀胱肿瘤

44. 以下护理措施中**错误的**是

    A. 可采取热敷、按摩的方法放松肌肉,促进排尿

    B. 必要时根据医嘱实施导尿术

    C. 导尿中注意保护患者隐私

    D. 插导尿管时误入阴道,应更换无菌导尿管后重新插管

    E. 第一次放尿可以超过 1 000ml

(45~47 题共用题干)

患者,男性,42 岁,高坠伤后高位截瘫,尿失禁,遵医嘱为该患者进行留置导尿。

45. 导尿管插入的深度为

    A. 12~14cm　　　　　　　　B. 14~16cm　　　　　　　　C. 16~18cm

    D. 18~20cm　　　　　　　　E. 20~22cm

46. 插尿管时,为使患者耻骨前弯消失利于插管,应提起阴茎与腹壁成(　　)角

    A. 90°　　　　　　　　　　B. 60°　　　　　　　　　　C. 45°

    D. 30°　　　　　　　　　　E. 15°

47. 在留置期间,以下说法**错误**的是

    A. 保持尿道口清洁

    B. 观察并及时排空集尿袋内尿液

    C. 定期更换导尿管

    D. 若病情允许应鼓励患者每日摄入 2 500ml 以上水分

    E. 注意患者的主诉并观察尿液情况

(48~50 题共用题干)

患者,刘女士,45 岁,主诉腹胀、腹痛,3d 未排便,触诊腹部较硬实且紧张,可触及包块,肛诊可触及粪块。遵医嘱给予灌肠。

48. 灌肠筒内液面距离肛门约

    A. 60~80cm　　　　　　　　B. 40~60cm　　　　　　　　C. 30~40cm

    D. 20~30cm　　　　　　　　E. 10~20cm

49. 肛管插入直肠的深度是

    A. 3~6cm　　　　　　　　　B. 7~10cm　　　　　　　　C. 11~13cm

    D. 14~16cm　　　　　　　　E. 18~20cm

50. 当液体灌入 100ml 时患者感觉腹胀并有便意,正确的护理措施是

    A. 移动肛管或挤捏肛管　　　　　　　　B. 停止灌肠

    C. 嘱患者张口深呼吸　　　　　　　　　D. 提高灌肠筒的高度

    E. 协助患者平卧

(51~52 题共用题干)

刘先生,76 岁,慢性支气管炎。5d 未排便,腹痛、腹胀。遵医嘱给予灌肠。

51. 宜为患者选用的灌肠方法是
    A. 开塞露通便灌肠　　　　B. 保留灌肠　　　　C. 清洁灌肠
    D. 大量不保留灌肠　　　　E. 小量不保留灌肠

52. 灌肠后患者应尽量保留液体的时间是
    A. 10~20min　　　　B. 30~40min　　　　C. 40~50min
    D. 50~60min　　　　E. 1h 以上

二、填空题

1. 正常成人 24h 的尿量约（　　　），平均在（　　　）左右。尿液的颜色呈（　　　）或（　　　）。

2. 血尿常见于（　　　）、（　　　）、（　　　）和（　　　）疾病。胆红素尿见于（　　　）疾病。乳糜尿见于（　　　）疾病。

3. 当泌尿系统感染时新鲜尿液发出（　　　）臭味。糖尿病酮症酸中毒患者的尿液呈（　　　）气味。

4. 膀胱刺激征主要表现为（　　　）、（　　　）和（　　　），常见原因为（　　　）和（　　　）。

5. 女性患者导尿一般插入尿管的长度为（　　　）;男性患者导尿一般插入尿管的长度为（　　　）。

6. 人体体内的代谢产物和某些有害物质大部分通过（　　　）过滤,以尿的形式经（　　　）、（　　　）流入膀胱贮存。

7. 当膀胱高度膨胀时,第一次放入尿量不应超过（　　　）ml,以免导致患者出现（　　　）和（　　　）。

8. 24h 尿量少于（　　　）为少尿。24h 尿量大于（　　　）为多尿。

9. 尿失禁是指排尿失去（　　　）或不受（　　　）,尿液不自主地流出,尿失禁可分为（　　　）、（　　　）、（　　　）和（　　　）。

10. 无尿指 24h 尿量少于（　　　）或 12h 内（　　　）。常见于（　　　）、（　　　）等患者。

11. 尿比重的高低主要取决于（　　　）。成人在正常情况下,尿比重波动于（　　　）之间,一般尿比重与尿量成（　　　）。若尿比重经常固定于 1.010 左右,提示（　　　）。

12. 对于留置导尿的患者,每天尿量应维持在（　　　）以上,达到（　　　）的作用,以减少（　　　）的机会,同时也可预防尿结石的形成。

13. 上消化道出血的患者粪便常表现为（　　　）颜色;胆道梗阻患者的粪便常表现为（　　　）颜色。

14. 下消化道出血粪便为（　　　）便;肠套叠、阿米巴痢疾为（　　　）便;痔疮或肛裂时粪便表面粘有（　　　）。

15. 一般肉食者粪便气味（　　　）,素食者粪便气（　　　）。严重腹泻患者的粪便呈碱性反应气味极（　　　）;下消化道溃疡、恶性肿瘤患者的粪便气味呈（　　　）臭;上消化道出血粪呈（　　　）味;消化不良、乳儿糖类未充分消化粪便气味为（　　　）味。

16. 饮食的种类可影响尿液的酸碱性,个体进食大量蔬菜时,尿液可呈（　　　）,而进食大量肉类时,尿液可呈（　　　）。

17. 慢性痢疾患者进行保留灌肠常采取（　　　）卧位,阿米巴痢疾病患者灌肠应取（　　　）卧位。

18. 为消除或减轻患者肠胀气,行肛管排气,一般保留肛管不超过（　　　）,长时间留置肛管,会降低（　　　）的反应,甚至导致（　　　）。

19. 正常人的粪便为成形软便。便秘时粪便坚硬,呈（　　　）;消化不良或急性肠炎时可为（　　　）;肠道部分梗阻或直肠狭窄,粪便常呈（　　　）。

20. 肠胀气指胃肠道内有（　　　）积聚,不能排出。腹泻指正常排便形态改变,频繁排出（　　　）的粪便甚至（　　　）便。

21. 灌肠法是将一定量的液体由肛门经直肠灌入结肠,以帮助患者（　　　）、（　　　）、（　　　）或由肠道供给（　　　）,达到确定诊断和治疗目的的方法。

22. 大量不保留灌肠时,成人每次灌肠的溶液量为（　　　）ml,小儿（　　　）ml。溶液温度一般为（　　　）,降温时用（　　　）,中暑时溶液温度为（　　　）。

23. 肝性脑病患者禁用（　　　）灌肠,因其可导致（　　　）的产生和吸收;充血性心力衰竭和水钠潴留患者禁用（　　　）灌肠;（　　　）、消化道出血、妊娠、严重心血管疾病等患者禁忌灌肠。

24. 人工取便,（　　　）、（　　　）慎重使用,因易刺激其（　　　）。

25. 口服溶液清洁肠道时,检查前日给药者,前日的早餐、午餐应食（　　　）的食物,晚餐进（　　　）饮食,前日晚餐后（　　　）食,给药后排出液为（　　　）时即说明已达到清洁肠道的目的。

三、名词解释

1. 导尿术　　　　　　　2. 尿失禁　　　　　　　3. 尿急

4. 留置导尿管术　　　　5. 膀胱刺激征　　　　　6. 尿潴留

7. 便秘　　　　　　　　8. 腹泻　　　　　　　　9. 排便失禁

10. 灌肠法

四、简答题

1. 阐述尿潴留患者的护理措施。

2. 阐述尿失禁患者的护理措施。

3. 简述留置导尿管术的目的。

4. 列出影响排尿的因素。

5. 简述对于膀胱高度膨胀且极度虚弱的患者,第一次放尿不得超过 1 000ml 的原因。

6. 简述便秘患者的护理措施。

7. 列出影响排便的因素。

8. 简述给患者进行大量不保留灌肠时的注意事项。

9. 简述大肠内窥镜检查前患者使用口服溶液清洁肠道给药前饮食要求及口服药液方法。

五、论述题

患者女性,35 岁,因车祸伤大出血,血压下降,出现休克症状,处理措施包括安置留置导尿。请问,对该患者留置导尿的主要目的是什么? 留置导尿管期间的护理有哪些?

【参考答案】

一、选择题

1. B	2. D	3. A	4. D	5. B	6. C	7. C	8. D	9. C	10. D
11. D	12. E	13. C	14. C	15. C	16. E	17. E	18. D	19. C	20. D
21. D	22. A	23. D	24. B	25. E	26. C	27. B	28. D	29. A	30. B
31. A	32. D	33. A	34. E	35. E	36. C	37. A	38. B	39. E	40. E
41. C	42. A	43. D	44. E	45. E	46. B	47. D	48. E	49. B	50. C
51. E	52. A								

二、填空题

1. 1 000~2 000ml　1 500ml　淡黄色　深黄色

2. 急性肾小球肾炎　输尿管结石　泌尿系统肿瘤　结核及感染　阻塞性黄疸和肝细胞性黄疸　丝虫病

3. 氨　烂苹果

4. 尿频　尿急　尿痛　膀胱及尿道感染、机械性刺激

5. 4~6cm　20~22cm

6. 肾脏　肾盂　输尿管

7. 1 000ml　血尿　虚脱

8. 400ml　2 500ml

9. 意识控制　意识控制　持续性尿失禁　充溢性尿失禁　急迫性尿失禁　压力性尿失禁

10. 100ml　无尿液产生者　严重休克　急性肾衰竭及药物中毒

11. 肾脏的浓缩功能　1.015~1.025　反比　肾功能严重障碍

12. 2 000ml　自然冲洗尿道　尿道感染

13. 柏油样便　白陶土样便

14. 暗红色血　果酱样　鲜红色血液

15. 重　轻　恶臭　腐败　腥臭　酸败

16. 碱性　酸性

17. 左侧　右侧

18. 20min　肛门括约肌　肛门括约肌永久性松弛

19. 栗子样　稀便或水样便　扁条形或带状

20. 过量气体　松散稀薄　水样

21. 清洁肠道　排便　排气　药物或营养

22. 500~1 000　200~500　39~41℃　28~32℃　4℃

23. 肥皂液　血氨　生理盐水　急腹症

24. 心脏病　脊椎受损者　迷走神经

25. 残渣少　流质　禁　清水样

三、名词解释

1. 导尿术是指在严格无菌操作下,用导尿管经尿道插入膀胱引流尿液的方法。

2. 尿失禁指患者排尿失去意识控制或不受意识控制,尿液不自主地流出。

3. 尿急指患者突然有强烈尿意,不能控制须立即排尿,由膀胱三角或后尿道的刺激,造成排尿反射活动异常强烈引起。

4. 留置导尿管术是在导尿后,将导尿管保留在膀胱内,引流尿液的方法。

5. 膀胱刺激征主要表现为尿频、尿急、尿痛,主要由膀胱及尿道感染和机械性刺激引起。

6. 尿潴留指尿液大量存留在膀胱内而不能自主排出。患者主诉下腹胀痛,排尿困难。常见原因有机械性梗阻和动力性梗阻。

7. 便秘是指一种(组)临床症状,表现为排便困难/排便次数减少、粪便干硬。排便困难包括排便费力、排出困难、肛门直肠堵塞感、排便不尽感。排便次数减少指每周排便 <3 次。

8. 腹泻指正常排便形态改变,频繁排出松散稀薄的粪便甚至水样便。

9. 排便失禁指肛门括约肌不受意识的控制而不自主地排便。

10. 灌肠法是将一定量的液体由肛门经直肠灌入结肠,以帮助患者清洁肠道、排便、排气或由肠道供给药物或营养,达到确定诊断和治疗目的的方法。

四、简答题

1.

(1) 提供隐蔽的排尿环境。

(2) 调整体位和姿势。

(3) 诱导排尿。

(4) 热敷、按摩。

(5) 心理护理。

(6) 健康教育。

(7) 必要时根据医嘱实施导尿术。

2.

(1) 皮肤护理:注意保持皮肤清洁干燥,防止压力性损伤的发生。

(2) 外部引流:必要时应用接尿装置引流尿液。

(3) 重建正常的排尿功能。

(4) 对长期尿失禁的患者,可行导尿术留置导尿。

(5) 心理护理:尊重和理解患者,给予安慰、开导和鼓励,使其树立恢复健康的信心,积极配合治疗和护理。

3.

(1) 抢救危重、休克患者时正确记录每小时尿量、测量尿比重,以密切观察患者的病情变化。

(2) 为盆腔手术排空膀胱,使膀胱持续保持空虚状态,避免术中误伤。

(3) 某些泌尿系统疾病手术后留置导尿管,便于引流和冲洗,并减轻手术切口的张力,促进切口的愈合。

(4) 为尿失禁或会阴部有伤口的患者引流尿液,保持会阴部的清洁干燥。

(5) 为尿失禁患者行膀胱功能训练。

4. ①疾病因素;②治疗及检查;③液体和饮食摄入;④心理因素;⑤环境因素;⑥个人习惯;⑦气候变化;⑧其他因素如女性在妊娠或月经周期等可影响排尿。

5. 对膀胱高度膨胀且极度虚弱的患者,第一次放尿不得超过 1 000ml。因为大量放尿可使腹腔内压急剧下降,血液大量滞留在腹腔内,导致血压下降而虚脱;又因为膀胱内压突然降低,导致膀胱黏膜急剧充血,发生血尿。

6.

(1) 提供适当的排便环境。

(2) 选取适宜的排便姿势。

(3) 腹部环形按摩。

(4) 遵医嘱给予口服缓泻药物。

(5) 使用简易通便剂。

(6) 以上方法均无效时,遵医嘱给予灌肠。

(7) 健康教育:帮助患者重建正常的排便习惯,合理安排膳食,鼓励患者适当运动。

7. 心理因素、社会文化因素、年龄、食物与液体摄入、活动、排便习惯、疾病、药物、治疗和检查。

8.

(1) 妊娠、急腹症、严重心血管疾病等患者禁灌肠。

(2) 伤寒患者灌肠时溶液不得超过 500ml,压力要低(液面不得超过肛门 30cm)。

(3) 为肝性脑病患者灌肠时,禁用肥皂水,以减少氨的产生和吸收;充血性心力衰竭和水钠潴留患者禁用 0.9% 氯化钠溶液灌肠。

(4) 准确掌握溶液的温度、浓度、流速、压力和溶液的量。

(5) 灌肠时患者如有腹胀或便意时,应嘱患者做深呼吸,以减轻不适。

(6) 灌肠过程中应随时注意观察患者的病情变化,如发现脉速、面色苍白、出冷汗、剧烈腹痛、心慌气急时,应立即停止灌肠并及时与医生联系,采取急救措施。

9.

(1) 饮食要求:检查当日给药,当日早餐禁食(可以饮水);检查前日给药,前日晚餐后禁食(可以饮水),患者前日的早餐、午餐应食残渣少的食物,晚餐进流质饮食。

(2) 口服药液方法:首次服用 600~1 000ml,每隔 10~15min 服用 1 次,每次 250ml,直至服完或直至排出清水样便,总给药量不能超过 4L。

五、论述题

(1) 对于该患者安置留置导尿的目的主要是正确记录每小时尿量、测量尿比重,以密切观察患者的病情变化。

(2) 留置导尿管期间的护理如下:

1) 防止泌尿系统逆行感染的措施。①保持尿道口清洁:女患者用消毒棉球擦拭尿道口及外阴,注意月经期间尿道口清洁,避免发生尿路感染。排便后及时清洗肛门及会阴部皮肤。②集尿袋的更换:注意观察并及时排空集尿袋内尿液,并记录尿量。通常每周更换集尿袋1~2次,若有尿液性状、颜色改变,需及时更换。③尿管的更换:定期更换导尿管,尿管的更换频率通常根据导尿管的材质决定,一般为1~4周更换1次。

2) 若病情允许应鼓励患者每日摄入2 000ml 以上水分(包括口服和静脉输液等),达到冲洗尿道的目的。

3) 进行提肛训练,促进膀胱康复功能锻炼。

4) 注意患者的主诉并观察尿液情况,发现尿液混浊、沉淀、有结晶时,应及时处理,每周检查尿常规1次。

(刘春娟　黄谨耘)

URSING

第十三章

给　药

【知识导图】

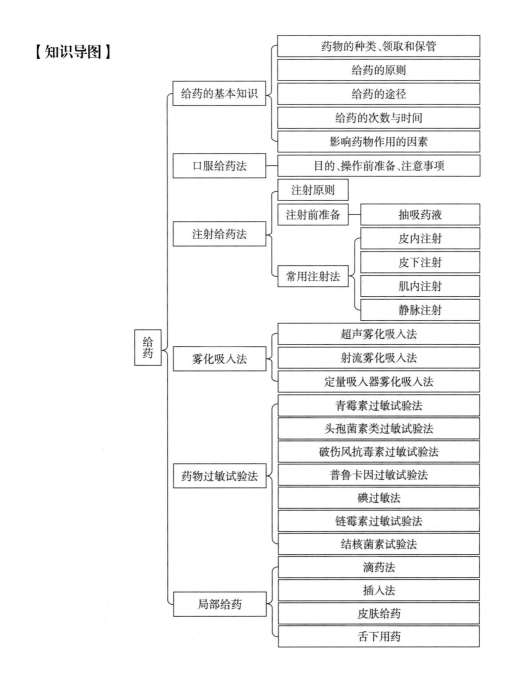

给药

给药的基本知识
- 药物的种类、领取和保管
- 给药的原则
- 给药的途径
- 给药的次数与时间
- 影响药物作用的因素

口服给药法
- 目的、操作前准备、注意事项

注射给药法
- 注射原则
- 注射前准备
  - 抽吸药液
- 常用注射法
  - 皮内注射
  - 皮下注射
  - 肌内注射
  - 静脉注射

雾化吸入法
- 超声雾化吸入法
- 射流雾化吸入法
- 定量吸入器雾化吸入法

药物过敏试验法
- 青霉素过敏试验法
- 头孢菌素类过敏试验法
- 破伤风抗毒素过敏试验法
- 普鲁卡因过敏试验法
- 碘过敏法
- 链霉素过敏试验法
- 结核菌素试验法

局部给药
- 滴药法
- 插入法
- 皮肤给药
- 舌下用药

【内容概述】

一、给药的基本知识

(一) 药物的种类、领取和保管

常用药物剂型的种类依据给药的不同方式可分为胃肠道给药剂型、非胃肠道给药剂型。药物的领取须凭处方进行。药物保管应做到：药柜放在通风、干燥、光线明亮处，药品应分类放置，药瓶应有明显标签，定期检查，并根据药物的不同性质采用相应的保管方法。特别注意加强**高危药品**(包括麻醉药、剧毒药等)管理：专用药柜，分类放置；分级管理；实行双人复核；先领先用；专人负责，加锁保管，使用专本登记，且执行严格交班制度。

(二) 给药的原则

给药原则包括：①根据医嘱要求准确给药，护士对医嘱有疑问时，应及时向医生提出，切不可盲目执行，也不可擅自更改医嘱；②严格执行"三查八对"制度，"三查"指操作前、操作中、操作后查，"八对"指对床号、姓名、药名、浓度、剂量、用法、时间及药品有效期，此外，用药前应检查药物的质量，对疑有变质或已超过有效期的药物，应立即停止使用；③安全正确用药；④给药后要密切观察药物疗效和不良反应。

(三) 给药的途径

常用的给药途径有口服、舌下含服、吸入、皮肤黏膜用药、直肠给药以及注射(皮内、皮下、肌内、静脉注射)等。

除动、静脉注射药液直接进入血液循环外，其他药物均有一个吸收过程，吸收顺序依次为：气雾吸入 > 舌下含服 > 直肠给药 > 肌内注射 > 皮下注射 > 口服给药 > 皮肤给药。

(四) 给药的次数与时间

给药次数与时间取决于药物的半衰期，同时也考虑药物的特性及人体的生理节奏。

(五) 影响药物作用的因素

影响药物作用的主要有机体、药物和其他方面的因素。机体因素有生理因素、病理状态和心理行为因素；药物因素有药物的剂量、药物剂型与给药途径、给药时间及配伍用药；其他因素如饮食因素等。

二、口服给药法

口服给药是药物经口服后被胃肠道吸收入血液循环，从而达到局部治疗和全身治疗目的的方法。不适用于急救、意识不清、呕吐不止、禁食等患者。

(一) 目的

遵照医嘱安全、正确地服用药物；治疗疾病、减轻症状、维持正常生理功能；协助诊断和预防疾病。

(二) 操作要点

重点评估心理状态、对用药的认知及合作程度。患者饮食时间与用药时间、吞咽能力，有无恶心、呕吐状况，遵医行为。发药前，根据医嘱双人核对药物并检查药物质量。按规定时间发药，核对床号、姓名、腕带及药物，同时为多人发药时须按床号顺序发药，协助服药并确认药物服药到口。特殊情况处理：患者提出疑问时，应再次查对；危重/不能自行服药患者应协助喂药；鼻饲患者须将药物碾碎，用温开水溶解后，自胃管注入，再用少量温开水冲净胃管；患者不在或因故暂不能服药时，不能将药物放在床边，应将药物收回保管，适时再发或交班。

(三) 注意事项

严格执行查对制度和无菌操作原则；吞服的药物通常用 40~60℃温开水送下，禁用茶水服药；婴幼儿、上消化道出血患者所用的固体药，发药前需将药片研碎；增加或停用某种药物时，应及时告知；注意药物之间的配伍禁忌。

(四) 健康教育

对牙齿有腐蚀作用或使牙齿着色的药物，应用吸管吸服后漱口，以保护牙齿；缓释片、肠溶片、胶囊吞服时不可嚼碎；舌下含片应放舌下或两颊黏膜与牙齿之间，待其溶化；健胃药宜在饭前服；助消化药及对胃黏膜有刺激性的药物宜在饭后服;催眠药在睡前服;驱虫药宜在空腹或半空腹服用;抗生素及磺胺类药物应注意准时服药,磺胺类药物服药后易多饮水;服用止咳糖浆后不宜立即饮水;发口服强心苷类药物前,须监测心率及节律变化,当患者脉率低于 60 次/min 或节律不齐时应暂停发药,并告知医生。

三、注射给药法

(一) 注射原则

1. 严格执行查对制度。

2. 严格遵守无菌操作原则。

3. 选择合适的注射器及针头。

4. 注射药液现配现用。

5. 选择合适的注射部位。

6. 注射前排尽空气。

7. 注射前检查回血。

8. 掌握合适的进针角度和深度。

9. 掌握无痛注射技术。

10. 严格遵守锐器伤职业防护制度。

11. 严格遵守医疗废物处置制度。

(二) 皮内注射法

皮内注射法是将少量药液或生物制品注射于表皮与真皮之间的方法。

1. 目的 可用于:①药物过敏试验;②预防注射;③局部麻醉前的准备。

2. 注射部位 ①药物过敏试验在前臂掌侧下段;②预防接种常选择在上臂三角肌中部略下处;③局部麻醉在实施局部麻醉处。

3. 注意事项 ①严格执行查对制度和无菌操作制度;②做药物过敏试验前,护士应详细**询问患者的用药史、过敏史及家族史**;③**做药物过敏试验消毒皮肤时忌用含碘消毒剂**;④在为患者做药物过敏试验前,**要备好急救药品及注射器**(0.1% 盐酸肾上腺素 1mg、地塞米松磷酸钠 5mg、异丙嗪注射液 25mg,1ml 注射器、**5ml 注射器**),以防发生意外;⑤药物过敏试验结果如为**阳性反应,告知患者或家属**,并记录;⑥如皮试结果**不能确认或怀疑假阳性时,应采取对照试验**。

(三) 皮下注射法

皮下注射法是将少量药液或生物制剂注入皮下组织的方法。

1. 目的 注入小剂量药物,用于不宜口服给药且须在一定时间内发生药效时;预防接种疫苗。

2. 注射部位 上臂三角肌下缘、双侧腹部(耻骨联合以上约 1cm、最低肋缘以下约 1cm、脐周 2.5cm 以外区域)、大腿前外侧的上 1/3、臀部外上侧、背部等部位。

3. 注意事项 ①严格执行查对制度和无菌操作原则;②**刺激性强的药物不宜用皮下注射**;③**长期皮下注射者,应有计划地经常更换注射部位**,防止局部产生硬结;④对过于消瘦者,护士可捏起局部组织,适当减小进针角度。

(四) 肌内注射法

肌内注射法是将一定量药液注入肌肉组织的方法。

1. 目的 用于不宜或不能静脉注射,且要求比皮下注射更快发生疗效时;预防接种。

2. 注射部位 选择肌内组织较厚,远离大血管和神经的部位。常用的部位有臀大肌、臀中肌、臀小肌、股外侧肌和上臂三角肌等。

3. 定位方法

(1) 臀大肌注射定位法:①十字法:从臀裂顶点向左或向右划一水平线,以髂嵴最高点做一垂线,将一侧臀部分为 4 个象限,其外上象限并避开内角即为注射区;②连线法:从髂前上棘至尾骨作一连线,其外 1/3 处为注射部位。

(2) 臀中肌、臀小肌注射定位法。①以示指和中指指尖分别置于髂前上棘和髂嵴下缘，髂嵴、示指和中指所形成的三角区即为注射部位；②以髂前上棘外三横指为注射部位，以患者的手指宽度为标准。

(3) 股外侧肌注射定位法：大腿中段外侧。一般成人可取髋关节下 10cm 至膝关节上 10cm，宽约 7.5cm 的范围。尤适用于 2 岁以下幼儿。

(4) 三角肌注射部位定位法：上臂外侧，肩峰下 2~3 横指处，只可作小剂量注射。

4. 注射体位　①侧卧位：患者侧卧，上腿伸直，下腿弯曲；②仰卧位常用于危重及不能翻身患者；③俯卧位：患者俯卧，足尖相对，足跟分开，头偏向一侧；④坐位：椅子稍高，便于操作。

5. 注意事项　①严格执行查对制度和无菌操作原则。②两种或两种以上药物同时注射时，注意配伍禁忌。③对 2 岁以下婴幼儿不宜选用臀大肌注射，应选择臀中肌、臀小肌注射，避免损伤坐骨神经。④注射中若针头折断，应先稳定患者情绪，并嘱其保持原位不动，同时尽快用无菌血管钳夹住断端取出；如断端全部埋入肌肉，应速请外科医生处理。⑤对需长期注射者，应交替更换注射部位，并选用细长针头，以避免或减少硬结的发生。

(五) 静脉注射法

静脉注射法是自静脉注入药液的方法。

1. 目的　①注入药物，用于药物不宜口服、皮下注射、肌内注射或需迅速发挥药效时；②药物因浓度高、刺激性大、量多而不宜采取其他注射方法时；③注入药物做某些诊断性检查。

2. 注射部位　①四肢浅静脉：上肢常用肘部浅静脉（贵要静脉、肘正中静脉、头静脉）、手背静脉，下肢常用大隐静脉、小隐静脉及足背静脉；②小儿多用头皮静脉；③股静脉。

3. 注意事项　①严格执行查对制度和无菌操作制度；②长期静脉注射者要保护血管，应有计划地由远心端向近心端选择静脉；③注射对组织有强烈刺激性的药物，一定要在确认针头在静脉内后方可推注药液；④股静脉注射时如误入股动脉，应立即拔出针头，用无菌纱布紧压穿刺处 5~10min，直至无出血为止；⑤若需要长时间、微量、均匀、精确地注射药物，有条件的医院可选用微量注射泵，更为安全可靠。

4. 静脉注射失败的常见原因　①针头未刺入血管内；②针头斜面未全部进入血管内，部分药液溢出至皮下；③针头刺破对侧血管壁，针头斜面部分在血管内，部分在对侧血管壁外；④针头穿刺对侧血管壁。

5. 特殊患者的静脉穿刺要点　①肥胖患者：由静脉上方进针，进针角度加大（30°~40°）；②水肿患者：用手按揉局部，以暂时驱散皮下水分，使静脉充分显露后再行穿刺；③脱水患者：做局部热敷、按摩，待血管充盈后再穿刺；④老年患者：用手指分别固定穿刺段静脉上下两端，再沿静脉走向穿刺。

四、雾化吸入法

(一) 超声雾化吸入法

超声雾化吸入法是应用超声波将药液转化为细微的气雾，由呼吸道吸入，以预防和治疗呼吸道疾病的方法。

1. 目的　①湿化气道；②控制感染；③改善通气；④祛痰镇咳。

2. 注意事项　①当患者呼吸道分泌物多时，可先拍背咳痰，提高雾化治疗的效果；②密切关注患者雾化吸入治疗中潜在的药物不良反应；③观察及协助排痰。

(二) 射流雾化吸入法

射流雾化吸入法是以压缩空气或氧气为驱动力，利用高速运动气体造成的压力直接将液体药物撞击成微小颗粒，使药液雾化并推动雾化后的颗粒进入气道深部的方法。

1. 目的　①控制感染；②改善通气；③祛痰镇咳。

2. 注意事项　①当患者呼吸道分泌物多时，可先拍背咳痰，让呼吸道尽可能保持通畅；②注意用氧安全，避免火源；③氧气湿化瓶内勿盛水，以免药液稀释；④密切关注雾化吸入治疗的药物不良反应；⑤观察及协助排痰。

(三) 定量吸入器吸入法

定量吸入器吸入法是指含药溶液、混悬液与合适的抛射剂或液化混合抛射剂共同封装于具有定量阀门系统和一定压力的耐压容器中,使用时借助抛射剂的压力,将内容物呈雾状物喷出,经口吸入进入呼吸道,起到治疗作用的方法。

1. 目的 改善通气功能。

2. 注意事项 ①喷雾器使用后放在阴凉处(30℃以下)保存,其塑料外壳应定期用温水清洁;②使用前检查雾化器各部件是否完好,有无松动、脱落等异常情况;③每次 1~2 喷,两次使用间隔时间不少于 3~4h。

五、药物过敏试验法

（一）青霉素过敏试验

1. 目的 确定患者是否对青霉素过敏,以作为临床应用青霉素治疗的依据。

2. 试验液的配制 以**每 ml 含青霉素** 500U 的皮肤试验液为标准进行配制。

3. 试验方法 于患者**前臂掌侧下段皮内注射青霉素皮试液** 0.1ml(含青霉素 50U),注射后观察 20min,20min 后观察用药反应并记录试验结果。

4. 试验结果判断

阴性:皮丘大小无改变,周围无红肿,无红晕;全身无自觉症状,无不适表现。

阳性:局部出现红肿,皮丘直径大于 1cm,周围有伪足伴局部痒感;可有头晕、心慌、恶心,甚至发生过敏性休克。

5. 注意事项 ①青霉素过敏试验前详细询问患者的**用药史、药物过敏史及家族过敏史**。如果患者有青霉素过敏史,则不可做青霉素皮试,应在患者体温单、病历、医嘱单上醒目标注,通知医生并告知患者和家属;②凡**初次用药、停药 3d 后再用**,以及**在应用中更换青霉素生产批号**时,均须按常规做过敏试验;③确认患者进食情况,不宜在患者空腹时进行皮试;④皮试液必须现配现用,浓度与剂量必须准确;⑤忌用含碘消毒剂消毒皮肤;⑥首次注射后须观察 30min,皮试后 20min 内不得离开病室或注射室,注意观察局部和全身反应,做好急救准备工作;⑦告知患者及其家属皮试结果,如果皮试结果为阳性,立即报告医生,并在体温单、医嘱单、住院病历和床头卡上醒目注明,按医嘱停止注射单上的相应治疗,同时将结果告知患者及其家属,并提醒患者以后不可使用青霉素;⑧如对皮试结果有怀疑,应在对侧前臂皮内注射生理盐水 0.1ml 作对照,20min 后观察反应。

6. 青霉素过敏性休克的发生机制 属于 Ⅰ 型变态反应。

7. 青霉素过敏性休克的临床表现 ①呼吸道阻塞症状:胸闷、气促、哮喘与呼吸困难,伴濒死感;②循环衰竭症状:面色苍白、出冷汗、发绀、脉搏细弱、血压下降;③中枢神经系统症状:面部及四肢麻木、意识丧失、抽搐或大小便失禁等;④其他过敏反应表现:荨麻疹、恶心、呕吐、腹痛与腹泻等。

8. 青霉素过敏性休克的急救措施 ①**立即停药,协助患者平卧,报告医生,就地抢救。**②**立即皮下注射或深部肌内注射 0.1% 盐酸肾上腺素** 0.5ml,小儿按 0.01mg/kg 体重计算(单次最大剂量 0.3ml)。症状如不缓解,每隔 15min 可重复皮下或深部肌内注射该药 0.5ml,直至脱离危险期。③严密监控心率、血压、呼吸及血氧饱和度。④保持气道通畅,给予氧气吸入。呼吸受抑制时,按医嘱肌内注射尼可刹米、洛贝林等呼吸兴奋剂。出现窒息时,应尽快施行气管插管或气管切开,借助人工呼吸机辅助或控制呼吸。⑤建立静脉通道,静脉滴注 10% 葡萄糖注射液或平衡溶液扩充血容量。如血压仍不回升,可按医嘱加入多巴胺或去甲肾上腺素静脉滴注。⑥根据医嘱静脉注射地塞米松 5~10mg 或将氢化可的松琥珀酸钠 200~400mg 加入 5%~10% 葡萄糖溶液 500ml 内静脉滴注,应用抗组胺类药物,如肌内注射盐酸异丙嗪 25~50mg 或苯海拉明 40mg。⑦若发生心跳呼吸骤停,立即进行心肺复苏。⑧患者经救治脱离危险后,应留院观察至少 12h,记录患者生命体征、神志和尿量等病情变化。

（二）头孢菌素类药物过敏试验

1. 试验液的配制 以**每毫升含头孢菌素** 2mg 的皮肤试验液为标准进行配制。

2. 试验方法 于患者**前臂掌侧下段皮内注射头孢菌素皮试液** 0.02~0.03ml(含头孢菌素 20~30μg),形成直径 3mm 的皮丘,注射后观察 20min,20min 后判断并记录试验结果。

3. 试验结果的判断和过敏反应的处理 同青霉素过敏试验及过敏反应的处理。

（三）破伤风抗毒素（TAT）过敏试验

1. 试验液的配制　以**每毫升含 TAT 药液 1 500U** 的皮肤试验液为标准进行配制。用 1ml 注射器吸取 TAT 药液（1 500U/ml）0.1ml，加生理盐水稀释至 1ml（1ml 内含 TAT 150U），即可供皮试使用。

2. 试验方法　于患者**前臂掌侧下段皮内注射 TAT 皮试液 0.1ml**（内含 TAT 15U），注射后**观察 20min，20min 后判断并记录试验结果**。

3. 试验结果判断

阴性：局部无红肿、全身无异常反应。

阳性：皮丘红肿，硬结直径大于 1.5cm，红晕范围直径超过 4cm，有时出现伪足或有痒感，全身过敏性反应表现与青霉素过敏反应相类似，以血清病型反应多见。

4. 脱敏注射法　脱敏注射法是将所需要的 TAT 剂量**分次少量**注入体内。如果皮试结果为阳性，需采用脱敏注射法，**每隔 20min 肌内注射 TAT 一次**，直至完成总剂量注射（TAT 1 500U）。

（四）普鲁卡因过敏试验

1. 试验方法　取 0.25% **普鲁卡因溶液 0.1ml（含普鲁卡因 0.25mg）在患者前臂掌侧下段作皮内注射，20min 后观察试验结果并记录。**

2. 试验结果的判断和过敏反应的处理　同青霉素过敏试验及过敏反应的处理。

（五）链霉素过敏试验

1. 试验方法　以**每毫升试验液含链霉素 2 500U** 为标准配制。

2. 试验结果的判断和过敏反应的处理　同青霉素过敏试验及过敏反应的处理。

（六）结核菌素试验

1. 试验方法　取 PPD **原液 0.1ml（5U）在患者前臂掌侧下段作皮内注射**，注射后立即记录注射部位、方法、所用结核菌素种类、浓度、剂量、生产单位、批号与患者反应等。

2. 试验结果判断　①无红晕、无硬结，或硬结直径 <5mm 为阴性（-）；②硬结直径在 5~9mm 为弱阳性（+）；③硬结直径为 10~19mm 为中度阳性（++）；④硬结直径≥20mm 或虽 <20mm 但局部出现水疱、坏死或淋巴管炎为强阳性（+++）；⑤注射 20~36h 内，注射区皮肤发红且较软，72h 反应消退者为假阳性。

3. 注意事项　①严格检查药品质量，包括对药品的颜色、澄清度、有效期、包装质量等进行检查；②未用的 PPD 皮试液应冷藏；③有发热（体温 37.5℃以上）及其他疾病时，不宜做结核菌素试验；④不可热敷、按揉、抓挠注射部位；⑤做好记录，密切观察患者反应。注射后 48h 观察反应 1 次、72h 判断结果，记录试验结果、操作者、观察者和观察时间。

六、局部给药

（一）滴药法

（二）插入法

1. 直肠栓剂插入法的目的　①直肠插入甘油栓，软化粪便，以利排出；②栓剂中有效成分被直肠黏膜吸收，而达到全身治疗作用。

2. 阴道栓剂插入法的目的　起到局部治疗的作用。

（三）皮肤给药

（四）舌下用药

【习题】

一、选择题

（一）A₁ 型题

1. 高危药物（包括剧毒药及麻醉药）保管要求中，以下**除外**的是

    A. 与其他药物放置同一药柜中　　B. 药物的标识必须明显　　　C. 认真执行分级管理

    D. 应加锁并专人保管　　　　　　E. 药物使用应遵循先领先用

2. 以下描述中,**不属于**给药原则的是
　　A. 准确的药物　　　　　B. 准确的剂量　　　　　C. 准确的途径
　　D. 准确的时间　　　　　E. 准确的记录
3. 查对制度中,"八对"指的是
　　A. 对床号、住院号、姓名、剂量、浓度、用法、时间、有效期
　　B. 对床号、住院号、姓名、药名、剂量、浓度、用法、有效期
　　C. 对病房号、床号、姓名、药名、浓度、剂量、有效期、用法
　　D. 对病房号、姓名、药名、浓度、剂量、用法、有效期、时间
　　E. 对床号、姓名、药名、浓度、剂量、用法、时间、有效期
4. 以下药物中,应避光保存的是
　　A. 青霉素　　　　　　　B. 呋塞米(速尿)　　　　C. 地塞米松
　　D. 硝普钠　　　　　　　E. 胎盘球蛋白
5. 以下**不属于**影响药物作用的因素是
　　A. 老人　　　　　　　　B. 护士态度　　　　　　C. 手术
　　D. 药物剂量　　　　　　E. 注射用药
6. 注射药物现用现配的主要目的是
　　A. 防止差错的发生　　　B. 防止出现配伍禁忌　　C. 防止降低药物的效价
　　D. 减少毒性反应　　　　E. 防止浪费药物
7. 无菌注射器及针头,下列均可用手接触的是
　　A. 乳头、针栓　　　　　B. 活塞、针梗　　　　　C. 空筒、针尖
　　D. 活塞轴、针梗　　　　E. 活塞柄、针栓
8. 下列注射部位皮肤消毒的方法,正确的是
　　A. 从左至右涂擦 5cm 以上　　　　B. 从外向中心螺旋涂擦 5cm 以上
　　C. 从中心向外螺旋涂擦直径 5cm 以上　D. 从上至下涂擦 5cm 以上
　　E. 从近心端向远心端涂擦 5cm 以上
9. 乙脑疫苗正确的接种部位是
　　A. 三角肌下缘,皮下注射　　　　　B. 三角肌肩峰下 2~3 横指处,肌内注射
　　C. 股外侧肌,肌内注射　　　　　　D. 臀大肌,肌内注射
　　E. 前臂掌侧下段,皮内注射
10. 肌内注射时,选用连线法进行体表定位,其注射区域正确的是
　　A. 髂嵴和尾骨连线的外上 1/3 处　　B. 髂嵴和尾骨连线的中 1/3 处
　　C. 髂前上棘和尾骨连线的外上 1/3 处　D. 髂前上棘和尾骨连线的中 1/3 处
　　E. 髂前上棘和尾骨连线的内 1/3 处
11. 2 岁以下的婴幼儿肌内注射时最好选用
　　A. 臀大肌　　　　　　　B. 臀中肌、臀小肌　　　C. 前臂外侧肌
　　D. 股外侧肌　　　　　　E. 上臂三角肌
12. 静脉注射过程中,发现注射局部肿胀、试抽无回血、疼痛,可能的原因是
　　A. 静脉痉挛　　　　　　　　　　　B. 针头刺入过深,穿破对侧血管壁
　　C. 针头斜面一半在血管外　　　　　D. 针头斜面紧贴血管内壁
　　E. 针头刺入皮下
13. 股静脉穿刺的部位在股三角区的
　　A. 股动脉内侧 0.5cm　　B. 股动脉外侧 0.5cm　　C. 股神经内侧 0.5cm
　　D. 股神经外侧 0.5cm　　E. 股动脉和股神经之间

14. **不推荐**使用超声雾化吸入的药物是
    A. 布地奈德混悬液　　　　　　B. N-乙酰半胱氨酸　　　　　　C. 两性霉素 B
    D. 硫酸沙丁胺醇溶液　　　　　E. 异丙托溴铵雾化吸入溶液

15. 射流式氧气雾化吸入时,其氧流量应调至
    A. 0.5L/min　　　　　　　　　B. 1~2L/min　　　　　　　　　C. 2~4L/min
    D. 4~5L/min　　　　　　　　　E. 6~8L/min

16. 在青霉素治疗过程中,下列须重做皮试的是
    A. 肌内注射改静脉滴注　　　　　　　　B. 肌内注射每天 2 次改每天 1 次
    C. 患者病情逐渐加重　　　　　　　　　D. 青霉素批号更改
    E. 患者因做检查未注射药物

17. 针对青霉素皮试结果"局部皮肤红肿,直径 1.2cm,无自觉症状",下列处理正确的是
    A. 可以注射青霉素　　　　　　　　　　B. 可以注射青霉素,但须减少剂量
    C. 在对侧肢体做对照试验　　　　　　　D. 禁用青霉素,及时报告医生
    E. 暂停该药,下次使用重新试验

18. 抢救链霉素过敏反应的药物是
    A. 盐酸肾上腺素　　　　　　B. 异丙肾上腺素　　　　　　C. 葡萄糖酸钙
    D. 阿托品　　　　　　　　　E. 葡萄糖

19. 以下 TAT 脱敏注射法的描述正确的是
    A. 分 2 次、量由小到大、每隔 20min 注射 1 次
    B. 分 3 次、量平均、每隔 20min 注射 1 次
    C. 分 3 次、量由小到大、每隔 20min 注射 1 次
    D. 分 4 次、量平均、每隔 20min 注射 1 次
    E. 分 4 次、量由小到大、每隔 20min 注射 1 次

20. 以下关于 PPD 试验"中度阳性"的标准正确的是
    A. 硬结直径 <5mm　　　　　　B. 硬结直径在 5~9mm　　　　　C. 硬结直径为 10~19mm
    D. 硬结直径 20~29mm　　　　　E. 硬结直径 ≥30mm

21. 以下关于直肠栓剂插入法的描述正确的是
    A. 协助患者取仰卧位
    B. 嘱患者屏气
    C. 将栓剂沿直肠壁朝脐部方向送入 6~7cm
    D. 将栓剂插至肛门外括约肌以上
    E. 置入栓剂后,保持仰卧位 5min

(二) A₂ 型题

22. 患者刘某,25 岁,泌尿系统感染。服用磺胺类药物时,护士嘱其多饮水,其主要目的是
    A. 减少药物对消化道的刺激　　　　　　B. 增强药物疗效
    C. 降低药物的毒性　　　　　　　　　　D. 减轻肝脏负担
    E. 避免尿少时析出结晶而损害肾脏

23. 患者丁某,67 岁,心衰伴呼吸道感染,护士发药时告诉其在所有药物中,最后服用的是
    A. 维生素 B₁　　　　　　　　B. 地高辛　　　　　　　　C. 蛇胆川贝液
    D. 阿莫西林　　　　　　　　E. 氨茶碱

24. 患者钱某,56 岁。诊断:心力衰竭伴房颤,医嘱:地高辛 0.25mg p.o. q.d.,发药前护士监测的指标如下,患者可以服药的情况是
    A. 心率 >60 次/min ,节律由齐转为不齐

B. 心率 >60 次/min，节律齐

C. 心率 <60 次/min，节律齐

D. 心率 <60 次/min，节律不齐

E. 心率 <60 次/min，节律由不齐转为齐

25. 患者李某，女，拟实施剖宫产手术，术前实施麻醉起始步骤，选择的注射法为

    A. 皮内注射   B. 皮下注射   C. 肌内注射

    D. 静脉注射   E. 静脉输液

26. 新生儿张某，出生 15h，在为其进行卡介苗接种时，护士操作正确的是

    A. 注射部位选用大腿中段外侧   B. 与皮肤呈 10°~15° 刺入

    C. 采用皮下注射的方法   D. 注射部位皮肤用 2% 碘酊消毒

    E. 进针时将针梗全部刺入

27. 患者王某，女，46 岁，诊断为缺铁性贫血。由于口腔疾患，无法口服铁剂，因此选择肌内注射。下列操作正确的是

    A. 进针要深   B. 进针要浅   C. 进针要慢

    D. 推药要快   E. 拔针要慢

28. 患者李某，女，32 岁，护士李某在为患者进行肌内注射时，为使其肌肉放松，应采取的姿势为

    A. 侧卧位，下腿伸直，上腿稍弯曲   B. 俯卧位，足尖相对，足跟分开

    C. 仰卧位，足尖相对，足跟分开   D. 坐位，腰背前倾

    E. 站立位，身体须挺直

29. 患者李某，女，66 岁，因老年慢性支气管炎，痰液黏稠不易咳出，为帮助患者祛痰，给予射流氧气雾化吸入，下列操作中**错误**的一项是

    A. 雾化吸入前嘱患者先漱口   B. 患者可取坐位

    C. 雾化吸入器与地面垂直   D. 湿化瓶中加入蒸馏水

    E. 嘱患者用鼻呼气

30. 患者徐某，男性，22 岁，大叶性肺炎，注射青霉素后第 12d 出现皮肤瘙痒，腹痛，体检：体温 38℃，膝关节肿痛，全身淋巴结肿大，患者可能发生了

    A. 呼吸道过敏反应   B. 消化道过敏反应   C. 骨关节炎症反应

    D. 皮肤过敏反应   E. 血清病型反应

31. 患者赵某，女，56 岁，肺结核，在按医嘱使用链霉素治疗的过程中，患者出现全身麻木、抽搐，此时应选用进行对症治疗的药物是

    A. 10% 葡萄糖酸钙   B. 0.1% 肾上腺素   C. 盐酸洛贝林

    D. 地塞米松   E. 新斯的明

32. 患者甘某，男，65 岁，因"直肠癌"拟行手术治疗，医嘱"青霉素过敏试验"，护士配制好青霉素皮试液后给患者注射。以下注射剂量正确的是

    A. 1 500U   B. 500U   C. 150U

    D. 50U   E. 15U

（三）A₃ 型题

（33~34 题共用题干）

患者张某，67 岁，诊断慢性充血性心力衰竭。医嘱：地高辛 0.25mg q.d. p.o.。

33. 护士执行医嘱正确的是

    A. 0.25mg 每日一次 口服   B. 0.25mg 每日两次 口服

    C. 0.25mg 每日三次 口服   D. 0.25mg 每日一次 皮下注射

    E. 0.25mg 每日两次 肌内注射

34. 执行该医嘱时,护士首要做的是
    A. 核对患者的床号、姓名　　　　　　　B. 叮嘱患者空腹服药
    C. 服药前仔细测量患者的脉率、节律　　D. 嘱患者卧床休息,减少剧烈运动
    E. 做好患者心理护理

(35~36 题共用题干)

患者徐某,男,64 岁,因无明显诱因下出现口干、多饮,伴全身乏力,1 个月内体重下降 5kg,门诊收治入院,诊断为 2 型糖尿病。护士遵照医嘱"普通胰岛素 6U,餐前 30min,H,tid"执行。

35. "H" 表示的含义是
    A. 皮内注射　　　　　　B. 皮下注射　　　　　　C. 肌内注射
    D. 静脉注射　　　　　　E. 静脉输液

36. 护士进行操作时,**错误**的是
    A. 采用 75% 乙醇消毒　　　　　　　　B. 注射部位可选用两侧腹壁
    C. 针头与皮肤成 30° 进针　　　　　　D. 针头斜面向下
    E. 将针梗的 1/2~2/3 快速刺入

(37~38 题共用题干)

患者古某,男,20 岁,因患大叶性肺炎需青霉素治疗。皮试 5min 后患者出现胸闷、气急、皮肤瘙痒、面色苍白、脉搏细弱、血压下降、烦躁不安。

37. 请问患者发生了
    A. 呼吸道过敏反应　　　　B. 青霉素毒性反应　　　　C. 皮肤过敏反应
    D. 血清病型反应　　　　　E. 过敏性休克

38. 针对上述情况,护士首先采取的急救措施是
    A. 立即平卧,皮下注射盐酸肾上腺素
    B. 立即皮下注射异丙肾上腺素
    C. 立即静脉注射地塞米松
    D. 立即注射呼吸兴奋药
    E. 立即注射升压药

(四) A₄ 型题

(39~42 题共用题干)

患者孙某,32 岁,因"停经 50d,下腹部阵痛 2h,伴有少许阴道流血"入院。体格检查:T 36.3 ℃,P 80 次/min,R 18 次/min,BP 115/85mmHg,患者神志清,精神可。实验室检查:尿妊娠 HCG 阳性,B 超宫腔见孕囊,初步诊断为先兆流产。

39. 护士李某遵医嘱为其进行黄体酮肌内注射,最优先选择的注射部位是
    A. 臀大肌　　　　　　　B. 臀中肌　　　　　　　C. 臀小肌
    D. 股外侧肌　　　　　　E. 上臂三角肌

40. 在给患者进行注射时,由于患者过于紧张,突然扭动身体,发生了断针现象,针梗全部埋在体内,下列措施**错误**的是
    A. 护士保持镇定　　　　　　　　　　B. 稳定患者情绪
    C. 嘱咐患者保持原位不动　　　　　　D. 向下按压穿刺部位暴露针梗
    E. 速请外科医生处理

41. 患者注射黄体酮 15d 后,发现注射部位出现硬结,其可能的原因**不包括**
    A. 黄体酮是油性制剂,不容易被吸收　　B. 针头粗长,进针太深
    C. 推药速度过快　　　　　　　　　　D. 同一部位反复注射
    E. 患者紧张,肌肉收缩,吸收不良

42. 针对注射部位出现硬结的情况,护士的做法**错误**的是
    A. 教会患者热敷、理疗的方法　　　　B. 观察硬结处变化
    C. 继续在硬结处注射　　　　　　　　D. 防止硬结处感染
    E. 选择合适的针头注射

二、填空题

1. 针头的构造包括针尖、（　　　）、（　　　）三部分。

2. 注射器的构造包括（　　　）、空筒（包含刻度线）、活塞、活塞轴、（　　　）。

3. 皮试结果不能确认或怀疑假阳性时,应采取（　　　）试验,即在另一前臂相应部位注入 0.1ml（　　　）,20min 后对照观察反应。

4. 皮下注射时,针头与皮肤呈（　　　）角;肌内注射时,针头与皮肤呈（　　　）角。

5. 臀大肌注射常用的定位法有（　　　）、（　　　）。

6. 静脉注射时,常用的上肢肘部浅静脉是头静脉、（　　　）静脉和（　　　）静脉。

7. 长期静脉给药者,为保护静脉,应有次序地先（　　　）端后（　　　）端选择血管,进行注射。

8. 雾化吸入常用药物有吸入性糖皮质激素、（　　　）、（　　　）、抗菌药物。

9. 采用氧气驱动的射流雾化吸入法,要评估患者是否存在（　　　）,防止因吸入高浓度氧气,使（　　　）抑制加重。

10. 定量吸入器吸入时,每次（　　　）喷,两次使用间隔时间不少于（　　　）h。

三、名词解释

1. 皮内注射法　　　　2. 皮下注射法　　　　　　　3. 十字法
4. 雾化吸入法　　　　5. 脱敏注射法

四、简答题

1. 简述注射原则的主要内容。

2. 简述无痛注射技术的要点。

3. 简述特殊患者的静脉穿刺的要点。

4. 列出为超声雾化吸入患者实施健康教育的内容。

5. 简述脱敏注射法能达到脱敏效果的基本原理。

五、论述题

1. 患者赵某,男,51 岁,以"发作性胸闷 2 年余,加重 2d"入院。主诉 2 年前进食后出现心前区胸闷,持续约 5min 后可自行缓解,2 年来间断发作,2d 前进食后再次出现上述症状,发作频繁,约 3 次/d,每次持续约 10min,含服"速效救心丸"未减轻,以"冠心病心绞痛"收治入院。体格检查:T 36.5℃,P 70 次/min,R 18 次/min,BP 169/96mmHg,神志清,眼睑无苍白,口唇无发绀。双肺叩诊清音,呼吸音清晰,无干湿啰音。心界不扩大,心音有力,律齐,各瓣膜区未闻及杂音。实验室检查:心电图窦性心律,V5、V6、ST 段水平下移 0.05~0.075mV,T 波低平。入院诊断:冠状动脉粥样硬化性心脏病、不稳定型心绞痛。医嘱:硝酸甘油 30mg 加入 5% 葡萄糖溶液稀释至 50ml,1ml/h,静脉注射。

(1) 如何保证精准注射药物?

(2) 护士如何选择静脉?

(3) 在静脉注射前应与患者进行哪些方面的评估与沟通?

2. 患者周某,男,35 岁,因反复气喘 8 个月就诊。患者 8 个月前受凉感冒后,服用退热药(不详)后突发气喘,紧急送当地医院抢救,以"支气管哮喘急性发作"给予激素等药物治疗。住院 1 周后痊愈出院,未再用药治疗。半年后,患者因右膝关节痛服用布洛芬后突发气喘,再次送当地医院抢救治疗,医学诊断为阿司匹林性哮喘。住院 10d 后症状缓解,出院后医嘱给予"倍氯米松气雾剂 300μg bid,沙丁胺醇气雾剂(按需)"进行治疗。请问:护士应如何正确指导患者进行雾化吸入?

3. 患者吴某,男,40 岁。因咳嗽、发热 3d 入院。诊断:上呼吸道感染。医嘱:0.9% 氯化钠注射液

10ml+青霉素钠80万U皮试;0.9%氯化钠注射液250ml+青霉素钠320万U ivgtt bid。评估:T 38.8℃,P 96次/min,R 20次/min,BP 130/85mmHg,神志清楚,无用药史、过敏史、家族史。皮试后5min,患者出现胸闷、气急并伴有濒危感,皮肤瘙痒,面色苍白,出冷汗,脉细速,BP 70/50mmHg,烦躁不安。考虑患者吴某可能出现了什么问题?护士应采取哪些急救措施?

【参考答案】

一、选择题

1. A	2. E	3. E	4. D	5. C	6.C	7. E	8. C	9. A	10. C
11. D	12. E	13. A	14. A	15. E	16. D	17. D	18. A	19. E	20. C
21. C	22. E	23. C	24. B	25. A	26. B	27. A	28. B	29. D	30. E
31. A	32. D	33. A	34. C	35. B	36. D	37. E	38. A	39. A	40. D
41. B	42. C								

二、填空题

1. 针梗　针栓

2. 乳头　活塞柄

3. 对照　生理盐水

4. 30°~40°　90°

5. 十字法　连线法

6. 肘正中静脉　贵要静脉

7. 远心　近心

8. 支气管舒张剂　黏液溶解剂

9. Ⅱ型呼吸衰竭　呼吸中枢

10. 1~2　3~4

三、名词解释

1. 皮内注射法是将少量药液或生物制品注射于表皮与真皮之间的方法。

2. 皮下注射法是将少量药液或生物制剂注入皮下组织的方法。

3. 十字法是肌内注射时,从臀裂顶点向左侧或向右侧划一水平线,然后从髂嵴最高点作一垂线,将一侧臀部分为四个象限,其外上象限并避开内角的定位方法。

4. 雾化吸入法是一种以呼吸道和肺为靶器官,应用雾化吸入装置将药液分散成细小的雾滴,经鼻或口吸入呼吸道,达到预防和治疗疾病效果的直接给药方法。

5. 脱敏注射法是将所需要的TAT剂量分次少量注入体内的方法。

四、简答题

1.

(1) 严格执行查对制度。

(2) 严格遵守无菌操作原则。

(3) 选择合适的注射器及针头。

(4) 注射药液现配现用。

(5) 选择合适的注射部位。

(6) 注射前排尽空气。

(7) 注射前检查回血。

(8) 掌握合适的进针角度和深度。

(9) 掌握无痛注射技术。

(10) 严格遵守医疗废物处置制度。

（11）严格遵守锐器伤职业防护制度。

2.

（1）解除患者思想顾虑，分散其注意力，取合适体位，使肌肉放松，便于进针。

（2）注射时做到"二快一慢匀速"，即进针、拔针快，推药速度缓慢并均匀。

（3）注射刺激性较强的药物时，应选用细长针头，进针要深；同时注射多种药物，一般应先注射刺激性较弱的药物，再注射刺激性强的药物。

3.

（1）肥胖患者：由静脉上方进针，进针角度加大（30°~40°）。

（2）水肿患者：用手按揉局部，以暂时驱散皮下水分，使静脉充分显露后再行穿刺。

（3）脱水患者：作局部热敷、按摩，待血管充盈后再穿刺。

（4）老年患者：用手指分别固定穿刺段静脉上下两端，再沿静脉走向穿刺。

4.

（1）指导患者雾化吸入治疗前1h尽量避免进食。

（2）告知患者雾化吸入治疗前洗脸，不抹油性面霜。

（3）教给患者用嘴深吸气，鼻呼气的方式进行呼吸。

（4）雾化吸入后，使用面罩者嘱其及时洗脸，或用湿毛巾抹干净口鼻部的雾珠，以防残留雾滴刺激口鼻皮肤引起皮肤过敏或受损。婴幼儿面部皮肤薄血管丰富，残留药液更易被吸收，应及时洗脸。雾化吸入治疗完成后应漱口，年幼者可用棉球蘸水擦拭口腔后，再适量喂水，特别是使用激素类药物后，以减少口咽部的激素沉积，减少真菌感染等不良反应的发生。

（5）指导家属协助患者及时翻身拍背，有助于使黏附于气管、支气管壁上的痰液脱落，保持呼吸道通畅。

5.

（1）小剂量注射时变应原所致生物活性介质的释放量少，不至于引起临床症状。

（2）短时间内连续多次药物注射可以逐渐消耗体内已经产生的IgE，最终可以全部注入所需药量而不致发病。

五、论述题

1.

（1）根据药物性质，需要长时间、微量、均匀、精确地注射药物，可选用微量注射泵，更为安全可靠。

（2）选择粗直、弹性好、充盈度高、易于固定的静脉，避开关节和静脉瓣，同时注射部位皮肤不存在感染、瘢痕、破损等。若需长期注射时，应有计划地由小到大、由远心端到近心端选择静脉。

（3）静脉注射前应①评估：患者的年龄、病情、意识、心理状态、自理能力、配合程度、用药史、过敏史、身体状况、注射部位皮肤及静脉状况、肢体活动能力状况。②解释：向患者及家属解释静脉注射的目的、方法、注意事项、配合要点、药物的作用及副作用。

2.

（1）使用前检查雾化器各部件是否完好，有无松动、脱落等异常情况。

（2）使用前漱口，取下雾化器防尘帽，充分摇匀药液。

（3）将雾化器倒置，喷嘴放入口中，平静呼气。

（4）吸气开始时，按压气雾瓶顶部，使之喷药，然后深吸气，药物经口吸入，吸气末尽可能延长屏气时间，再呼气，反复1~2次

（5）喷雾器使用后放在阴凉处（30℃以下）保存。

（6）其塑料外壳应定期用温水清洁。

（7）每次1~2喷，两次使用间隔时间不少于3~4h。

（8）当疗效不满意时，不随意增加或减少用量或缩短用药间隔时间，以免加重不良反应。

3.

(1) 立即停药,协助患者平卧,报告医生,就地抢救。

(2) 立即皮下注射 0.1% 盐酸肾上腺素 1ml。

(3) 给予氧气吸入。

(4) 根据医嘱用药:静脉滴注 10% 葡萄糖溶液或平衡溶液;静脉注射地塞米松 5~10ml 或将氢化可的松琥珀酸钠 200~400mg 加入 5%~10% 葡萄糖溶液 500ml 内静脉滴注;应用抗组胺类药物,如肌内注射盐酸异丙嗪 25~50mg 或苯海拉明 40mg 等。

(5) 若发生呼吸心搏骤停,立即进行复苏抢救。

(6) 密切观察病情,记录患者生命体征、神志和尿量等病情变化。

(卢建文　霍苗　涂英)

第十四章

URSING

静脉输液与输血

【知识导图】

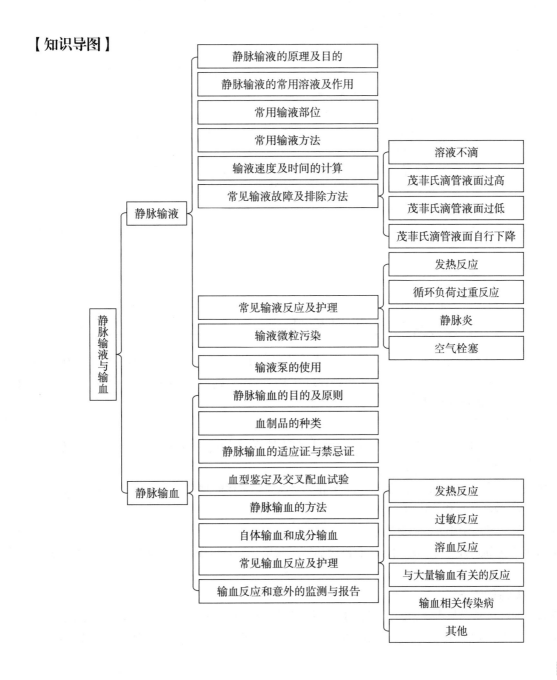

静脉输液与输血
- 静脉输液
  - 静脉输液的原理及目的
  - 静脉输液的常用溶液及作用
  - 常用输液部位
  - 常用输液方法
  - 输液速度及时间的计算
  - 常见输液故障及排除方法
    - 溶液不滴
    - 茂菲氏滴管液面过高
    - 茂菲氏滴管液面过低
    - 茂菲氏滴管液面自行下降
  - 常见输液反应及护理
    - 发热反应
    - 循环负荷过重反应
    - 静脉炎
    - 空气栓塞
  - 输液微粒污染
  - 输液泵的使用
- 静脉输血
  - 静脉输血的目的及原则
  - 血制品的种类
  - 静脉输血的适应证与禁忌证
  - 血型鉴定及交叉配血试验
  - 静脉输血的方法
  - 自体输血和成分输血
  - 常见输血反应及护理
    - 发热反应
    - 过敏反应
    - 溶血反应
    - 与大量输血有关的反应
    - 输血相关传染病
    - 其他
  - 输血反应和意外的监测与报告

【内容概述】

一、静脉输液

静脉输液是将大量无菌溶液或药物直接输入静脉的治疗方法。

(一)静脉输液的原理及目的

静脉输液的原理:利用大气压和液体静压形成的输液系统内压高于人体静脉压的原理将液体输入静脉内。

静脉输液的目的:补充水分及电解质,预防和纠正水、电解质及酸碱平衡紊乱;增加循环血量,改善微循环,维持血压及微循环灌注量;供给营养物质,促进组织修复,增加体重,维持正氮平衡;输入药物,治疗疾病。

(二)静脉输液的常用溶液及作用(表14-1)

表14-1 常用溶液及作用

分类	种类	作用	临床常用
晶体溶液	葡萄糖溶液	补充水分及热量,减少蛋白质消耗,防止酮体产生,促进钠(钾)离子进入细胞内	葡萄糖溶液有5%葡萄糖溶液、10%葡萄糖溶液
	等渗电解质溶液	补充水分和电解质,维持体液和渗透压平衡	0.9%氯化钠溶液、复方氯化钠溶液、5%葡萄糖氯化钠溶液
	碱性溶液	纠正酸中毒,调节酸碱平衡失调	碳酸氢钠溶液和乳酸钠溶液
	高渗溶液	利尿脱水,可以在短时间内提高血浆渗透压,回收组织水分进入血管,消除水肿,同时可以降低颅内压,改善中枢神经系统的功能	20%甘露醇、25%山梨醇、25%~50%葡萄糖溶液
胶体溶液	右旋糖酐溶液	提高血浆胶体渗透压和扩充血容量;降低血液黏稠度,减少红细胞聚集,改善血液循环,提高组织灌注量,防止血栓形成	中分子右旋糖酐和低分子右旋糖酐
	代血浆	扩容;使循环血量和心输出量显著增加	羟乙基淀粉(706代血浆)、明胶多肽注射液、聚乙烯吡咯酮等
	血液制品	提高胶体渗透压,扩大和增加循环血容量,补充蛋白质和抗体,有助于组织修复和提高机体免疫力	5%清蛋白和血浆蛋白
静脉高营养液		高营养液能提供热量,补充蛋白质,维持正氮平衡,并补充各种维生素和矿物质	复方氨基酸、脂肪乳

输入溶液的种类和量应根据患者体内水、电解质及酸碱平衡紊乱的程度来确定,通常遵循"先晶后胶""先盐后糖""宁酸勿碱"的原则。在给患者补钾过程中,应遵循"四不宜"原则,即:不宜过浓、不宜过快、不宜过多、不宜过早(见尿后补钾)。

(三)常用输液部位

输液时应根据患者的年龄、神志、体位、病情状况、病程长短、溶液种类、输液时间、静脉情况或即将进行的手术部位等情况来选择穿刺的部位。

1. 周围浅静脉 上肢常用的浅静脉有肘正中静脉、头静脉、贵要静脉、手背静脉网。下肢常用的浅静脉有大隐静脉、小隐静脉和足背静脉网。

2. 头皮静脉 常用于小儿的静脉输液。

3. 锁骨下静脉和颈外静脉 常用于中心静脉插管。需要长期持续输液或需要静脉高营养的患者多选择此部位。

(四)常用静脉输液法

按照输入的液体是否与大气相通,可以将静脉输液法划分为密闭式静脉输液法和开放式静脉输液法;按照进入血管通道器材所到达的位置,又可将静脉输液法划分为周围静脉输液法和中心静脉输液法。

1. 密闭式周围静脉输液法 是将无菌输液器插入原装密闭输液瓶或输液袋中进行输液的方法,因污染机会少,故目前临床广泛应用。

护士在应用密闭式周围静脉输液法时,应注意。

(1) 严格执行无菌操作及查对制度,预防感染及差错事故的发生。

(2) 根据病情需要合理安排输液顺序,并根据治疗原则,按急、缓及药物半衰期等情况合理分配药物。

(3) 对需要长期输液的患者,要注意保护和合理使用静脉,一般从远端小静脉开始穿刺(抢救时可例外)。

(4) 输液前要排尽输液管及针头内的空气,药液滴尽前要及时更换输液瓶(袋)或拔针,严防造成空气栓塞。

(5) 注意药物的配伍禁忌,对于刺激性或特殊药物,应在确认针头已刺入静脉内时再输入。

(6) 严格掌握输液的速度。对有心、肺、肾疾病的患者,老年患者、婴幼儿以及输注高渗、含钾或升压药液的患者,要适当减慢输液速度;对严重脱水,心肺功能良好者可适当加快输液速度。

(7) 输液过程中要加强巡视,注意观察下列情况。

1) 滴入是否通畅,针头或输液管有无漏液,针头有无脱出、阻塞或移位,输液管有无扭曲、受压。

2) 有无溶液外溢,注射局部有无肿胀或疼痛。有些药物如甘露醇、去甲肾上腺素等外溢后会引起局部组织坏死。

3) 密切观察患者有无输液反应,如患者出现心悸、畏寒、持续性咳嗽等情况,应立即减慢或停止输液,并通知医生,及时处理。每次观察巡视后,应做好记录。

(8) 若采用静脉留置针输液法,要严格控制留置时间。一般静脉留置针可以保留 3~5d,最好不要超过 7d。

2. 密闭式中心静脉输液法 包括颈外静脉穿刺置管输液法、锁骨下静脉穿刺置管输液法及外周静脉置入中心静脉导管输液法。

(五) 输液速度及时间的计算

1. 已知每分钟滴数与输液总量,计算输液所需用的时间。

$$输液时间/h = \frac{液体总量/ml \times 点滴系数}{每分钟滴数 \times 60/min}$$

2. 已知输入液体总量与计划所用的输液时间,计算每分钟滴数。

$$每分钟滴数 = \frac{液体总量/ml \times 点滴系数}{输液时间/min}$$

(六) 常见输液故障及排除方法

1. 溶液不滴

(1) 针头滑出血管外:液体注入皮下组织,可见局部肿胀并有疼痛。处理:将针头拔出,另选血管重新穿刺。

(2) 针头斜面紧贴血管壁:妨碍液体顺利滴入血管。处理:调整针头位置或适当变换肢体位置,直到点滴通畅为止。

(3) 针头阻塞:一手捏住滴管下端输液管,另一手轻轻挤压靠近针头端的输液管,若感觉有阻力,松手又无回血,则表示针头可能已阻塞。处理:更换针头,重新选择静脉穿刺。切忌强行挤压导管或用溶液冲注针头,以免凝血块进入静脉造成栓塞。

(4) 压力过低:由于输液瓶(袋)位置过低或患者肢体抬举过高或患者周围循环不良所致。处理:适当抬高输液瓶(袋)或放低肢体位置。

(5) 静脉痉挛:由于穿刺肢体暴露在冷的环境中时间过长或输入的液体温度过低所致。处理:局部进行热敷以缓解痉挛。

2. 茂菲氏滴管液面过高 当茂菲氏滴管液面过高时,可以将输液瓶(袋)从输液架上取下,倾斜液体面,使输液管插入瓶(袋)内的针头露出液面上。必要时,可用手挤压输液管上端,瓶(袋)内空气即进入输液管内,使液体缓缓流下,直至露出液面,再挂于输液架上,继续进行输液。

3. 茂菲氏滴管内液面过低 当茂菲氏滴管内液面过低时,可用左手捏紧茂菲氏滴管下端的输液管,右手轻轻挤压茂菲氏滴管上端的输液管,待液体进入茂菲氏滴管内后,松开左手即可。

4. 输液过程中,茂菲氏滴管内液面自行下降   输液过程中,如果茂菲氏滴管内的液面自行下降,应检查滴管上端输液管与滴管的衔接是否松动、滴管有无漏气或裂隙,必要时更换输液器。

(七) 常见输液反应及护理

常见输液反应及护理措施见表 14-2。

表 14-2   常见输液反应及护理

输液反应	原因	临床表现	预防	处理
发热反应	由输入致热物质引起。多由于用物清洁灭菌不彻底,输入的溶液或药物制品不纯,消毒保存不良,输液器消毒不严或被污染,输液过程中未能严格执行无菌操作所致	多发生于输液后数分钟至 1h。患者表现为发冷、寒战、发热。轻者体温在 38℃左右,停止输液后数小时内可自行恢复正常;严重者初起寒战,继之高热,体温可达 40℃以上,并伴有头痛、恶心、呕吐、脉速等全身症状	①输液前认真检查药液的质量,输液用具的包装及灭菌日期、有效期;②严格无菌操作	①发热反应轻者,应立即减慢输液速度或停止输液,并及时通知医生;②发热反应严重者,应立即停止输液,并保留剩余溶液和输液器,必要时送检验科,以查找发热反应的原因;③对高热患者,应给予物理降温,严密观察生命体征的变化,必要时遵医嘱给予抗过敏药物或激素治疗
循环负荷过重反应	①由于输液速度过快,短时间内输入过多液体,使循环血容量急剧增加,心脏负荷过重引起;②患者原有心肺功能不良	患者突然出现呼吸困难、胸闷、咳嗽、咯粉红色泡沫样痰,严重时痰液可从口、鼻腔涌出。听诊肺部布满湿啰音,心率快且节律不齐	输液过程中,密切观察患者情况,注意控制输液的速度和输液量	①出现上述表现,应立即停止输液并迅速通知医生,进行紧急处理。如果病情允许,可协助患者取端坐位,双腿下垂,以减少下肢静脉回流,减轻心脏负担。同时安慰患者以减轻其紧张心理。②给予高流量氧气吸入,湿化瓶内加入 20%~30% 的乙醇溶液。③遵医嘱给予镇静、平喘、强心、利尿和扩血管药物。④必要时进行四肢轮扎。⑤静脉放血
静脉炎	①主要原因是长期输注高浓度、刺激性较强的药液,或静脉内放置刺激性较强的塑料导管时间过长,引起局部静脉壁发生化学炎性反应;②输液过程中未能严格执行无菌操作,导致局部静脉感染	沿静脉走向出现条索状红线,局部组织发红、肿胀、灼热、疼痛,有时伴有畏寒、发热等全身症状	①严格执行无菌技术操作;②对血管壁有刺激性的药物应充分稀释后再应用,适当放慢点滴速度,并防止药液漏出血管外;③有计划地更换输液部位,以保护静脉	①停止在此部位静脉输液,并将患肢抬高、制动。局部用 50% 硫酸镁或 95% 乙醇溶液行湿热敷,每日 2 次,每次 20min;②超短波理疗,每日 1 次,每次 15~20min;③中药治疗,将如意金黄散加醋调成糊状,局部外敷,每日 2 次,具有清热、止痛、消肿的作用;④如合并感染,遵医嘱给予抗生素治疗
空气栓塞	①输液导管内空气未排尽;导管连接不紧,有漏气。②拔出较粗的、近胸腔的深静脉导管后,穿刺点封闭不严密。③加压输液、输血时无人守护;液体输完未及时更换药液或拔针,均有发生空气栓塞的危险	患者感到胸部异常不适或有胸骨后疼痛,随即发生呼吸困难和严重的发绀,并伴有濒死感。听诊心前区可闻及响亮的、持续的"水泡声"。心电图呈现心肌缺血和急性肺心病的改变	①输液前认真检查输液器的质量,排尽输液导管内的空气。②输液过程中加强巡视,及时添加药液或更换输液瓶。输液完毕及时拔针。加压输液时应安排专人在旁守护。③拔出较粗的、近胸腔的深静脉导管后,必须立即严密封闭穿刺点	①如出现前述临床表现,应立即将患者置于左侧卧位,并保持头低足高位。该体位有助于气体浮向右心室尖部,避免阻塞肺动脉入口。随着心脏的舒缩,空气被血液打成泡沫,可分次小量进入肺动脉内,最后逐渐被吸收。②给予高流量氧气吸入,以提高患者的血氧浓度,纠正缺氧状态。③有条件时可使用中心静脉导管抽出空气。④严密观察患者病情变化,如有异常及时对症处理

（八）输液微粒污染

输液微粒是指输入液体中的非代谢性颗粒杂质,其直径一般为 1~15μm,少数较大的输液微粒直径可达50~300μm。

输液微粒污染是指在输液过程中,将输液微粒带入人体,对人体造成严重危害的过程。

1. 输液微粒的来源

（1）药液生产制作工艺不完善,混入异物与微粒,如水、空气、原材料的污染等。

（2）溶液瓶、橡胶塞不洁净,液体存放时间过长,玻璃瓶内壁和橡胶塞被药液浸泡时间过久,腐蚀剥脱形成输液微粒。

（3）输液器及加药用的注射器不洁净。

（4）输液环境不洁净,切割安瓿,开瓶塞、加药时反复穿刺橡胶塞导致橡胶塞撕裂等,均可导致微粒进入液体内,产生输液微粒污染。

2. 输液微粒污染的危害　输液微粒污染对机体的危害主要取决于微粒的大小、形状、化学性质以及微粒堵塞血管的部位、血流阻断的程度及人体对微粒的反应等。肺、脑、肝及肾脏等是最容易被微粒损害的部位。输液微粒污染对机体的危害如下。

（1）直接阻塞血管,引起局部供血不足,组织缺血、缺氧,甚至坏死。

（2）红细胞聚集在微粒上,形成血栓,引起血管栓塞和静脉炎。

（3）微粒进入肺毛细血管,可引起巨噬细胞增殖,包围微粒形成肺内肉芽肿,影响肺功能。

（4）引起血小板减少症和过敏反应。

（5）微粒刺激组织而产生炎症或形成肿块。

3. 防止和消除微粒污染的措施

（1）制剂生产方面:严把制剂生产过程中的各个环节,如改善车间的环境卫生条件,安装空气净化装置,防止空气中悬浮的尘粒与细菌污染。严格执行制剂生产的操作规程,工作人员要穿工作服、工作鞋、戴口罩,必要时戴手套。选用优质材料,采用先进工艺,提高检验技术,确保药液质量。

（2）输液操作方面:①采用密闭式一次性医用输液器以减少污染机会。②输液前认真检查液体的质量,注意其透明度、有效期以及溶液瓶有无裂痕、瓶盖有无松动、瓶签字迹是否清晰等。③净化治疗室空气。有条件者可采用超净工作台进行输液前的配液准备工作或药物的添加。④在通气针头或通气管内放置空气过滤器,防止空气中的微粒进入液体中。⑤严格执行无菌技术操作,遵守操作规程。药液应现用现配,避免污染。⑥净化病室内空气。有条件的医院在一般病室内也安装空气净化装置,减少病原微生物和尘埃的数量,创造洁净的输液环境。

（九）输液泵的应用

输液泵是机械或电子的输液控制装置,它通过作用于输液导管达到控制输液速度的目的。

1. 输液泵的分类及特点　按输液泵的控制原理,可将输液泵分为活塞型注射泵与蠕动滚压型输液泵两类,后者又可以分为容积控制型和滴数控制型两种。

活塞型注射泵:其特点是输注药液流速平稳、均衡、精确,速率调节幅度为 0.1ml/h,而且体积小、充电系统好、便于携带,便于急救中使用。多用于危重患者、心血管疾病患者及患儿的治疗和抢救。也应用于避光或半衰期极短的药物。

2. 蠕动滚压型输液泵

（1）容积控制型输液泵:只测定实际输入的液体量,不受溶液的浓度、黏度及导管内径的影响,输注剂量准确。速率调节幅度为 1ml/h,速率控制范围为 1~90ml/h。实际工作中只需选择所需输液的总量及每小时的速率,输液泵便会自动按设定的方式工作,并能自动进行各参数的监控。

（2）滴数控制型输液泵:利用控制输液的滴数调整输入的液体量,可以准确计算滴数,但因滴数的大小受输注溶液的黏度、导管内径的影响,故输入液量不够精确。

3. 使用输液泵的注意事项

（1）护士应了解输液泵的工作原理，熟练掌握其使用方法。

（2）在使用输液泵控制输液的过程中，护士应加强巡视。如输液泵出现报警，应查找可能的原因，如有气泡、输液管堵塞或输液结束等，并给予及时的处理。

（3）对患者进行正确的指导：①告知患者，在护士不在场的情况下，一旦输液泵出现报警，应及时向护士求助，以便及时处理出现的问题。②患者、家属不要随意搬动输液泵，防止输液泵电源线因牵拉而脱落。③患者输液侧肢体不要剧烈活动，防止输液管道被牵拉脱出。④告知患者，输液泵内有蓄电池，患者若要如厕，可以打信号灯请护士帮忙暂时拔掉电源线，返回后再重新插好。

二、静脉输血

静脉输血是将全血或成分血如血浆、红细胞、白细胞或血小板等通过静脉输入体内的方法。是临床急救和治疗疾病的重要措施之一。

（一）输血的目的及原则

输血的目的包括：补充血容量；纠正贫血；补充血浆蛋白；补充各种凝血因子和血小板；补充抗体、补体等血液成分；排出有害物质。

输血的原则：①输血前必须做血型鉴定及交叉配血试验；②无论是输全血还是输成分血，均应选用同型血液输注。但在紧急情况下，如无同型血，可选用 O 型血输给患者；③患者如果需要再次输血，则必须重新做交叉配血试验。

（二）血液制品的种类

1. 全血　指采集的血液未经任何加工而全部保存备用的血液。全血可分为新鲜血和库存血两类。

2~6℃保存 5d 内的酸性枸橼酸盐葡萄糖全血或保存 10d 内的枸橼酸盐葡萄糖全血都可视为新鲜血。适用于血液病患者。

库存血指在 2~6℃环境下保存 2~3 周的全血。库存血适用于各种原因引起的大出血。大量输注库存血可以导致酸中毒和高血钾的发生。

2. 成分血　成分血包括血浆、红细胞、白细胞浓缩悬液和浓缩血小板等。

血浆是全血经分离后所得到的液体部分。主要成分是血浆蛋白，可用于补充血容量、蛋白质和凝血因子。血浆可分为新鲜冰冻血浆和普通冰冻血浆。

红细胞可增加血液的携氧能力，用于贫血、失血多的手术或疾病，也可用于心功能衰竭的患者补充红细胞，以避免心脏负荷过重。红细胞包括浓缩红细胞、洗涤红细胞、去白红细胞浓缩红细胞和悬浮红细胞。

白细胞浓缩悬液是新鲜全血离心后的白膜层的白细胞，于 4℃环境下保存，48h 内有效。也可将新鲜全血经血细胞分离机单采后制成粒细胞浓缩悬液，20~24℃环境下保存，保存期为 24h。用于粒细胞缺乏伴严重感染的患者。

浓缩血小板是全血离心所得，20~24℃环境下保存，以普通采血袋盛装的浓缩血小板保存期为 24h，以专用血小板存储袋盛装的可保存 5d。用于血小板减少或功能障碍性出血的患者。

3. 其他血液制品　包括白蛋白制剂（用于治疗由各种原因引起的低蛋白血症的患者）、免疫球蛋白制剂（适用于免疫抗体缺乏的患者）和凝血因子制剂（适用于各种原因引起的凝血因子缺乏的出血性疾病）。

（三）静脉输血的适应证与禁忌证

1. 适应证　包括各种原因引起的大出血（主要适应证）、贫血或低蛋白血症、严重感染、凝血功能障碍。

2. 禁忌证　包括急性肺水肿、充血性心力衰竭、肺栓塞、恶性高血压、真性红细胞增多症、肾功能极度衰竭及对输血有变态反应者。

（四）血型鉴定及交叉配血试验

血型鉴定主要是鉴定 ABO 血型和 Rh 因子，交叉配血试验是检验其他次要的抗原与其相应抗体的反应情况。

1. 血型鉴定　利用红细胞凝集试验，通过正（细胞试验）、反（血清试验）定型可以准确鉴定 ABO 血型。Rh 血型主要是用抗 D 血清来鉴定。若受检者的红细胞遇抗 D 血清后发生凝集，则受检者为 Rh 阳性；若不发生凝集,则受检者为 Rh 阴性(表 14-3)。

表 14-3　ABO 血型正定型鉴定

血型	与抗 A 血清的反应(凝集)	抗 B 血清
A	+	−
B	−	+
AB	+	+
O	−	−

2. 交叉配血试验　交叉配血试验包括直接交叉配血试验和间接交叉配血试验。直接交叉配血试验是用受血者血清和供血者红细胞进行配合试验,检查受血者血清中有无破坏供血者红细胞的抗体。检验结果要求绝对不可以有凝集或溶血现象。间接交叉配血试验是用供血者血清和受血者红细胞进行配合试验,检查供血者血清中有无破坏受血者红细胞的抗体。如果直接交叉和间接交叉试验结果都没有凝集反应,即交叉配血试验阴性,方可进行输血。

(五) 静脉输血的方法

1. 输血前的准备　输血前要做好下列准备工作。

(1) 患者知情同意:患者或家属充分了解输同种异体血的不良反应和经血传播疾病的可能性,填写"输血治疗同意书"。无家属签字的无自主意识患者的紧急输血,应报医院职能部门或主管领导同意、备案并记入病历。未成年者,可由父母或指定监护人签字。

(2) 备血:抽取 2ml 静脉血标本用作血型鉴定和交叉配血试验。

(3) 取血:注意查对患者姓名、性别、年龄、住院号、科室、床号、血型、血液有效期、配血试验结果以及保存血的外观。血液自血库取出后,勿剧烈震荡,库存血不能加温,需在室温下放置 15~20min 后再输入。

(4) 核对:输血前,须与另一个护士再次进行核对,确定无误并检查血液无凝块后方可输血。

2. 静脉输血法　静脉输血法有间接静脉输血法和直接静脉输血法两种。间接输血法是将抽出的血液按静脉输液法输给患者的方法;直接输血法是将供血者的血液抽出后立即输给患者的方法,适用于无库存血而患者又急需输血及婴幼儿的少量输血时。

护士在为患者输血时,应注意下列事项。

(1) 在取血和输血过程中,要严格执行无菌操作及查对制度。在输血前,一定要由两名护士将应查对的项目再次进行查对,避免差错事故的发生。

(2) 输血前后及两袋血之间要滴注少量生理盐水。

(3) 血液内不可随意加入其他药品,如钙剂、酸性及碱性药品、高渗或低渗液体,以防血液凝集或溶解。

(4) 输血过程中一定要加强巡视,观察有无输血反应的征象,并询问患者有无任何不适反应。一旦出现输血反应,立刻停止输血,并按输血反应进行处理。

(5) 严格控制输血速度,对年老体弱、严重贫血、心衰患者应谨慎,滴速宜慢。

(6) 对急症输血或大量输血患者可行加压输血,输血时可直接挤压血袋、卷压血袋输血或应用加压输血器等。加压输血时,护士应在床旁守护,输血完毕时及时拔针,避免发生空气栓塞反应。

(7) 输完的血袋送回输血科保留 24h,以备患者在输血后发生输血反应时检查分析原因。

(六) 自体输血和成分输血

1. 自体输血　指术前采集患者体内血液或手术中收集自体失血,经过洗涤、加工,在术后或需要时再输回给患者本人的方法。自体输血是最安全的输血方法。自体输血有三种形式:贮存式自体输血、稀释式自体输血、回收式自体输血。自体输血无需做血型鉴定和交叉配血试验,不会产生免疫反应,解决稀有血型患者的输血困难,避免了因输血而引起的疾病传播,同时术前实施的多次采血,能刺激骨髓造血干细胞分化,增加红细胞生成,促进患者术后造血。

2. 成分输血　是指根据患者的需要,使用血液分离技术,将新鲜血液快速分离成各种成分,根据患者需要,输入一种或多种成分。成分输血有以下特点。

(1) 成分血中单一成分少而浓度高,除红细胞制品以每袋 100ml 为一单位外,其余制品,如白细胞、血小板、凝血因子等每袋规格均以 25ml 为一单位。

(2) 成分输血每次输入量为 200~300ml,即需要 8~12 单位的成分血,这意味着一次给患者输入 8~12 位供血者的血液。

3. 成分输血的护理

(1) 红细胞输注的护理:①选择比较粗大的静脉血管;②选用 170μm 的滤网输血器进行过滤,过滤面积大于 30cm²;③输注时间一般不超过 4h,洗涤红细胞必须在 24h 内输用;④悬浮红细胞在使用前必须充分摇匀;⑤悬浮红细胞内不要加任何药物,尤其是乳酸林格液、5% 葡萄糖或 5% 葡萄糖盐水,否则容易发生凝固、凝集或溶血。

(2) 浓缩血小板输注的护理:①选用特殊的血小板标准输血器以去除白细胞;②输注速度要快,80~100滴/min;③运输、传递及输注过程中应注意保暖,不要剧烈震荡,以免引起不可逆聚集。

(3) 血浆输注的护理:①新鲜冰冻血浆在 –18℃ 以下的环境保存,输注前在 35~37℃ 水浴中快速融化,尽快输用;②选用带滤网的输血器,以免絮状沉淀物阻塞管道,输注速度 5~10ml/min;③同型输注。

(4) 血浆蛋白输注的护理:①白蛋白不能与氨基酸、红细胞混合使用。5% 白蛋白输注速度为 2~4ml/min,25% 白蛋白输注速度为 5ml/min,儿童输注速度为成人的 1/4~1/2;②免疫球蛋白应单独输注,速度宜慢,前 30min 的输注速度为 0.01~0.02ml/(kg·min),如无不良反应,将速度增至 0.02~0.04ml/(kg·min)。

4. 成分输血的注意事项

(1) 某些成分血,如白细胞、血小板等,存活期短,输注时以新鲜血为宜,且须在 24h 内输入体内(从采血开始计时)。

(2) 除白蛋白制剂外,其他各种成分血在输入前均需进行交叉配血试验。

(3) 成分输血时,由于一次输入多个供血者的成分血,因此在输血前应根据医嘱给予患者抗过敏药物,以减少过敏反应的发生。

(4) 由于一袋成分血液只有 25ml,几分钟即可输完,故成分输血时,护士应全程守护在患者身边,进行严密的监护。

(5) 如患者在输成分血的同时,还需输全血,则应先输成分血,后输全血。

(七) 常见输血反应及护理

临床上常见的输血反应有:发热反应、过敏反应、溶血反应及与大量输血有关的反应。发热反应、过敏反应及溶血反应产生的原因、临床表现和护理(包括预防和处理)见表 14-4。常见的与大量输血有关的反应有循环负荷过重、出血倾向及枸橼酸钠中毒等。

表 14-4　常见输血反应原因、临床表现、预防及处理的比较

	发热反应	过敏反应	急性/速发型溶血反应
原因	①致热原:血液、保养液或输血用具被致热原污染 ②多次输血后,受血者血液中产生白细胞和血小板抗体。当再次输血时,受血者体内产生的抗体与供血者的白细胞和血小板发生免疫反应,引起发热 ③输血时没有严格遵守无菌操作原则,造成污染	①患者为过敏体质,对某些物质易引起过敏反应 ②输入的血液中含有致敏物质 ③多次输血的患者,体内可产生过敏性抗体,当再次输血时,抗原抗体相互作用而发生输血发应 ④供血者血液中的变态反应性抗体随血液传给受血者,一旦与相应的抗原接触,即可发生过敏反应	①输入异型血液 ②输入变质的血液(如血液贮存过久、保存温度过高、血液被剧烈震荡或被细菌污染、血液内加入高渗或低渗溶液或影响 pH 的药物等,均可导致红细胞破坏溶解)

续表

	发热反应	过敏反应	急性/速发型溶血反应
临床 表现	① 可发生在输血过程中或输血后1~2h内 ② 患者先有发冷、寒战,继之出现高热,体温可达38~41℃,可伴有皮肤潮红、头痛、恶心、呕吐、肌肉酸痛等全身症状。发热持续时间不等,轻者持续1~2h即可缓解,缓解后体温逐渐降至正常	① 大多发生在输血后期或即将结束输血时 ② 轻度反应是指输血后出现皮肤瘙痒,局部或全身出现荨麻疹 ③ 中度反应是指出现血管神经性水肿,多见于颜面部,表现为眼睑、口唇高度水肿。也可发生喉头水肿,表现为呼吸困难,两肺可闻及哮鸣音 ④ 重度反应是指发生过敏性休克	轻者与发热反应相似,重者在输入10~15ml血液时即可出现症状,死亡率高 ① 第一阶段,患者出现头部胀痛,面部潮红,恶心、呕吐,心前区压迫感,四肢麻木,腰背部剧烈疼痛等反应 ② 第二阶段,患者出现黄疸和血红蛋白尿(尿呈酱油色),同时伴有寒战、高热、呼吸困难、发绀和血压下降等 ③ 第三阶段,患者出现急性肾衰竭,表现为少尿或无尿,管型尿和蛋白尿,高血钾症、酸中毒,严重者可致死亡
预防	① 严格管理血库保养液和输血用具 ② 严格执行无菌操作	① 正确管理血液和血制品 ② 选用无过敏史的供血者 ③ 供血者在采血前4h内不宜吃高蛋白和高脂肪的食物,宜清淡饮食或饮糖水 ④ 对有过敏史的患者,输血前根据医嘱给予抗过敏药物	① 认真做好血型鉴定与交叉配血试验 ② 输血前认真查对,杜绝差错事故的发生 ③ 严格遵守血液保存规则,不可使用变质血液
处理	① 轻者减慢输血速度 ② 重者立即停止输血,密切观察生命体征,给予对症处理,并及时通知医生 ③ 必要时遵医嘱给予解热镇痛药和抗过敏药 ④ 将输血器、剩余血制品连同贮血袋一并送检	① 轻度过敏反应,减慢输血速度,给予抗过敏药物 ② 中、重度过敏反应,立即停止输血,通知医生,根据医嘱皮下注射1∶1 000肾上腺素0.5~1ml或静脉滴注氢化可的松或地塞米松等抗过敏药物 ③ 呼吸困难者给予氧气吸入,严重喉头水肿者行气管切开 ④ 循环衰竭者给予抗休克治疗 ⑤ 监测生命体征变化	① 立即停止输血,通知医生 ② 给予氧气吸入,建立静脉通道,遵医嘱给予升压药或其他药物治疗 ③ 将剩余血、患者血标本和尿标本送检 ④ 双侧腰部封闭,并用热水袋热敷双侧肾区 ⑤ 碱化尿液,静脉注射碳酸氢钠,增加血红蛋白在尿液中的溶解度 ⑥ 严密观察生命体征和尿量,插入导尿管,检测每小时尿量并记录。若发生肾衰竭,行腹膜透析或血液透析治疗 ⑦ 若出现休克症状,应进行抗休克治疗 ⑧ 心理护理,安慰患者,消除其紧张、恐惧心理

(八) 输血反应和意外的监测及报告

输血反应和意外的监测及报告可以及时发现严重输血反应和意外,有助于提高采供血机构、用血医院的安全输血水平和输血新技术、新制品的研究和推广,为制定政策、法规提供决策信息。

发生输血反应和意外时,由医师和护士共同填写"输血反应记录单",并抽取患者血样5ml(1ml用EDTA抗凝,4ml不抗凝),连同血袋一起送回输血科,输血科进行鉴定和检测,查明原因。对需要继续输血的患者,在排除引起输血反应的原因后,选用相配血液输注,或选用特殊制备的血液成分。也可将患者输血前、后的血样及血袋一起送交采血机构做进一步检测。如果患者在接受输血治疗一段时间内出现输血传染病症状,如病毒性肝炎、艾滋病、梅毒等,除向辖区疾病控制中心报告外,还应向供血机构书面报告。

【习题】

一、选择题

（一）A₁/A₂ 型题

1. 对纠正体内电解质失调有显著效果的溶液是
   - A. 浓缩白蛋白
   - B. 右旋糖酐
   - C. 血浆
   - D. 晶体溶液
   - E. 全血

2. 对维持血浆胶体渗透压、增加血容量及提高血压有显著效果的溶液是
   - A. 5% 葡萄糖溶液
   - B. 10% 葡萄糖溶液
   - C. 0.9% 氯化钠溶液
   - D. 乳酸林格液
   - E. 低分子右旋糖酐

3. 最严重的输液反应是
   - A. 过敏反应
   - B. 心脏负荷过重
   - C. 发热反应
   - D. 空气栓塞
   - E. 静脉炎

4. 脑水肿患者静脉滴注 20% 甘露醇 500ml，要求在 50min 内滴完（点滴系数为 15），输液速度应为
   - A. 100 滴/min
   - B. 120 滴/min
   - C. 150 滴/min
   - D. 170 滴/min
   - E. 180 滴/min

5. 输液引起急性循环负荷过重的特征性症状是
   - A. 咳嗽、呼吸困难
   - B. 心慌、恶心、呕吐
   - C. 发绀、烦躁不安
   - D. 咳嗽、咳粉红色泡沫性痰、气促、胸闷
   - E. 胸闷、心悸伴呼吸困难

6. 输液时液体滴入不畅，局部肿胀，检查无回血，此时应
   - A. 改变针头方向
   - B. 更换针头重新穿刺
   - C. 抬高输液瓶位置
   - D. 局部热敷
   - E. 用注射器推注

7. 输液时发生静脉痉挛致滴注不畅时应
   - A. 减慢输液速度
   - B. 适当更换肢体位置
   - C. 局部热敷
   - D. 降低输液瓶位置
   - E. 加压输液

8. 静脉输液过程中发生空气栓塞的致死原因是
   - A. 空气栓塞在主动脉入口
   - B. 空气栓塞在肺动脉入口
   - C. 空气栓塞在上腔动脉入口
   - D. 空气栓塞在下腔动脉入口
   - E. 空气栓塞在肺静脉入口

9. 颈外静脉穿刺的正确部位是
   - A. 下颌角与锁骨上缘中点连线的上 1/3 处
   - B. 下颌角与锁骨上缘中点连线的上 1/2 处
   - C. 下颌角与锁骨上缘中点连线的下 1/3 处
   - D. 下颌角与锁骨下缘中点连线的上 1/3 处
   - E. 下颌角与锁骨下缘中点连线的上 1/2 处

10. 输液中发生肺水肿时吸氧需用 20%~30% 的乙醇湿化，其目的是
    - A. 使患者呼吸道湿润
    - B. 使痰液稀薄，易咳出
    - C. 消毒吸入的氧气
    - D. 降低肺泡表面张力
    - E. 降低肺泡泡沫表面张力

11. 输液过程中患者发生空气栓塞的表现
    - A. 咳嗽、咯粉红色泡沫痰
    - B. 听诊肺部布满湿啰音
    - C. 胸部异常不适，严重发绀并伴有濒死感
    - D. 心前区听诊闻及断续的"水泡音"
    - E. 胸骨后疼痛不明显

12. 下列属于是胶体溶液的是
   A. 浓缩白蛋白　　　　　　B. 尿素　　　　　　　　　C. 复方氯化钠
   D. 山梨醇　　　　　　　　E. 甘露醇

13. 下列关于小儿头皮静脉输液的方法**错误**的是
   A. 剃去局部头发　　　　　　　　　　　B. 70% 乙醇消毒局部
   C. 右手持针沿静脉向心方向刺入　　　　D. 见回血后,将针头与皮肤平行再进入少许
   E. 调节滴速,一般 40~60 滴/min

14. 下列输液所致的发热反应的处理措施,**错误**的是
   A. 出现反应,立即停止输液　　B. 通知医生及时处理　　　　C. 寒战者给予保温处理
   D. 高热者给予物理降温　　　　E. 及时应用抗过敏药物

15. 下列关于静脉炎的原因**错误**的是
   A. 输液时无菌技术不严格　　　　　　B. 输入刺激性强的药物
   C. 长期输入浓度高的药物　　　　　　D. 长时间静脉留置硅胶管
   E. 输液中针头穿出血管

16. 下列**不属于**循环负荷过重反应时处理的是
   A. 立即停止输液
   B. 给予低流量氧气吸入
   C. 协助患者取端坐位,双腿下垂
   D. 湿化瓶内加 20%~30% 的乙醇溶液
   E. 必要时可以进行四肢轮轧

17. 下列**不属于**颈外静脉穿刺插管目的的是
   A. 静脉取血做化验　　　　　　　　　B. 长期输液周围静脉不易穿刺
   C. 周围循环衰竭的危重患者　　　　　D. 测量中心静脉压
   E. 给予高营养治疗

18. 补钾的原则**不正确**的是
   A. 不宜过浓　　　　　　　B. 不宜过多　　　　　　　C. 不宜过慢
   D. 不宜过早　　　　　　　E. 见尿给钾

19. 患儿,女,6岁。一周前有上呼吸道感染史,近日出现畏寒、发热,全身皮肤、黏膜出血,并有大片瘀斑,实验室检查血小板计数 16×10^9/L,出血时间延长。给患儿静脉输血的目的是
   A. 补充血容量　　　　　　B. 纠正贫血　　　　　　　C. 补充血小板
   D. 补充抗体、补体　　　　E. 补充白蛋白

20. 王女士,30 岁,患免疫性溶血性贫血,应输入的成分血是
   A. 浓缩红细胞　　　　　　B. 洗涤红细胞　　　　　　C. 悬浮红细胞
   D. 浓缩血小板　　　　　　E. 纤维蛋白原

21. 患者,女,27 岁,因异位妊娠破裂后急需输入 400ml 血液,输血前的准备**错误**的是
   A. 患者或家属在充分了解输血的潜在危害后,有拒绝输血的权利
   B. 患者或家属、医生分别在"输血治疗同意书"上签字后方可施行输血治疗
   C. 做血型鉴定及交叉配血试验
   D. 两位护士进行查对
   E. 从血库取出的血如太冷,应放在温水中加温

22. 输血时应注意输血速度,开始 10min 宜慢,不宜超过
   A. 10 滴/min　　　　　　B. 15 滴/min　　　　　　C. 20 滴/min
   D. 25 滴/min　　　　　　E. 30 滴/min

23. 自体输血适用于
    A. DIC 患者　　　　　　　　　　　　　　B. 宫外孕失血患者
    C. 粒细胞缺乏合并严重感染患者　　　　　D. 血小板减少患者
    E. 溶血性贫血患者

24. 输血引起溶血反应,最早出现的主要表现为
    A. 头部胀痛、面部潮红、恶心、呕吐、腰背部剧痛
    B. 寒战、高热
    C. 呼吸困难、血压下降
    D. 瘙痒、皮疹
    E. 少尿

25. 输血前后及两袋血之间应输入的溶液是
    A. 5% 葡萄糖溶液　　　　　B. 5% 葡萄糖盐水　　　　　C. 0.9% 氯化钠溶液
    D. 复方氯化钠溶液　　　　　E. 碳酸氢钠等渗盐水

26. 患者魏某,在输血 50ml 后出现畏寒、寒战、恶心、呕吐,体温 39℃,对此患者护士采取的措施**错误**
的是
    A. 暂停输血　　　　　　　B. 用生理盐水维持静脉通路　　　C. 保暖,加盖被
    D. 给抗过敏药后继续输血　E. 严密观察生命体征

27. 马女士,40 岁,因再障贫血住院治疗。近 10d 连续输血治疗,出现心慌、气促、手足抽搐,检查心率
40 次/min,血压 75/50mmHg。患者出现的输血反应是
    A. 肺水肿　　　　　　　　B. 发热反应　　　　　　　　　C. 过敏反应
    D. 空气栓塞　　　　　　　E. 枸橼酸钠中毒

28. 输注红细胞时正确的护理措施是
    A. 选择细小的末端静脉血管　　　　　　B. 输注时间要大于 4h
    C. 洗涤红细胞必须在 48h 内输完　　　　D. 悬浮红细胞在使用前必须充分摇匀
    E. 输入前不需进行交叉配血试验

29. 溶血反应所致急性肾衰竭的临床表现**不包括**
    A. 少尿或无尿　　　　　　B. 尿素氮增高　　　　　　　　C. 高钾血症
    D. 尿内有脓细胞　　　　　E. 酸中毒

30. 可因输血而感染的疾病是
    A. 疟疾　　　　　　　　　B. 高钾血症　　　　　　　　　C. 流行性出血热
    D. 溶血性贫血　　　　　　E. 血友病

(二) A₃/A₄ 型题

(31~35 题共用题干)

刘某,男,72 岁,因慢性阻塞性肺气肿住院治疗。今早9时起开始静脉输入5% 葡萄糖溶液 500ml 及 0.9%
氯化钠溶液 500ml。为了尽快结束输液,患者擅自将滴速调至 76 滴/min。上午 10 时左右,当护士来巡房时,
发现患者咳嗽、咳粉红色泡沫样痰,呼吸急促,大汗淋漓。

31. 根据患者的临床表现,此患者可能出现了
    A. 发热反应　　　　　　　B. 过敏反应　　　　　　　　　C. 心脏负荷过重
    D. 空气栓塞　　　　　　　E. 细菌污染

32. 护士首先应做的事情是
    A. 立即通知医生　　　　　　　　　　　B. 给患者吸氧
    C. 安慰患者　　　　　　　　　　　　　D. 立即停止输液
    E. 协助患者取端坐位,两腿下垂

33. 为了减轻呼吸困难的症状,护士可采用

    A. 10%~20% 乙醇湿化加压给氧
    B. 20%~30% 乙醇湿化加压给氧

    C. 30%~40% 乙醇湿化加压给氧
    D. 40%~50% 乙醇湿化加压给氧

    E. 50%~70% 乙醇湿化加压给氧

34. 为缓解症状,可协助患者采取哪种合适体位

    A. 仰卧,头偏向一侧
    B. 左侧卧位

    C. 端坐位,两腿下垂
    D. 抬高床头 15~30cm

    E. 抬高床头 20°~30°

35. 采取上述体位的目的是

    A. 防止窒息
    B. 扩大胸腔容积,改善呼吸困难

    C. 减少回心血量
    D. 避免空气阻塞肺动脉入口

    E. 引流肺部分泌物

(36~38 题共用题干)

王某,女,30 岁,阑尾炎术后第 5 天,体温 36.3℃,伤口无渗血渗液。今早 9 时许,继续静脉点滴青霉素。半个小时后,患者突然寒战,继之高热,体温 40℃,并伴有头痛、恶心、呕吐。

36. 根据上述表现,判断此患者可能出现了

    A. 发热反应
    B. 过敏反应
    C. 心脏负荷过重

    D. 空气栓塞
    E. 静脉炎

37. 上述反应产生的主要原因可能是

    A. 溶液中含有对患者致敏的物质
    B. 溶液中含有致热物质

    C. 输液速度过快
    D. 溶液温度过低

    E. 患者是过敏体质

38. 下列处理**错误**的是

    A. 减慢输液速度
    B. 立即停止输液

    C. 物理降温
    D. 给予抗过敏药物或激素治疗

    E. 保留输液器具和溶液进行检测以查找原因

(39~41 题共用题干)

赵强,男,66 岁,因病情需要行加压静脉输液。当护士去治疗室取物品回到患者床前时,发现患者呼吸困难,有严重发绀。患者自述胸闷、胸骨后疼痛、眩晕,护士立即给患者测量血压,其值为 75/55mmHg。根据上述资料,请回答下列问题。

39. 此患者可能出现了

    A. 心脏负荷过重
    B. 心肌梗死
    C. 空气栓塞

    D. 过敏反应
    E. 心绞痛

40. 护士应立即协助患者

    A. 取右侧卧位
    B. 取左侧卧位
    C. 取仰卧位,头偏向一侧

    D. 取半卧位
    E. 取端坐卧位

41. 下列预防措施中正确的是

    A. 正确调节滴速
    B. 预防性服用舒张血管的药物

    C. 预防性服用抗过敏药物
    D. 加压输液时护士应在患者床旁守候

    E. 严格控制输液量

(42~44 题共用题干)

孙某,70 岁,因不能经口进食,给予脂肪乳、氨基酸等静脉输入。近日沿静脉走向出现条索状红线,局部发红、肿胀,患者主诉局部灼热、疼痛。

42. 该患者输液的目的是
    A. 维持水、电解质平衡
    B. 补充营养,供给热量
    C. 改善循环,维持机体需要量
    D. 维持血浆胶体渗透压
    E. 输入药物,治疗疾病

43. 根据上述表述,该患者可能发生了
    A. 静脉炎
    B. 空气栓塞
    C. 发热反应
    D. 过敏反应
    E. 循环负荷过重

44. 出现上述反应的主要原因是
    A. 输液时间过长
    B. 长期输入高浓度、刺激性强的药液
    C. 输液过程未遵循无菌原则
    D. 输入致热原
    E. 输液量过大

(45~48 题共用题干)

患者,男性,45 岁。患十二指肠溃疡,突然出现呕血,面色苍白,脉搏 120 次/min,血压 60/45mmHg,医嘱输血 400ml,输血时出现皮肤瘙痒、眼睑、口唇水肿。

45. 根据临床表现,该患者可能出现了
    A. 发热反应
    B. 枸橼酸钠中毒
    C. 溶血反应
    D. 过敏反应
    E. 疾病感染

46. 导致此反应的原因可能是
    A. 患者是过敏性体质
    B. 输入了异型血液
    C. 快速输入低温库血
    D. 患者出现了并发症
    E. 血液被致热原污染

47. 护士的处理正确的是
    A. 减慢滴速
    B. 立即行腹膜透析或血液透析治疗
    C. 停止输血,遵医嘱注射抗过敏药物
    D. 静脉注射 10% 葡萄糖酸钙 10ml
    E. 双侧腰部封闭,用热水袋热敷双侧肾区

48. 预防此反应发生的最有效措施是
    A. 对有过敏史的患者,输血前根据医嘱给予抗过敏药物
    B. 供血者在采血前 1h 内宜用清淡饮食
    C. 严格遵守血液保存规则,不可使用变质血液
    D. 严格管理血库保养液和输血用具,有效预防致热原
    E. 对血液制品进行病毒灭活

(49~52 题共用题干)

王先生,55 岁,肝硬化、食道静脉曲张破裂出血,须输入血液 1 500ml。患者在输血过程中,出现心慌、气促、手足抽搐。检查心率 40 次/min,血压 75/50mmHg。

49. 此患者输血的目的是
    A. 补充血容量
    B. 补充血浆蛋白
    C. 补充血小板
    D. 补充抗体
    E. 排出有害物质

50. 患者可能出现了
    A. 过敏反应
    B. 溶血反应
    C. 发热反应
    D. 空气栓塞
    E. 枸橼酸钠中毒

51. 此反应产生的最可能原因是
    A. 输入了致热原
    B. 血钙浓度下降
    C. 患者为过敏体质
    D. 输血过程中进入了空气
    E. 输入了异型血液

52. 为预防发生此反应,有效的措施是

　　A. 吸氧　　　　　　　　　　　　　　　　B. 输血前肌内注射异丙嗪 25mg

　　C. 输血前皮下注射 0.1% 肾上腺素 0.5ml　　D. 另一侧静脉注射 10% 葡萄糖酸钙 10ml

　　E. 口服葡萄糖酸钙

二、填空题

1. 静脉输液是将大量(　　)直接输入(　　)内的方法。

2. 静脉输液是利用(　　)和(　　)形成的输液系统内压高于人体静脉压的原理将液体输入静脉内。

3. 临床输液常用的液体包括(　　)溶液、(　　)溶液和静脉高营养液。

4. 由于晶体溶液分子小,在血管内存留时间短,因此,对纠正体内(　　)失调有显著效果。

5. 由于胶体溶液分子大,在血管内存留时间长,因此,对维持血浆胶体(　　)、增加(　　)和提高(　　)有显著效果。

6. 临床补钾的"四不宜"原则是:不宜(　　)、不宜(　　)、不宜(　　)和不宜(　　)。

7. 静脉输液时,婴儿多采用(　　)静脉,因为它易于(　　)。

8. 对于长期输液的患者,应先从(　　)远心端静脉开始使用,逐渐向(　　)移动,做到有计划地使用静脉。

9. 对于有循环衰竭、四肢静脉不易穿刺的患者,可采用(　　)静脉和(　　)静脉穿刺。这两根静脉的优点是(　　)、不易(　　),硅胶管插入后可以保留较长时间。

10. 在进行静脉输液时,一般的溶液补给速度可稍(　　),但当输入高渗盐水、含钾的药物或升压药物时,速度宜(　　)。

11. 颈外静脉插管时,穿刺针与皮肤呈(　　)度角进针,入皮后改为(　　)度角沿(　　)静脉向(　　)方向刺入。

12. 锁骨下静脉插管时,进针点在(　　)肌(　　)侧缘与锁骨(　　)缘所形成的夹角的(　　)上,距顶点(　　)cm 处。

13. 输液微粒污染对人体的危害主要取决于微粒的(　　)、形状、(　　)性质以及微粒阻断(　　)的程度、血流阻断的程度和人体对微粒的(　　)。

14. 最易受微粒阻塞损害的脏器有(　　)、脑、(　　)、肾等。

15. 发热反应是输液中常见的一种反应,常因输入(　　)物质而引起。

16. 急性肺水肿是由于输液(　　)过快,短时间内输入(　　)液体,使循环(　　)急剧增加,(　　)过重而引起。

17. 当静脉输入甘露醇、去甲肾上腺素时,如药物外溢,可引起组织(　　)。

18. 在静脉输液过程中,如果患者出现了空气栓塞,应立即取(　　)卧位。

19. 在静脉输液过程中如发现有肺水肿症状时,应立即使患者取(　　)卧位,两腿(　　)以减少(　　)回流,从而减轻心脏负担。

20. 血液制品主要包括(　　)和(　　)两类。

21. 大量输入库存血时,应警惕(　　)中毒和(　　)的发生。

22. 输血前必须做血型鉴定及(　　)试验,输血时应以输(　　)型血为原则。

23. 直接交叉配血试验是用受血者的(　　)和供血者的(　　)进行配合试验。

24. 在输血前后及两瓶血之间,应滴注(　　)。

25. 常见的输血反应有(　　)反应、(　　)反应、(　　)反应及与大量快速输血有关的反应等。

26. 为了预防过敏反应的发生,供血者在采血前(　　)h 内不宜吃高蛋白和高脂肪的食物;对有过敏史的受血者在输血前应注射(　　)药物。

27. 大量输血时,患者出现手足抽搐,血压下降,心率缓慢。心电图出现 QT 间期延长,甚至心搏骤停。可能是血(　　)浓度下降,发生了(　　)反应。

三、名词解释

1. 静脉输液   2. 输液微粒   3. 输液微粒污染

4. 密闭式输液法   5. 静脉输血   6. 成分血

7. 直接交叉配血试验   8. 间接交叉配血试验   9. 间接输血法

10. 自体输血   11. 成分输血

四、简答题

1. 试述静脉输液的原理。

2. 简述晶体溶液的特点及临床常用的晶体溶液的种类。

3. 试述胶体溶液的特点及临床常用胶体溶液的种类。

4. 试述静脉输液的目的。

5. 请描述静脉输液的注意事项。

6. 简述输液过程中,出现液体不滴可能的原因、判断及处理方法。

7. 简述静脉输液时预防静脉炎发生的措施。

8. 简述输液过程中空气栓塞发生的原理。

9. 简述发生空气栓塞时,让患者呈左侧头低足高位的原因。

10. 简述静脉输血的目的。

11. 简述静脉输血的原则。

12. 简述静脉输血的适应证与禁忌证。

13. 简述护士在输血前的准备。

14. 简述输血的注意事项。

15. 简述防止输血发生过敏反应的方法。

五、论述题

1. 一位急性阑尾炎术后的患者,需静脉补液。液体总量为 1 200ml,输液的速度为 60 滴/min,如果护士从 8:30am 为患者开始输液,那么,这位患者何时可以结束输液?(点滴系数为 15)

2. 在静脉输液过程中,患者出现了突发性的胸闷、胸骨后疼痛、眩晕、低血压,随即出现呼吸困难、严重发绀,并且患者有濒死感,听诊心脏有杂音,请问此患者出现了什么问题? 如何急救处理? 为什么?

3. 孙某,男,39 岁,因车祸内脏大出血而欲行急诊手术治疗。去手术室之前,护士遵医嘱迅速为患者建立了一个静脉通道并进行输血治疗,因时间紧迫,护士从血库取回血后,为了尽早将血输给患者,便将血袋放在热水中升温,5min 后为患者输入。当输入 10min 后,患者感到头部胀痛,并出现恶心呕吐,腰背部剧痛。

(1) 此患者最可能出现了什么反应? 此反应发生的最可能的原因是什么?

(2) 接下来,此患者将可能出现的特征性表现是什么?

(3) 发生此反应时,如何抢救,应采取哪些护理措施?

【参考答案】

一、选择题

1. D	2. E	3. D	4. C	5. D	6. B	7. C	8. B	9. A	10. E
11. C	12. A	13. E	14. A	15. E	16. B	17. A	18. C	19. C	20. B
21. E	22. C	23. B	24. A	25. C	26. D	27. E	28. D	29. D	30. A
31. C	32. D	33. B	34. C	35. C	36. A	37. B	38. A	39. C	40. B
41. D	42. B	43. A	44. B	45. D	46. A	47. C	48. A	49. A	50. E
51. B	52. D								

二、填空题

1. 灭菌药液   静脉

2. 大气压 液体静压

3. 晶体 胶体

4. 电解质

5. 渗透压 血容量 血压

6. 过早 过浓 过快 过多

7. 头皮 固定

8. 四肢 近心端

9. 颈外 锁骨下 粗大 塌陷

10. 快 慢

11. 45 25 颈外 心

12. 胸锁乳突 外 上 平分线 0.5~1

13. 大小 化学 血管 反应

14. 肺 肝

15. 致热

16. 速度 过多 血容量 心脏负担

17. 坏死

18. 左侧

19. 端坐 下垂 静脉血

20. 全血 成分血

21. 酸 高血钾

22. 交叉配血 同

23. 血清 红细胞

24. 生理盐水

25. 发热 过敏 溶血

26. 4 抗过敏

27. 钙 枸橼酸钠中毒

三、名词解释

1. 静脉输液是将大量无菌溶液或药物直接输入静脉的治疗方法。

2. 输液微粒是指输入液体中的非代谢性颗粒杂质,其直径一般为 $1\sim15\mu m$,少数较大的输液微粒直径可达 $50\sim300\mu m$。

3. 输液微粒污染指在输液过程中,将输液微粒带入人体,对人体造成严重危害的过程。

4. 密闭式输液法是将无菌输液器插入原装密闭输液瓶/袋进行输液的方法。

5. 静脉输血是将全血或成分血如血浆、红细胞、白细胞或血小板等通过静脉输入体内的方法。

6. 成分血是在一定的条件下,采用特定的方法将全血中一种或多种血液成分分离出而制成的血液制剂与单采成分血的统称。

7. 直接交叉配血试验是指用受血者血清和供血者红细胞进行配合试验,检查受血者血清中有无破坏供血者红细胞的抗体。

8. 间接交叉配血试验是指用供血者血清和受血者红细胞进行配合试验,检查供血者血清中有无破坏受血者红细胞的抗体。

9. 间接输血法是将抽出的供血者的血液,按静脉输液法输给患者的方法。

10. 自体输血是指采集患者体内血液或手术中收集自体失血,经过洗涤、加工,在术后或需要时再输回给患者本人的方法。

11. 成分输血是指使用血液分离技术,将新鲜血液快速分离成各种成分,然后根据患者的需要,输入一种或多种成分。

四、简答题

1. 静脉输液是利用大气压和液体静压形成的输液系统内压高于人体静脉压的原理将液体输入静脉内。

2. 晶体溶液的分子量小,在血管内存留时间短,对维持细胞内外水分的相对平衡具有重要作用,可有效纠正体液及电解质平衡失调。常用的晶体溶液如下。

(1) 葡萄糖溶液(5% 葡萄糖溶液和 10% 葡萄糖溶液)。

(2) 等渗电解质溶液(常用的等渗电解质溶液包括 0.9% 氯化钠溶液、复方氯化钠溶液和 5% 葡萄糖氯化钠溶液)。

(3) 碱性溶液(4% 和 1.4% 的碳酸氢钠溶液和 11.2% 和 1.84% 的乳酸钠溶液)。

(4) 高渗溶液(20% 甘露醇、25% 山梨醇和 25%~50% 葡萄糖溶液)。

3. 胶体溶液分子量大,其溶液在血管内存留时间长,能有效维持血浆胶体渗透压,增加血容量,改善微循环,提高血压。临床上常用的胶体溶液包括:右旋糖酐溶液(中分子右旋糖酐和低分子右旋糖酐)、代血浆(羟乙基淀粉-706 代血浆、氧化聚明胶、聚乙烯吡咯酮)和血液制品(5% 白蛋白和血浆蛋白)。

4. 静脉输液的目的如下:

(1) 补充水分及电解质,预防和纠正水、电解质及酸碱平衡紊乱。常用于各种原因引起的脱水、酸碱平衡失调患者,如腹泻、剧烈呕吐、大手术后的患者。

(2) 增加循环血量,改善微循环,维持血压及微循环灌注量。常用于严重烧伤、大出血、休克等患者。

(3) 供给营养物质,促进组织修复,增加体重,维持正氮平衡。常用于慢性消耗性疾病、胃肠道吸收障碍及不能经口进食(如昏迷、口腔疾病)的患者。

(4) 输入药物,治疗疾病。如输入抗生素控制感染;输入解毒药物达到解毒作用;输入脱水剂降低颅内压等。

5.

(1) 严格执行无菌操作及查对制度,预防感染及差错事故的发生。

(2) 根据病情需要安排输液顺序,并根据治疗原则,按急、缓及药物半衰期等情况合理分配药物。

(3) 对需要长期输液的患者,要注意保护和合理使用静脉,一般从远端小静脉开始穿刺(抢救时可例外)。

(4) 输液前要排尽输液管及针头内的空气,药液滴尽前要及时更换输液瓶或拔针,严防造成空气栓塞。

(5) 注意药物的配伍禁忌,对于刺激性或特殊药物,应在确认针头已刺入静脉内时再输入。

(6) 严格掌握输液的速度。对有心、肺、肾疾病的患者,老年患者、婴幼儿以及输注高渗、含钾或升压药液的患者,要适当减慢输液速度;对严重脱水,心肺功能良好者可适当加快输液速度。

(7) 输液过程中要加强巡视。

(8) 若采用静脉留置针输液法,要严格掌握留置时间。一般静脉留置针可以保留 3~5d,最好不要超过 7d。

6. 输液过程中出现液体不滴,可能的原因如下:

(1) 针头滑出血管外。判断:局部肿胀并有疼痛。处理:另选血管重新穿刺。

(2) 针头斜面紧贴血管壁。判断:调整针头位置或适当变换身体位置时,点滴通畅。处理:调整针头位置或适当变换身体位置,直到点滴通畅为止。

(3) 针头阻塞。判断:用一手捏住滴管下段输液管,另一手轻轻挤压靠近针头的输液管,若感觉有阻力,松手后又无回血,则表示针头已阻塞。处理:更换针头另选静脉穿刺。

(4) 压力过低。判断:抬高输液瓶后液体开始下滴,说明液体不滴是由压力过低造成的。处理:适当抬高输液瓶。

(5) 静脉痉挛。判断:穿刺肢体暴露在冷的环境中时间过长或输入的液体温度过低,而又无其他导致液体不滴的原因。处理:局部热敷以缓解痉挛。

7. 严格执行无菌技术操作,对血管壁有刺激性的药物应充分稀释后再应用,放慢点滴速度,并防止药液漏出血管外。同时,有计划地更换输液部位,以保护静脉。

8. 进入静脉的空气,随血流(经上腔静脉或下腔静脉)首先被带到右心房,然后进入右心室。如空气量少,则随血液被右心室压入肺动脉并分散到肺小动脉内,最后经毛细血管吸收,因而损害较小。如空气量大,空气进入右心室后阻塞在肺动脉入口,使右心室内的血液(静脉血)不能进入肺动脉,因而从机体组织回流的静脉血不能在肺内进行气体交换,引起机体严重缺氧而死亡。

9. 该体位有助于气体浮向右心室尖部,避免阻塞肺动脉入口。随着心脏的舒缩,空气被血液打成泡沫,可分次小量进入肺动脉内,最后逐渐被吸收。

10. 补充血容量;纠正贫血;补充血浆蛋白;补充各种凝血因子和血小板;补充抗体、补体等血液成分;排除有害物质。

11. 输血前必须做血型鉴定及交叉配血试验。无论是输全血还是输成分血,均应选用同型血液输注。患者如果需要再次输血,必须重新做交叉配血试验。

12.

(1) 适应证包括各种原因引起的大出血(主要适应证)、贫血或低蛋白血症、严重感染、凝血功能障碍。

(2) 禁忌证包括急性肺水肿、充血性心力衰竭、肺栓塞、恶性高血压、真性红细胞增多症、肾功能极度衰竭及对输血有变态反应者。

13.

(1) 患者知情同意,填写"输血治疗同意书"。

(2) 备血:根据医嘱认真填写输血申请单,抽取患者静脉血标本2ml,将血标本和输血申请单一起送血库。

(3) 取血:护士凭取血单到血库取血,和血库人员共同查对患者姓名、性别、年龄、住院号、病室/门急诊、床号、血型、血液有效期、配血试验结果以及保存血的外观。血液自血库取出后,勿剧烈振荡。库存血需在室温下放置15~20min后再输入。

(4) 输血前核对:输血前,应与另一个护士再次进行核对。

14.

(1) 严格执行无菌操作及查对制度。

(2) 输血前后及两袋血之间需要滴注少量生理盐水。

(3) 血液内不可随意加入其他药品,以防血液凝集或溶解。

(4) 输血过程中加强巡视,观察有无输血反应的征象,并询问患者有无任何不适反应。

(5) 严格掌握输血速度,对年老体弱、严重贫血、心衰患者应谨慎,滴速宜慢。

(6) 对急症输血或大量输血患者行加压输血时,护士须在床旁守护,输血完毕时及时拔针,避免发生空气栓塞反应。

(7) 输完的血袋送回输血科保留24h。

15.

(1) 正确管理血液和血制品。

(2) 选用无过敏史的供血者。

(3) 供血者在采血前4h内不宜吃高蛋白和高脂肪的食物,宜用清淡饮食或饮糖水。

(4) 对有过敏史的患者,输血前根据医嘱给予抗过敏药物。

五、论述题

1. 先求出1 200ml液体的滴数:1 200×15=18 000滴;再求出1 200ml液体需要多少分钟滴完:18 000/60=300min;再算出300min相当于几小时:300/60=5h。即:所需时间=1 200×15/60/60=5h。这位患者将在1:30pm滴完全部液体。

2. 此患者发生了空气栓塞的并发症。应立即使患者取左侧卧位进行急救。因为左侧卧位有利于气体浮向右心室尖部,避免阻塞肺动脉入口,随着心脏舒缩将空气打成泡沫,分次小量进入肺动脉内,以免发生阻塞。

3.

(1) 溶血反应。输入变质血。

(2) 患者可能出现黄疸和血红蛋白尿,同时伴有寒战、高热、呼吸急促和血压下降等症状。患者出现少尿、无尿等急性肾衰竭症状,严重者可死亡。

(3) ①停止输血并通知医生;②给予氧气吸入,维持静脉输液通道,供给升压药和其他药物;③保留余血,采集患者血标本、尿标本送化验室进行检验;④腰部封闭,热水袋敷双侧肾区;⑤静脉注射碳酸氢钠碱化药液;⑥观察生命体征和尿量;⑦出现休克症状时抗休克治疗。

(李小寒　谢　晖)

第十五章

标 本 采 集

【知识导图】

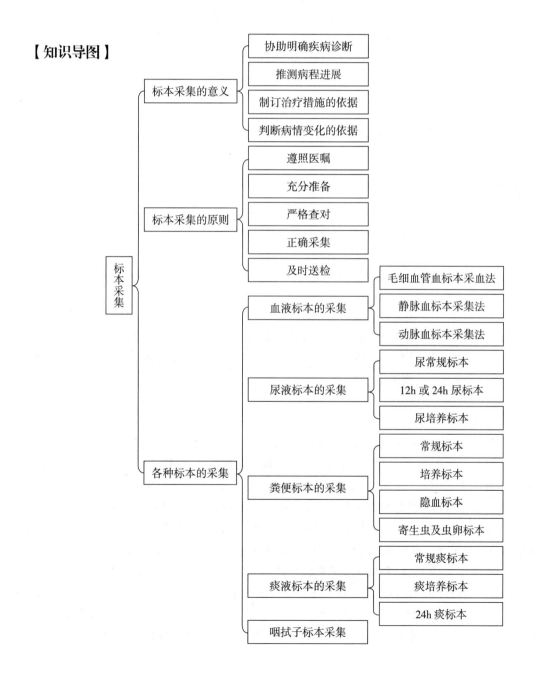

【内容概述】

一、标本采集的意义

标本采集是指根据检验项目的要求采集患者的血液、体液(如胸腔积液、腹水)、排泄物(如尿、粪)、分泌物(如痰、鼻咽部分泌物)、呕吐物和脱落细胞(如食管、阴道)等标本,通过物理、化学或生物学的实验室检查技术和方法进行检验,作为疾病的判断、治疗、预防以及药物监测、健康状况评估等的重要依据。

标本采集的意义是:①协助明确疾病诊断;②推测病程进展;③制订治疗措施的依据;④判断病情变化的依据。

二、标本采集的原则

1. 遵照医嘱。

2. 充分准备。

3. 严格查对。

4. **正确采集**　采集时间、标本容器、标本量及抗凝剂或防腐剂的使用等应**符合检验专业分析前质量控制的要求**。为保证送检标本的质量,除严格遵守查对制度,还须掌握正确的采集方法。首先,选择最佳采样时间,**晨起空腹**是**最具代表性及检出阳性率最高的时间**,如血液、尿液标本原则上应于晨起空腹时采集;又如**细菌培养标本**,**尽量在使用抗生素前采集**,若已使用抗生素或其他药物,应在药物血药浓度最低时采集,并在检验申请单上注明。其次,要**采取具有代表性的标本**,如**大便检查应取黏液、脓、血液部分粪便**等。需要由患者自己留取标本时(如24h尿标本、痰标本、大便标本等),要详细告知患者标本留取方法、注意事项,以保证采得高质量符合要求的标本。

5. 及时送检。

三、各种标本的采集

(一) 血液标本的采集

1. 毛细血管采血法　自外周血或末梢血采集标本,常用采血部位为耳垂和手指末梢。

2. 静脉血标本采集法

(1) 常用的静脉:包括①四肢浅静脉:上肢常用肘部浅静脉(贵要静脉、肘正中静脉、头静脉)、腕部及手背静脉;下肢常用大隐静脉、小隐静脉及足背静脉。②颈外静脉:**婴幼儿在颈外静脉采血**。③股静脉:股静脉位于股三角区,在股神经和股动脉的内侧。

(2) 目的:①**全血标本**。主要用于**对血细胞成分的检查**。如血细胞计数和分类、形态学检查等。②**血浆标本**。主要用于**凝血因子测定和游离血红蛋白以及部分临床生化检查**。如内分泌激素、血栓等检查。③**血清标本**。主要用于大部分临床**生化检查和免疫学检查**。如测定肝功能、血清酶、脂类、电解质等。④**血培养标本**:主要用于**培养检测血液中的病原菌**。

(3) 注意事项

① 严格执行查对制度及无菌技术操作原则。

② 采血时间:不同的血液测定项目对血液标本的采集时间有不同的要求,主要包括:A. **空腹采血**:血液生化检验一般要求早晨空腹安静时采血。护士应指导患者**晚餐后禁食**,至次日晨采血,空腹约12~14h。理想的采血时间是**早晨7:00~9:00**。但过度空腹达24h以上,某些检验会有异常结果,例如血清胆红素可因空腹48h而增加240%,血糖可因空腹过长而减少出现低血糖。空腹期间可少量饮水。B. **定时采血**:为了解有昼夜节律性变动的指标,应定时采血,即在规定的时间段内采集标本。如**口服葡萄糖耐量试验**、**药物血浓度监测**、**激素测定**等应定时采血。**血样采集应在不服药期间进行**,如在早晨服药前。C. 采血时间有特殊要求的检测项目包括但不限于:a. **血培养**:**寒战或发热初起时,抗生素应用之前采集最佳**;急性心内膜炎:应立即采集血培养,宜在经验用药前30min内不同部位采集2~3套血培养;亚急性心内膜炎:宜每隔0.5~1h采集1套血培养,不同部位共采集3套血培养,如24h培养阴性,宜加做2套血培养。b. **促肾上腺皮质激素及皮质醇**:生理分泌有昼夜节律性,常规采血时间点为8:00、16:00和24:00。c. **女性性激素**:生理周期的不同阶段

有显著差异,采血日期需遵医嘱,采血前与患者核对生理周期。d. **药物浓度监测**:具体采血时间需遵医嘱,采血前与患者核对末次给药时间。e. **口服葡萄糖耐量试验**:试验前 3d 正常饮食,试验日先空腹采血,随后将 75g 无水葡萄糖溶于 300ml 温水中,在 5min 内喝完。在服第一口葡萄糖时计时,并于 2h 采血,其他时间点采血需遵医嘱。f. **其他功能试验**:根据相关临床指南推荐的功能试验方案所设定的时间采血。g. **血液疟原虫检查**:最佳采血时间为寒战发作时。

③ **采血部位**:采血要求不同,部位亦不同。A. 外周血:一般选取左手无名指内侧采血,该部位应**无冻疮、炎症、水肿、破损**等。如该部位不符合要求,则以其他手指部位代替。对**烧伤患者,可选择皮肤完整处采血**。检验只需微量全血时,成人从耳垂或指尖取血,婴儿从大脚趾或脚跟取血。B. 静脉血:成人一般取肘部静脉,肥胖者可用腕背静脉,**婴儿常用颈部静脉、股静脉或前囟静脉窦**;刚出生的婴儿可收集脐带血;**输液患者采血应避免在输液的同侧上肢或下肢采血(输液患者在不能停输的情况下静脉采血一定要注意远端原则)**,即在**对侧手静脉采血**。如同时两只手都在输液,可以于下肢静脉采血,或者在**滴注位置的上游采血**。

④ **采血体位**:门诊患者采用坐位采血,病房患者采用卧位采血。体位对某些检测项目(如肾素、血管紧张素、醛固酮等)的检测结果有明显影响,需遵循医嘱要求的体位进行采血。

⑤ **采血器械**:采血用的**注射器、试管必须干燥、清洁**。目前多用一次性注射器及真空负压采血管。注射器及针头不宜用乙醇消毒。某些检查项目如血氨、铜、锌、淀粉酶测定等,要求其采血器具及标本容器必须经过化学清洁,无菌、干燥。

⑥ **采血操作**:采血部位皮肤必须干燥,**扎止血带不可过紧、压迫静脉时间不宜过长**,以不超过 40s 为宜,否则容易引起淤血、静脉扩张,并且影响某些指标的检查结果。注射器采血时避免特别用力抽吸和推注,以免血细胞破裂。当采血不顺利时,**忌在同一处反复穿刺**,易导致标本溶血或有小凝块,影响检测结果。采集血培养标本时应先注入厌氧瓶,尽量减少接触空气时间。微量元素测定采集标本的注射器和容器不能含游离金属。**真空采血器采血时,多个组合检测项目同时采血时应按下列顺序采血**:血培养瓶→柠檬酸钠抗凝采血管→血清采血管(包括含有促凝剂、分离胶)→肝素抗凝采血管(含有或不含分离胶)→ EDTA 抗凝采血管(含有或不含分离胶)→葡萄糖酵解抑制采血管。凡全血标本或需抗凝血的标本,采血后立即上下颠倒 **5~10 次混匀,不可用力震荡**。做血培养时,血培养瓶如有多种,如同时加作霉菌血液培养时,**血液注入顺序**:**厌氧血液培养瓶→需氧血液培养瓶→霉菌血液培养瓶**。

⑦ **加强核对**:每一项检验都有一式两份(病房)或一式三份(门诊)的条形码,护士在采血操作前应**核对医嘱、检验申请单(或医嘱执行单)及条形码**,通过条形码的唯一识别,杜绝差错事故的发生。

⑧ **及时送检**:标本采集后应及时送检,以免影响检验结果。

⑨ **用物处置**:采集标本所用的材料应安全处置。使用后的采血针、注射器针头等锐器物应当直接放入不能刺穿的利器盒内或毁形器内进行安全处置,**禁止对使用后的一次性针头复帽,禁止用手直接接触使用过的针头、刀片等锐器物**;注射器针筒、棉签等其他医疗废物放入黄色医疗废物袋中,医疗废物和生活垃圾分类收集存放。

3. 动脉血标本采集法

(1) **常用动脉**:股动脉、肱动脉、桡动脉。

(2) **目的**:①采集动脉血进行血液气体分析;②判断患者氧合及酸碱平衡情况,为诊断、治疗、用药提供依据;③做乳酸和丙酮酸测定等。

(3) **注意事项**

① 严格执行查对制度和无菌技术操作原则。

② 自桡动脉穿刺采集动脉血标本前,应进行**艾伦试验(Allen 试验)**检查。**桡动脉穿刺点为距腕横纹一横指(约 1~2cm)、距手臂外侧 0.5~1cm 处,动脉搏动最强处**;或以桡骨茎突为基点,向尺侧移动 1cm,再向肘部方向移动 0.5cm,动脉搏动最强处。**股动脉穿刺点为腹股沟韧带中点下方 1~2cm,或耻骨结节与髂前上棘连线中点,股动脉搏动最明显处**。新生儿股动脉位置与髋关节、股静脉和股神经更为接近,穿刺易导致这些部位的损伤,属于禁忌证。

③ **防止气体逸散**:采集血气分析样本,抽血时注射器内不能有空泡,抽出后立即密封针头,隔绝空气(因空气中的氧分压高于动脉血,二氧化碳分压低于动脉血)。做二氧化碳结合力测定时,盛血标本的容器亦应加塞盖紧,避免血液与空气接触过久,影响检验结果,所以采血后应立即送检。

④ 拔针后局部用<u>无菌纱布或无菌棉签或沙袋加压止血</u>,以免出血或形成血肿,压迫止血至不出血为止。

⑤ 患者饮热水、洗澡、运动,须休息 30min 后再行采血,避免影响检查结果。

⑥ 标本运送。采血后应立即送检,并在 30min 内完成检测。如果无法在采血后 30min 内完成检测(需远程运输或外院检测),应在 0~4℃低温保存。标本在运送过程中,应避免使用气动传送装置,避免造成血标本剧烈震荡,影响 PO_2 检测值的准确性。

⑦ <u>有出血倾向者慎用动脉穿刺法采集动脉血标本</u>。

⑧ <u>合理有效使用条形码,杜绝差错事故的发生</u>。

(二) 尿液标本的采集

1. 尿标本种类 常规标本、12h 或 24h 标本及培养标本。

2. 目的

(1) 尿常规标本:用于**尿液常规检查**,检查有无**细胞和管型**,特别是各种有形成分的检查和尿蛋白、尿糖等项目的测定。

(2) 12h 或 24h 尿标本:12h 尿标本常用于细胞、管型等有形成分计数,如 Addis 计数等。24h 尿标本适用于体内代谢产物尿液成分定量检查分析,如蛋白、糖、肌酐等。

(3) **尿培养标本**:主要采集清洁尿标本(如中段尿、导管尿、膀胱穿刺尿等),适用于病原微生物学培养、鉴定和药物敏感试验,协助临床诊断和治疗。

3. **注意事项**

① <u>尿液标本必须按要求留取</u>。随机尿标本的收集不受时间的限制,但应有足够的尿量用于检测。容器上应记录收集尿液的准确时间。晨尿标本是清晨起床、未进早餐和做运动之前所收集的第一次排出的尿液。特定时段内收集的尿标本(如餐后 2h、前列腺按摩后立即收集尿、24h 尿等)应注意:A. 收集<u>计时尿标本</u>时,应告知患者该时段的**起始和截止时间**;留取前应将尿液排空,然后收集该时段内(含截止时间点)排出的所有尿液。B. 如防腐剂有生物危害性,应建议患者先将尿液收集于未加防腐剂的干净容器内,然后小心地将尿液倒入实验室提供的含有防腐剂的收集容器中。C. 对尿标本进行多项检测时,加入不同种类的防腐剂可能有干扰。当多种防腐剂对尿液检测结果有干扰时,应针对不同检测项目分别留取尿标本(可分次留取,也可一次留取然后分装至不同容器中)。D. 特定时段内收集到的尿液应保存于 2~8℃条件下。对卧床的导尿患者,将尿袋置于冰袋上;如患者可走动,应定期排空尿袋,将尿液存放在 2~8℃条件下。E. 收集时段尿时,收集的尿量超过单个容器的容量时,须用两个容器,两个容器内的尿液在检测前必须充分地混匀。最常用的做法是在两个尿容器之间来回倾倒尿标本。第二个容器收集的尿量一般较少,故加入防腐剂的量相应减少。

② 尿液标本应<u>避免混入血、白带、精液、粪便等</u>。此外,还应注意<u>避免烟灰、便纸等异物混入</u>。

③ 标本留取后,应及时送检,以免细菌繁殖、细胞溶解或被污染等。**送检标本时要置于有盖容器内**,以免尿液蒸发影响检测结果。

④ 如尿标本在 2h 内不能完成检测,**宜置于 2~8℃条件下保存**。对计时尿标本和在标本收集后 2h 内无法进行尿液分析或要分析的尿液成分不稳定时,可根据检测项目采用相应的防腐剂(表 15-1)。

⑤ 留取**尿培养标本时,应严格执行无菌操作**,防止标本污染影响检验结果。

(三) 粪便标本的采集

1. 粪便标本种类 常规标本、细菌培养标本、隐血标本和寄生虫或虫卵标本。

2. 目的

(1) **常规标本**:用于检查粪便的性状、颜色、细胞等。

(2) **培养标本**:用于检查粪便中的致病菌。

表 15-1 常用防腐剂及用途

防腐剂	作用	用法	临床应用
甲醛	防腐和固定尿中有机成分	每 100ml 尿液加 400mg/L 甲醛 0.5ml	用于管型、细胞检查,如 Addis 计数(12h 尿细胞计数)等;不适用于尿糖等化学成分检查 Addis(12h 尿细胞计数)等
浓盐酸	保持尿液在酸性环境中,防止尿中激素被氧化	24h 尿中加 10ml/L 浓盐酸	用于钙、磷酸盐、草酸盐、尿 17-酮类固醇、17-羟类固醇、肾上腺素、儿茶酚胺等项目的检查;不能用于常规筛查
甲苯	保持尿中化学成分不变	第一次尿量倒入后,每 100ml 尿液中加甲苯 0.5ml(即甲苯浓度为 5~20ml/L)	用于尿蛋白、尿糖的检查
硼酸	抑制细菌生长	每升尿中加入约 10g 硼酸	用于蛋白质、尿酸、5-羟吲哚乙酸、羟脯氨酸、皮质醇、雌激素、类固醇等检查;不适于 pH 值检查
碳酸钠	化学防腐	24h 尿中加入约 4g 碳酸钠	用于卟啉、尿胆原检查;不能用于常规筛查
麝香草酚	抑制细菌生长	每 100ml 尿加入 0.1g 麝香草酚	用于有形成分检查

(3) **隐血标本**:用于检查粪便内肉眼不能察见的微量血液。

(4) **寄生虫及虫卵标本**:用于检查粪便中的寄生虫成虫、幼虫以及虫卵计数检查。

3. 注意事项

① 留取粪便标本时,应使用**一次性、有盖、可密封、洁净、干燥、不渗漏、不易破损、开口和容量适宜的容器**。用于细菌培养检查的标本应使用无菌容器,且有**明显标识**。

② 应尽可能选取附着**黏液、脓液、血液的新鲜异常粪便(宜多个部位留取,蚕豆大小)**,并避免尿液和异物(如卫生纸、花露水、强力清洁剂、除臭剂等)污染。不应留取尿壶或混有尿液的便盆中的粪便标本;粪便标本中也不可混入植物、泥土、污水等异物。不应从卫生纸或衣裤、纸尿裤等物品上留取标本,不能用棉签有棉絮一端挑取标本。采集后的标本宜在 1h 内(夏季)或 2h 内(冬季)送检。

③ **采集寄生虫标本时**,如患者服用驱虫药或做血吸虫孵化检查,**应取黏液、脓、血部分**,如需孵化毛蚴应留取不少于 30g 的粪便,并尽快送检,必要时留取整份粪便送检。

④ **检查痢疾阿米巴滋养体时**,在采集标本前几天,**不应给患者服用钡剂、油质或含金属的泻剂**,以免金属制剂影响阿米巴虫卵或胞囊的显露。同时应床边留取新排出的粪便,从脓血和稀软部分取材,并**立即保温送实验室检查**。

⑤ 采集培养标本,全部无菌操作并将标本收集于灭菌封口的容器内。若难以获得粪便或排便困难者及幼儿可采取**直肠拭子法**,即将拭子或无菌棉签前端用无菌甘油或生理盐水湿润,然后插入肛门约 4~5cm(幼儿 2~3cm),轻轻在直肠内旋转,擦取直肠表面黏液后取出,盛于无菌试管中或保存液中送检。

⑥ **采集隐血标本时**,嘱患者检查前 3d 禁食肉类、动物肝脏、血类食物和含铁丰富的药物,3d 后采集标本,以免造成假阳性。粪便隐血试验宜连续 3d 每天送检标本(适用时),每次采集粪便 2 个部位的标本送检(置于同一标本容器中)。不可使用直肠指检标本。

⑦ 患者腹泻时的水样便应盛于容器中送检。**下列腹泻患者宜连续 3d 送检标本**:社区获得性腹泻(入院前或 72h 内出现症状)。医院获得性腹泻(入院 72h 后出现症状),且至少有下列情况之一:大于 65 岁并伴有基础疾病、HIV 感染、粒细胞缺乏症(中性粒细胞 $<0.5 \times 10^9/L$)及疑似院内暴发感染时。

(四) 痰标本的采集

1. 痰标本种类 常规痰标本、痰培养标本、24h 痰标本三种。

2. 目的

(1) **常规痰标本**:检查痰液中的**细菌、虫卵或癌细胞**等。

(2) **痰培养标本**:检查痰液中的**致病菌**,为选择抗生素提供依据。

（3）24h 痰标本：检查 24h 的痰量，并观察痰液的性状，协助诊断或做**浓集结核分枝杆菌检查**。

3. **注意事项** ①收集痰液时间宜选择在清晨，此时痰量较多，痰内细菌也较多，可提高阳性率。②勿将漱口水，口腔、鼻咽分泌物（如唾液、鼻涕）等混入痰液中。③如**查癌细胞**，应用 **10% 甲醛溶液**或 **95% 乙醇溶液**固定痰液后立即送检。④做 24h 痰量和分层检查时，应嘱患者将痰吐在无色广口大玻璃瓶内，加少许防腐剂（如苯酚）防腐。⑤留取痰培养标本时，应用**朵贝氏液及冷开水漱口数次**，尽量排除口腔内大量杂菌。⑥**痰培养标本**：真菌和分枝杆菌诊断宜**连续采集多套痰标本**；痰标本不能进行厌氧培养；痰涂片革兰氏染色镜检对痰培养结果具有参考价值。

（五）咽拭子标本采集

1. **目的** 从咽部及扁桃体采集分泌物做细菌培养或病毒分离，以协助诊断。

2. **注意事项** ①最好在应用抗生素之前采集标本。②避免交叉感染。③做**真菌培养时，须在口腔溃疡面上采集分泌物**，避免接触正常组织。应用无菌盐水湿润的拭子清洁溃疡表面，弃去，再用第二根拭子自炎症区域擦拭并停留 3~5s，取样于咽拭子培养试管中送检。④注意无菌长棉签不要触及其他部位，防止污染标本，影响检验结果。⑤避免在进食后 2h 内留取标本，以防呕吐。

【习题】

一、选择题

（一）A₁ 型题

1. 下列**不符合**标本采集原则的是
   - A. 采集标本应按医嘱执行
   - B. 选择好的容器外必须贴上标签
   - C. 采集标本时应严格执行查对制度
   - D. 凡细菌培养标本应立即予以采集
   - E. 标本采集后应及时送检

2. 关于采集标本，**错误**的是
   - A. 尿糖定性，留 12h 尿标本
   - B. 尿妊娠试验，留清晨第一次尿
   - C. 痰培养标本，采集前先漱口
   - D. 大便查阿米巴原虫，便盆应先加温
   - E. 咽拭子培养，在扁桃体及咽部取分泌物

3. 防止血标本溶血的方法，下列**错误**的是
   - A. 选用干燥无菌注射器
   - B. 采血后去针头顺管壁将血浆和泡沫注入试管
   - C. 避免过度震荡
   - D. 血培养标本将血液注入培养瓶
   - E. 立即送验

4. 采集血标本测血糖含量，正确的是
   - A. 饭后 2h 采血
   - B. 标本容器应用抗凝试管
   - C. 从输液针头处抽血
   - D. 真空采血管应选用黑色管盖的
   - E. 血液注入试管后不能摇动

5. 血糖监测时应取真空采血管的管盖颜色的是
   - A. 蓝色　　　B. 红色　　　C. 紫色　　　D. 黑色　　　E. 灰色

6. 血氨监测时应取真空采血管管盖颜色的是
   - A. 蓝色　　　B. 红色　　　C. 紫色　　　D. 黑色　　　E. 绿色

7. 血气分析时，标本的采集处理中，以下做法**错误**的是
   - A. 采集动脉血
   - B. 以肝素抗凝
   - C. 立即送检
   - D. 不需与空气隔绝
   - E. 抽血后将针头刺入胶塞摇匀血液

8. 尿常规检查需何时留取尿标本

    A. 饭前半小时   B. 晨起第一次尿   C. 12h 尿

    D. 24h 尿   E. 随时收集尿液

9. 留取中段尿的正确方法是

    A. 尿量不宜太多,3ml 即可   B. 尿内勿混有消毒液   C. 女性患者须取坐位

    D. 必须留取晨起第一次尿   E. 用干燥试管留取尿液

10. 留取尿标本查 17-羟类固醇、17-酮类固醇时,应加入的防腐剂是

    A. 草酸   B. 甲苯   C. 甲醛

    D. 稀盐酸   E. 浓盐酸

11. 留 24h 尿标本时下列**不妥**的是

    A. 备清洁带盖的大容器   B. 贴上标签,按要求注明各项内容

    C. 天气炎热,选用合适防腐剂   D. 告知患者晨七时开始留尿于容器内

    E. 次日晨 7 时排最后一次尿于容器内

12. 测定尿蛋白定量时需加入的防腐剂是

    A. 浓盐酸   B. 麝香草酚   C. 甲苯

    D. 稀盐酸   E. 甲醛

13. 检查粪便中的寄生虫卵应

    A. 取中间部位的粪便   B. 取边缘部位的粪便   C. 取不同部位的粪便

    D. 随机取少许粪便   E. 留取全部粪便

14. 采集痰培养标本时应用的漱口液是

    A. 生理盐水   B. 1%~4% 碳酸氢钠溶液   C. 0.1% 醋酸溶液

    D. 1%~3% 过氧化氢溶液   E. 朵贝尔溶液

15. 关于咽拭子培养,下列**错误**的是

    A. 采集咽部、两侧腭弓及扁桃体分泌物

    B. 用无菌咽拭子培养管留取标本

    C. 患者先漱口

    D. 长棉签蘸无菌生理盐水擦溃疡面采集

    E. 真菌培养须在口腔溃疡面采集

(二) A$_2$ 型题

16. 患者,女,26 岁,近一个月来因不规则发热、乏力、体重减轻而入院,经检查初步诊断房间隔缺损合并亚急性细菌性心内膜炎,医嘱行血培养。采血量至少为

    A. 1~3ml   B. 4~6ml   C. 7~9ml

    D. 10~15ml   E. 16~18ml

17. 患者,男,45 岁,有溃疡病史,近日来上腹部疼痛加剧,需做大便潜血试验。检验前 3d 该患者可以选择的一组食物是

    A. 酱牛肉、卷心菜   B. 炒猪肝、油菜   C. 豆腐、菜花

    D. 红烧猪肉、菠菜   E. 小白菜、猪血汤

18. 患者,女性,28 岁,1 周来出现晨起眼睑水肿,肉眼血尿,疑急性肾小球肾炎,须留 12h 尿标本做 Addis 计数检查。应在尿液中加入

    A. 甲醛   B. 乙醛   C. 乙酚   D. 稀盐酸   E. 浓盐酸

19. 患者,男性,50 岁,患肾脏疾病,需做尿蛋白定量检查。需在标本中加入

    A. 甲醛   B. 乙醛   C. 甲苯

    D. 稀盐酸   E. 浓盐酸

20. 患者,女,43 岁,以肾小球肾炎收入院,医嘱 Addis 计数检查。护士在执行此医嘱时做法**不正确**的是
    A. 向患者解释留尿的目的及配合方法
    B. 准备大口带盖容器
    C. 容器内加甲苯防腐
    D. 嘱患者次日晨 7 时排空膀胱后开始留尿
    E. 做好交班,督促患者准确留取尿液

21. 患者,女,怀疑为阿米巴痢疾,为明确诊断,医嘱留大便标本查找阿米巴原虫。护士应为患者选择的标本容器是
    A. 无菌便器
    B. 装有培养基的便器
    C. 清洁便器
    D. 加温的清洁便器
    E. 加有 95% 乙醇的便器

22. 刘先生,58 岁,初步诊断为糖尿病,须做尿糖定量检查,为保持尿液的化学成分不变,尿标本中应加入
    A. 浓盐酸
    B. 甲苯
    C. 甲醛
    D. 草酸
    E. 乙醇

23. 患者,男性,78 岁,因慢性阻塞性肺疾病而入院治疗。护士遵医嘱为患者进行动脉血气分析时,下列说法**错误**的是
    A. 动脉血气分析的目的是判断患者氧合,为诊断治疗提供依据
    B. 桡动脉穿刺点为距腕横纹一横指,距手臂外侧 0.5~1cm 处
    C. 标本运送时,可使用气动传送装置
    D. 有出血倾向者,慎用动脉穿刺法
    E. 拔针后,局部可用沙袋加压止血

24. 患者,男,81 岁,因慢性阻塞性肺疾病而入院治疗。近 2d 来痰量增多,为脓性痰,怀疑并发细菌感染,需做痰培养。该患者无力咳痰,护士采集痰标本时**不正确**的做法是
    A. 核对患者床号、姓名
    B. 向患者和家属解释留痰的目的和方法
    C. 让患者先用漱口液漱口,再用清水漱口
    D. 协助患者取合适体位,由上向下叩击背部
    E. 咳出的痰液置于无菌痰盒内

25. 患者,男性,32 岁,口腔溃疡 3d,需采集标本做真菌培养,护士正确的采集方法是
    A. 采集患者 24h 痰液
    B. 用无菌长棉签擦拭腭弓分泌物
    C. 用无菌长棉签在口腔溃疡面上取分泌物
    D. 用无菌长棉签快速擦拭扁桃体分泌物
    E. 用无菌长棉签擦拭咽部分泌物

26. 患者,男性,46 岁,为查找癌细胞需留痰标本,固定标本的溶液宜选用
    A. 3% 来苏儿
    B. 5% 苯酚
    C. 10% 甲醛
    D. 0.2% 漂白粉
    E. 0.2% 苯扎溴铵

27. 患者男,46 岁。抽血查血生化、凝血功能和做血培养,护士在为该患者实施真空采血时,安排采血试管顺序正确的是
    A. 干燥管—抗凝管—血培养瓶
    B. 干燥管—血培养瓶—抗凝管
    C. 抗凝管—血培养瓶—干燥管
    D. 血培养瓶—干燥管—抗凝管
    E. 血培养瓶—抗凝管—干燥管

28. 患者男,35 岁。腹泻 2d,里急后重,粪便呈果酱样,疑为阿米巴原虫感染,需留取粪便标本送检,护士采集粪便标本的正确方法是
    A. 排便于清洁便盆内,取不同部位粪便送检
    B. 排便于清洁便盆内,取中央部位粪便送检

    C. 排便于加温便盆内,连同便盆送检

    D. 排便于加温便盆内,取不同部位粪便送检

    E. 排便于消毒便盆内,取不同部位粪便送检

29. 患者男,42 岁。留取 24h 痰标本,做浓集结核分枝杆菌检查,下列操作**不正确**的是

    A. 留痰的广口瓶应置于阴凉处   B. 留痰的广口瓶应清洁干燥

    C. 不可将唾液、鼻涕混入痰标本内   D. 取晨起 7 点至次晨 7 点的所有痰

    E. 咳痰时,应深呼吸用力咳出痰液

30. 患者男,60 岁。有慢性支气管炎、阻塞性肺气肿病史 10 余年,近 8 年来反复双下肢水肿时,此次病情加重,口唇发绀,神志恍惚,双下肺闻及湿啰音,心率 120 次/min,确定该患者有无呼吸衰竭,下列检查最有意义的是

    A. 动脉血气分析   B. 血常规   C. 尿常规

    D. 粪常规   E. 常规痰标本

(三) A₃/A₄ 型题

(31~33 题共用题干)

    患者,女,21 岁,学生。10d 前出现发热、腰痛,遂来院就诊。急性面容,体温 39℃、脉搏 140 次/min、血压 105/70mmHg,脾肿大,心脏听诊有杂音,全身皮肤有多处出血斑点,疑为亚急性细菌性心内膜炎。

31. 现遵医嘱行血培养检查。抽取血标本时间的选择,正确的是

    A. 第 1 天间隔 1h 采血,共 3 次,体温升高时采血

    B. 第 1 天间隔 1h 采血,共 3 次,无需体温升高时采血

    C. 第 1 天间隔 1h 采血,共 3 次,寒战时采血

    D. 入院 3h 内采血,间隔 1h,共 3 次

    E. 停用抗生素后 2~7d 采血,无需体温升高时采血

32. 为患者做血培养时,采血量为

    A. 1~2ml   B. 3~4ml   C. 5~8ml

    D. 10~15ml   E. 16~18ml

33. 若该患者还需查心肌酶、血沉,则下列说法**错误**的是

    A. 心肌酶标本应注入干燥试管

    B. 测定血沉应留取血清标本

    C. 血沉标本应注入抗凝试管

    D. 血培养标本应注入血培养瓶

    E. 以上三种血标本注入顺序是血培养瓶—抗凝试管—干燥试管

(34~35 题共用题干)

    患者,男,68 岁。心绞痛病史 2 年。6pm 左右无明显诱因出现心前区疼痛,含服硝酸甘油效果不佳,疼痛逐渐加剧,于 10pm 急诊入院,医嘱要求查肌酸激酶的同工酶

34. 适宜的采血时间为

    A. 即刻   B. 睡前   C. 晚饭前

    D. 服药后 2h   E. 次日晨起空腹

35. 取血标本时,下列措施正确的是

    A. 为减少患者痛苦,可自输液针头处取血   B. 采血量一般为 10~15ml

    C. 应选用黄色盖帽的真空采血管   D. 采血后立即颠倒混匀 5~8 次

    E. 容器内不加抗凝剂,采血后轻摇动

(36~38 题共用题干)

    患者男,55 岁。1 周来体温持续在 39~40℃,护理查体:面色潮红,呼吸急促,口唇轻度发绀,意识清楚。

36. 该患者发热的热型是
    A. 弛张热   B. 回归热   C. 稽留热
    D. 间歇热   E. 不规则热

37. 为明确诊断,需查心肌酶、血沉及血培养。应选用的血沉标本容器的管盖颜色是
    A. 蓝色   B. 红色   C. 紫色   D. 黑色   E. 灰色

38. 采集上述血标本时,注入容器的先后顺序是
    A. 血沉试管、心肌酶试管、血培养瓶   B. 心肌酶试管、血培养瓶、血沉试管
    C. 心肌酶试管、血沉试管、血培养瓶   D. 血培养瓶、心肌酶试管、血沉试管
    E. 血培养瓶、血沉试管、心肌酶试管

(39~40题共用题干)

患者女,35岁。1周来晨起眼睑水肿,排尿不适,尿色发红,血压偏高,疑急性肾小球肾炎,须留12h尿作 Addis 计数。

39. 为了防止尿液久放变质,应在尿液中加入
    A. 甲醛   B. 稀盐酸   C. 浓盐酸   D. 己烯雌酚   E. 乙醛

40. 留取 12h 尿液的正确方法是
    A. 晨 7 时开始留尿,至晚 7 时弃去最后一次尿
    B. 晨 7 时排空膀胱后开始留尿,至晚 7 时最后一次尿
    C. 晚 7 时开始留尿,至次晨 7 时弃去最后一次尿
    D. 晚 7 时排空膀胱后开始留尿,至次晨 7 时留取最后一次尿
    E. 任意取连续 12h 尿液

二、填空题

1. 标本采集应遵循的基本原则是:遵照医嘱、充分准备、(　　　)、正确采集、(　　　)。

2. 采集标本前护士应明确检验项目、(　　　)、标本容器、(　　　)、采集时间、采集的方法及注意事项等,并向患者做耐心解释,以取得合作。

3. 采集标本前应认真查对医嘱,核对检验申请单、(　　　)、标本采集容器、患者的床号、姓名、住院号及(　　　)等,确认无误后方可进行。

4. 静脉血标本包括(　　　)、血浆标本、血清标本和(　　　)四种。

5. 采集血培养标本时,应严格执行(　　　)操作,标本应注入(　　　)容器内保存。

6. 采集动脉血标本时常用的动脉有(　　　)、肱动脉、(　　　)。

7. 动脉穿刺采集动脉血标本作血液气体分析时,针头可垂直刺入动脉或与动脉走向呈(　　　)角刺入,采血量一般为(　　　)。

8. 临床上收集的尿标本分三种:(　　　)、12h 或 24h 标本和(　　　)。

9. 为避免尿液久放变质,收集 12h 或 24h 尿标本时常用的防腐剂有(　　　)、甲苯和(　　　)。

10. 每 30ml 尿液加 40% 甲醛 1 滴,可(　　　)和固定尿中(　　　)。

11. 24h 尿中共加 5~10ml 浓盐酸,可保持尿液在(　　　)环境中,防止尿中(　　　)被氧化。

12. 检查粪便中的寄生虫卵时,应采集不同部位的粪便标本 5~10g 送检,尽量取(　　　)、脓、或(　　　)部分。

13. 临床上收集的痰标本分为常规痰标本、(　　　)、痰培养标本等三种。痰培养标本用于检查痰液中的(　　　)。

14. 咽拭子标本采集是从咽部及(　　　)采取分泌物做(　　　)或病毒分离,以协助诊断。

15. 咽拭子标本应避免在进餐后(　　　)h 采集,以防呕吐。

三、名词解释

1. 标本采集   2. 真空采血系统   3. 咽拭子培养

四、简答题

1. 简述标本采集的原则。

2. 简述尿培养标本中中段尿的留取方法。

五、论述题

1. 试述静脉血标本采集的注意事项。

2. 试述24h尿标本采集时常用防腐剂、作用机制及用法。

3. 患者,男,50岁,持续高热不退,为协助诊断,医嘱:查血常规、血生化、血培养。请问护士应如何正确留取这些检验标本?

【参考答案】

一、选择题

1. D	2. A	3. B	4. B	5. E	6. E	7. D	8. B	9. B	10. E
11. D	12. C	13. C	14. E	15. C	16. D	17. C	18. A	19. C	20. C
21. D	22. B	23. C	24. D	25. C	26. C	27. E	28. C	29. B	30. A
31. E	32. E	33. B	34. A	35. C	36. C	37. D	38. E	39. A	40. D

二、填空题

1. 严格查对　及时送检

2. 检验目的　采集标本量

3. 标签或条形码　腕带

4. 全血标本　血培养标本

5. 无菌技术　无菌

6. 股动脉　桡动脉

7. 45°　0.1~1ml

8. 常规标本　培养标本

9. 甲醛　浓盐酸

10. 防腐　有机成分

11. 酸性　激素

12. 黏液　带血

13. 24h痰标本　致病菌

14. 扁桃体　细菌培养

15. 2

三、名词解释

1. 标本采集是指根据检验项目的要求采集患者的血液、体液(如胸腔积液、腹水)、排泄物(如尿、粪)、分泌物(如痰、鼻咽部分泌物)、呕吐物和脱落细胞(如食管、阴道)等标本,通过物理、化学或生物学的实验室检查技术和方法进行检验,作为疾病的判断、治疗、预防以及药物监测、健康状况评估等的重要依据。

2. 真空采血系统是运用真空负压原理,通过特定的连接装置将人体静脉血液转移至标本盛装容器的器械组合。

3. 咽拭子培养是指从咽部及扁桃体采取分泌物做细菌培养或病毒分离。

四、简答题

1. ①遵照医嘱;②充分准备;③严格查对;④正确采集;⑤及时送检。

2.

(1) 屏风遮挡,协助患者取坐位或平卧位,放好便器。

(2) 护士戴手套,协助(或按要求自行)对成年男性和女性分别用肥皂水或清水清洗外阴后,分开阴唇(女性),缩回包皮(男性),开始排尿。

(3) 排出几毫升后,不停止尿流,采集中段尿液(在排尿过程中,弃去前、后时段排出的尿液,以无菌容器收集中间时段的尿液)。

五、论述题

1.

(1) 严格执行查对制度及无菌技术操作原则。

(2) 采血时间:不同的血液测定项目对血液标本的采集时间有不同的要求,主要包括:①空腹采血;②定时采血;③采血时间有特殊要求的检测项目包括按规范实施。

(3) 采血部位。采血要求不同,部位亦不同。如外周血,一般选取左手无名指内侧采血,该部位应无冻疮、炎症、水肿、破损等;检验只需微量全血时,成人从耳垂或指尖取血,婴儿从大脚趾或脚跟取血。又如静脉血,成人一般取肘部静脉,肥胖者可用腕背静脉;婴儿常用颈部静脉、股静脉或前囟静脉窦;刚出生的婴儿可收集脐带血;输液患者采血应避免在输液的同侧上肢或下肢采血(输液患者在不能停输的情况下静脉采血一定要注意远端原则),即在对侧手静脉采血。如同时两只手都在输液,可于下肢静脉采血,或者在滴注位置的上游采血。

(4) 采血体位:门诊患者采用坐位采血,病房患者采用卧位采血。

(5) 采血器械:采血用的注射器应无菌,试管必须干燥、清洁。目前多用一次性注射器及真空负压采血管。

(6) 采血操作:采血部位皮肤必须干燥,扎止血带不可过紧、压迫静脉时间不宜过长,以不超过40s为宜,否则容易引起淤血、静脉扩张,并且影响某些指标的检查结果,还会给患者带来不适。注射器采血时避免特别用力抽吸和推注,以免血细胞破裂。当采血不顺利时,切忌在同一处反复穿刺,易导致标本溶血或有小凝块,影响检测结果。采集血培养标本时应先注入厌氧瓶,尽量减少接触空气的时间。微量元素测定采集标本的注射器和容器不能含游离金属。真空采血器采血时,多个组合检测项目同时采血时应按下列顺序采血:血培养瓶→柠檬酸钠抗凝采血管→血清采血管(包括含有促凝剂/分离胶)→肝素抗凝采血管(含有或不含分离胶)→EDTA抗凝采血管(含有或不含分离胶)→葡萄糖酵解抑制采血管。凡全血标本或需抗凝血的标本,采血后立即上下颠倒5~10次混匀,不可用力震荡。做血培养时,血培养瓶如有多种,如同时加做霉菌血液培养时,血液注入顺序:厌氧血液培养瓶→需氧血液培养瓶→霉菌血液培养瓶。

(7) 加强核对:核对患者的姓名、性别、年龄、住院号、诊疗卡、身份证等信息,确保患者为被采血者本人;宜使用住院号(有条件的单位使用腕带)、诊疗卡、身份证等唯一信息,或至少两种非唯一信息;有条件的医院用PDA先扫描患者腕带核对信息,再扫描采血条形码核对采血信息。

(8) 及时送检。标本采集后应及时送检,以免影响检验结果。

(9) 用物处置。采集标本所用的材料应安全处置。

2.

防腐剂	作用	用法	临床应用
甲醛	防腐和固定尿中有机成分	每100ml尿加入400g/L的甲醛0.5ml	用于管型、细胞检查,如Addis计数(12h尿细胞计数)等;不适用于尿糖等化学成分检查
浓盐酸	保持尿液在酸性环境中,防止尿中激素被氧化	每升尿加入10ml浓盐酸	用于钙、磷酸盐、草酸盐、尿17-酮类固醇、17-羟类固醇、肾上腺素、儿茶酚胺等项目的检查;不能用于常规筛查
甲苯	保持尿中化学成分不变	每100ml尿液中加入0.5ml甲苯	用于尿糖、尿蛋白的检查
硼酸	抑制细菌生长	每升尿中加入约10g硼酸	用于蛋白质、尿酸、5-羟吲哚乙酸、羟脯氨酸、皮质醇、雌激素、类固醇等检查;不适于pH检查
碳酸钠	化学防腐	24h尿中加入约4g碳酸钠	用于卟啉、尿胆原检查;不能用于常规筛查
麝香草酚	抑制细菌生长	每100mL尿加入0.1g麝香草酚	用于有形成分检查

3.

(1) 评估患者并解释。评估患者病情及其他情况；向患者及家属解释各种静脉血标本采集的目的、方法、临床意义、注意事项及配合要点。

(2) 患者准备：体位准备、饮食准备、身体准备、心理准备等。抽血前晚10时后至次晨抽血前禁食。血培养标本最好在抗生素使用前采集。

(3) 用物准备：根据检验目的准备相应的标本容器，如血常规准备紫色管帽采血管、生化项目或全套准备黄色管帽采血管；血培养准备无菌血培养瓶。

(4) 正确采集血液标本：空腹采血，各种血液标本注入标本容器的顺序及方法正确（血培养—血常规—血生化）。

(5) 明确采集静脉血标本的注意事项。

(6) 操作后处理符合消毒隔离原则。

（路　兰）

N

URSING

第十六章

疼痛患者的护理

【知识导图】

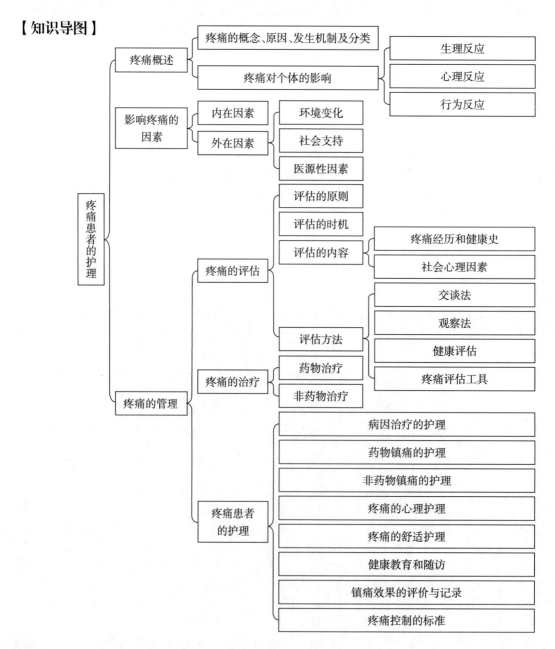

【内容概述】

一、疼痛概述

(一) 疼痛的概念

2020年国际疼痛研究学会将疼痛定义为"一种与实际或潜在的组织损伤相关的不愉快的感觉和情绪情感体验,或与此相似的经历"。疼痛有双重含义,痛觉和痛反应。痛觉是一种意识现象,是个体的主观知觉体验,受个体的心理、性格、经验、情绪和文化背景的影响,个体表现为痛苦。痛反应是机体对疼痛刺激所产生的一系列生理病理变化和心理变化,如呼吸急促、血压升高、出汗、心理痛苦、焦虑和抑郁等。

(二) 疼痛的原因及发生机制

1. 疼痛的原因　主要包括温度刺激、化学刺激、物理损伤、某些病理改变(如疾病造成的体内某些管腔堵塞,组织缺血、缺氧,空腔脏器过度扩张,平滑肌痉挛或过度收缩,局部炎性浸润等)、心理因素(如心理状态不佳,如情绪紧张或低落、愤怒、悲痛、恐惧等)。

2. 疼痛的发生机制　疼痛发生的机制非常复杂,迄今为止,尚无一种学说能全面合理地解释疼痛发生的机制。有关研究认为痛觉感受器是游离的神经末梢。当各种伤害性刺激作用于机体并达到一定程度时,可引起受损部位的组织释放某些致痛物质,如组胺、缓激肽、5-羟色胺、乙酰胆碱、H^+、K^+、前列腺素等,这些物质作用于痛觉感受器,产生痛觉冲动,并迅速沿传入神经传导至脊髓,再通过脊髓丘脑束和脊髓网状束上行,传至丘脑,投射到大脑皮质的一定部位而引起疼痛。

(三) 疼痛的分类

疼痛的分类:①按疼痛的病程可分为**急性疼痛**和**慢性疼痛**,急性疼痛指突然发生、有明确的开始时间、持续时间较短的疼痛,以数分钟、数小时或数天之内居多,用药物镇痛方法一般可以控制;慢性疼痛指持续3个月以上,具有持续性、顽固性和反复性的特点,临床上较难控制。②按疼痛性质可分为钝痛(如酸痛、胀痛、闷痛等)、锐痛(如刺痛、切割痛、灼痛、绞痛、撕裂样痛、爆裂样痛等)和其他疼痛(如跳痛、压榨样痛、牵拉样痛等)。③按疼痛的部位可分为躯体痛、内脏痛和心因性疼痛等。④按疼痛的发病机制可分为伤害性疼痛和神经病理性疼痛。⑤按有无癌症可分为癌性疼痛和非癌性疼痛。

(四) 疼痛对个体的影响

1. 生理反应　①血压升高:急性疼痛伴随的血压升高是由交感神经系统的过度兴奋所致。当身体遭遇危险时,机体会产生适应性反应如周围血管收缩作为一种适应性反应会使血液从外周(皮肤、末梢)向中心(心脏、肺脏等)转移。②心率增快:反映身体竭力通过增加可用的氧气和循环体液来促进损伤组织的修复。这种从周围到重要器官(大脑、心脏、肝、肾)的血液重置是为了保护机体生命支持系统。③呼吸频率增快:是心脏和循环耗氧量增加的结果。疼痛无法缓解会导致低氧血症、呼吸浅快,这些情况会随着疼痛的有效缓解而减轻或消失。④神经内分泌及代谢反应:疼痛使中枢神经系统处于兴奋状态,交感神经和肾上腺髓质兴奋表现为:儿茶酚胺分泌增加,肾上腺素抑制胰岛素分泌的同时促进胰高血糖素分泌,糖原分解和糖异生作用加强。结果造成血糖上升,机体呈负氮平衡。另外,体内促肾上腺皮质激素、皮质醇、醛固酮、抗利尿激素血清含量显著升高,甲状腺素的生成加快,机体处于分解代谢占优势的状态。⑤生化反应:有研究证明,急性剧烈疼痛和慢性疼痛的患者机体内源性镇痛物质(如脑啡肽)减少,而致痛物质(如缓激肽)增加,血管活性物质和炎性物质的释放不仅可以加重原病灶的病理变化(局部缺血、缺氧、炎性渗出、水肿),还可以对组织器官功能产生影响,导致激素、酶类和代谢系统的生化紊乱,使病理变化向更广泛、复杂、严重的方向发展。

2. 心理反应　①注意和记忆:慢性疼痛患者常伴有认知能力的下降,注意和记忆两种认知能力受疼痛的影响较大。②抑郁:慢性疼痛与抑郁的关系复杂,彼此互为因果。③焦虑:焦虑和急性损伤性疼痛关系密切,慢性疼痛患者也会发生焦虑,并常常和抑郁伴随出现。④愤怒和恐惧:长期的慢性疼痛,会使患者失去信心和希望,有些患者会因此产生难以排解的愤怒情绪;恐惧是身患绝症患者比较常见的心理问题。

3. 行为反应 ①语言反应:疼痛的语言表述,尽管主观,却是那些能用语言交流的患者对疼痛最为可靠的反映。②躯体反应:躯体反应主要表现为机体在遭受伤害时所做出的躲避、逃跑、反抗、防御性保护或攻击等整体行为,常带有强烈的情绪色彩。局部反应是指仅局限于受刺激部位对伤害性刺激做出的一种简单反应。

二、影响疼痛的因素

个体对疼痛的感受和耐受力存在很大的差异,同样性质、强度的刺激可引起不同个体产生不同的疼痛反应。个体所能感觉到的最小疼痛称为疼痛阈值。个体所能忍受的疼痛强度和持续时间称为疼痛耐受力。对疼痛的感受和耐受力受个体内在因素和外在因素的影响。内在因素主要包括个体人口学特征、文化、行为作用、对疼痛的态度、以往的疼痛经验、注意力、情绪等;外在因素主要包括环境变化、社会支持、医源性因素等。

(一) 内在因素

1. 人口学特征 个体对疼痛的敏感程度因年龄不同而不同。婴幼儿对疼痛的敏感程度低于成人,随着年龄增长,对疼痛的敏感性也随之增加,老年人对疼痛的敏感性又逐步下降。故对于不同年龄组的疼痛患者应采取不同的护理措施,尤其是儿童和老年人,更应注意其特殊性和个体差异。除了年龄和性别外,身高、体重、体质指数和吸烟等与某些慢性腰背痛的发生发展有关。

2. 文化 文化可影响个体对疼痛的认知评价和对疼痛的反应。持有不同人生观、价值观的个体对疼痛的反应和表达方式也不同。

3. 行为作用 不同的行为表现和应对策略会影响个体对疼痛的知觉和治疗的效果。①患者可以通过一系列的行为来控制疼痛,如看电视或者和朋友、同事以及家人进行交谈等都可以帮助患者分散对疼痛的注意力从而有效控制疼痛。②充足的睡眠与休息后疼痛感觉减轻。③个体对疼痛的反应如持续性的肌肉紧张、过激行为都可能会导致疼痛的加重。④主动应对可以产生适应性的功能改变,应对策略可以改变痛感受程度和痛耐受能力。

4. 对疼痛的态度 个体对疼痛的态度会影响个体对疼痛的反应。如果把疼痛视为一个容易解决的小问题,就会疼得轻些;相反,如果觉得疼痛是反映了严重的组织损伤甚至病情的进行性加重,那么自身的痛苦感和功能异常的程度就会大大增加。

5. 以往的疼痛经验 疼痛经验是个体自身对刺激体验所获得的感受,进而从行为中表现出来。个体对疼痛的态度则直接影响其行为表现。个体对任何一种单独刺激所产生的疼痛,都会受到以前类似疼痛经验的影响。

6. 注意力 个体对疼痛的注意程度会影响其对疼痛的感觉。当注意力高度集中于其他事物时,痛觉可以减轻甚至消失。

7. 情绪 情绪可影响患者对疼痛的反应,焦虑、抑郁和愤怒等负性情绪会使疼痛加剧,并彼此相互影响。

(二) 外在因素

1. 环境变化 环境因素可影响疼痛,如噪声、温度和光线等。持续的刺激性噪声,可增加肌肉的张力和应激性,加剧疼痛;舒适的环境可以改善个体的情绪,从而减轻疼痛。

2. 社会支持 当患者经历疼痛时,良好的社会支持,如家属或亲人陪伴,可以减少其孤独感和恐惧感,从而减轻疼痛。另外,鼓励和赞扬可促使患者有能力应对即将到来的疼痛并增加患者的控制感。

3. 医源性因素 许多治疗和护理操作都有可能使患者产生疼痛的感觉,如注射、输液等。因此护士在执行可能引起疼痛的操作时,应尽可能以轻柔、熟练的动作来完成,并尽量满足患者的生理和心理需求,用言语安慰患者。

三、疼痛的管理

(一) 疼痛的评估

1. 疼痛评估的基本原则

(1) 及时评估疼痛:住院患者的首次疼痛评估应在入院评估时完成。患者一旦主诉疼痛,医护人员应相信息者的主诉,鼓励患者充分表达疼痛的感受和相关健康史,及时进行疼痛评估。

(2) 全面评估疼痛:对疼痛的评估应全面具体,包括疼痛的经历和健康史,并进行心理学、神经病学等方面的体检及相关检查。

(3) 动态评估疼痛:动态评估疼痛是评估疼痛的发作、治疗效果及转归,有利于监测疼痛病情变化及镇痛治疗效果和不良反应,有利于调整镇痛药物的剂量,以获得理想的镇痛效果。

2. 疼痛评估的时机

护士应掌握疼痛评估的时机。①入院8h内应对患者疼痛情况进行常规评估,24h内完成全面评估;②疼痛控制稳定者,应每日至少进行1次常规评估,每2周进行1次全面评估;③疼痛控制不稳定者,如出现爆发痛、疼痛加重,或在剂量滴定过程中应及时评估,如出现新发疼痛、疼痛性质或镇痛方案改变时,应进行全面评估;④应用镇痛药后,应依据给药途径及药物达峰时间进行评估。

3. 疼痛评估的内容

除患者的一般情况(性别、年龄、职业、诊断、病情等)和体格检查外,应评估疼痛经历和相关健康史、社会心理因素等。

(1) 疼痛经历和相关健康史:疼痛经历的评估包括疼痛的部位、程度、性质、时间、伴随症状、加重和缓解因素、疼痛发生时的表达方式及目前处理和疗效等。疼痛相关健康史的评估包括既往诊断、既往所患的慢性疼痛情况、既往镇痛治疗及减轻疼痛的方法等。

(2) 社会心理因素:疼痛社会心理因素的评估包括患者痛苦情况、精神病史和精神状态,家属和他人的支持情况,镇痛药物滥用的危险因素,疼痛治疗不充分的危险因素等。

4. 疼痛评估的方法

(1) 交谈法:主要是询问疼痛经历和相关健康史。护士应主动关心患者,认真听取患者的主诉。询问疼痛的部位、疼痛的性质、牵涉痛的位置以及疼痛有无放射;过去24h和当前、静息时和活动时的疼痛程度;疼痛对睡眠和活动等方面的影响(从0~10代表从无影响到极度影响);疼痛的发作时间、持续时间、过程、持续性还是间断性、加重和缓解因素及其他相关症状;已采用过的减轻疼痛的措施,了解目前的疗效,包括疼痛缓解程度,患者对药物治疗计划的依从性,药物不良反应等;了解患者过去有无疼痛经历,以往疼痛的特征,既往的镇痛治疗、用药原因、持续时间、疗效和停药原因等情况。

(2) 观察法:主要观察患者疼痛时的生理、行为和情绪反应。护理人员可以通过患者的面部表情、面色、体位、躯体紧张度及其他体征帮助观察和评估疼痛的严重程度,疼痛与活动、体位的关系。此外,疼痛发生时,患者常发出各种声音,如呻吟、喘息、尖叫、呜咽、哭泣等。应注意观察其音调的大小、快慢、节律、持续时间等。音调的变化可反映出疼痛患者的痛觉行为,尤其是无语言交流能力的患儿,更应注意收集这方面的资料。

(3) 健康评估:健康评估是收集客观资料的方法之一,护士运用视诊、触诊、叩诊、听诊等方法,检查患者疼痛的部位、局部肌肉的紧张度,测量脉搏、呼吸、血压,还可通过影像检查结果评估疼痛发生的原因等。

(4) 疼痛评估工具:可视患者的病情、年龄和认知水平选择相应的疼痛评估工具,包括疼痛程度评估工具和疼痛全面评估工具。

1) 疼痛程度的自评工具。①面部表情疼痛评定法(FPS):采用面部表情来表达疼痛程度,从左到右六张面部表情,最左边的脸表示无疼痛,依次表示疼痛越来越重,直至最右边的脸表示极度疼痛。请患者立即指出能反映他/她疼痛的那张面部表情图。②数字评分法(NRS):用数字0~10代替文字来表示疼痛的程度。口述:"过去24h内最严重的疼痛可用哪个数字表示,范围从0(表示无疼痛)到10(表示疼痛到极点)。书写方式为:"在描述过去24h内最严重的疼痛的数字上画圈。"此评分法宜用于疼痛治疗前后效果测定的对比。③口述评分法(VRS):根据患者对疼痛程度的表达,把疼痛程度分为4级:A.无痛。B.轻度疼痛:有疼痛但可忍受,不影响睡眠。C.中度疼痛:疼痛明显,不能忍受,要求使用镇痛药物,疼痛影响睡眠。D.重度疼痛:疼痛剧烈,不能忍受,须用镇痛药物,严重影响睡眠。④视觉模拟评分法(VAS):用一条直线,不作任何划分,仅在直线的两端分别注明"不痛"和"剧痛",请患者根据自己对疼痛的实际感觉在直线上标记疼痛的程度。⑤按 WHO 的疼痛分级标准进行评估,疼痛分为 4 级:A.0 级:指无痛。B.1 级:轻度疼痛,平卧时无疼痛,翻身咳嗽时有轻度疼痛,但可以忍受,睡眠不受影响。C.2 级:中度疼痛,静卧时痛,翻身咳嗽时加剧,不能忍受,睡眠受干扰,要求用镇痛药。D.3 级:重度疼痛,静卧时疼痛剧烈,不能忍受,睡眠严重受干扰,需要用镇痛药。⑥ Prince-Henry 评分法:主要适用于胸腹部大手术后或气管切开插管不能说话的患者,需要在术前训练患者用手势来表达疼痛程度。分为 5 个等级,分别赋予 0~4 分的分值以评估疼痛程度,其评分方法为:A.0 分:咳嗽时无疼痛。B.1 分:咳嗽时有疼痛发生。C.2 分:安静时无疼痛,但深呼吸时有疼痛发生。D.3 分:静息状态时即有疼痛,但较轻微,可忍受。E.4 分:静息状态时即有剧烈疼痛,并难以忍受。

2) 疼痛程度的他评工具。①成人疼痛行为评估量表(BPS):由于疼痛对人体的生理和心理均造成一定的影响,所以疼痛患者经常表现出一些行为和举止的改变。本量表用于不能使用自评工具的评估疼痛程度的成年人,每项按 0~2 评分,总分 0(表示无疼痛)~10 分(表示疼痛到极点)。②晚期老年痴呆症疼痛评估量表(C-PAINAD):是针对晚期老年痴呆症这类记忆力严重受损且已失去表达能力的患者。该量表包括 5 个与疼痛相关的行为项目,每项评分 0~2 分,总分最高 10 分。0 分为无痛,10 分为最痛。③疼痛全面评估工具:简明疼痛评估量表(BPI)是最常用的疼痛全面评估工具。BPI 包括有关疼痛原因、疼痛性质、对生活的影响、疼痛部位等的评估,以及用数字评分法描述疼痛程度,从多方面对患者的疼痛进行评价。它是一种快速、多维的测痛与评价方法。

(二) 疼痛的治疗

规范化疼痛治疗的基本原则是:根据患者的病情和身体状况,应用恰当的镇痛治疗手段,及早、持续、有效消除疼痛,预防和控制药物的不良反应,降低疼痛和治疗带来的心理负担,提高患者的生活质量。

1. 疼痛的药物治疗

(1) 药物治疗的基本原则:选用药物治疗疼痛时,多种药物的联合应用、多种给药途径的交替使用可取长补短并提高疗效。但在药物选择上应予以重视,避免盲目联合用药,力争用最少的药物、最小的剂量来达到满意的镇痛效果。临床上在选择药物时,首先要明确诊断及病因后方可使用镇痛药,以免因镇痛掩盖病情造成误诊;其次要明确疼痛的病因、性质、部位以及对镇痛药的反应,选择有效的镇痛药或者联合用药,以达到满意的治疗效果。

(2) 镇痛药物的分类:镇痛药物主要分为三类,①阿片类镇痛药;②非阿片类镇痛药;③其他辅助类药物,如激素、解痉药、维生素类药物、局部麻醉药和抗抑郁类药物等。

(3) 镇痛药物的常用给药途径:以无创为主。常用给药途径包括:①口服给药法;②直肠给药法;③经皮肤给药法;④舌下含服给药法;⑤肌内注射法;⑥静脉给药法;⑦皮下注射给药法;⑧椎管内或脑室内置管镇痛法。

(4) 三阶梯止痛法:对于癌性疼痛的药物治疗,目前临床上普遍采用 WHO 推荐的三阶梯镇痛疗法。其目的是逐渐升级,合理应用镇痛药来缓解疼痛。

1) 三阶梯止痛法的基本原则:包括口服给药、按时给药、按阶梯给药、个体化给药、观察药物不良反应。

2) 三阶梯止痛法的内容。①第一阶梯:使用非阿片类镇痛药物,酌情加用辅助药,主要适用于轻度疼痛的患者。②第二阶梯:选用弱阿片类镇痛药物,酌情加用辅助药,主要适用于中度疼痛的患者。③第三阶梯:选用强阿片类镇痛药物,酌情加用辅助药,主要用于重度和剧烈癌痛的患者。

(5) 神经阻滞疗法:神经阻滞疗法是直接在神经末梢、神经干、神经丛、脑脊神经根、交感神经节等神经组织内或附近注入药物或给予物理刺激而阻断神经传导的治疗方法。神经阻滞包括化学性阻滞和物理性阻滞两种。

(6) 患者自控镇痛法:患者自控镇痛是指采用患者自控镇痛泵(PCA)止痛的方法,即患者疼痛时,通过由计算机控制的微量泵主动向体内注射设定剂量的药物,符合按需镇痛的原则,既减少了医务人员的操作,又减轻了患者的痛苦和心理负担。

2. 疼痛的非药物治疗　随着国内外疼痛管理方法的不断发展和完善,非药物干预措施在疼痛的治疗中发挥着越来越重要的作用,常用的方法包括物理镇痛法、微创介入镇痛法、中医镇痛法、经皮神经电刺激疗法、手术镇痛法、心理疗法等。

（三）疼痛患者的护理

1. 病因治疗的护理

（1）急性疼痛的对因护理：在急性疼痛病因治疗的过程中，首先应设法减轻或消除引起疼痛的原因，如外伤所致的疼痛，应酌情给予止血、包扎、固定等措施；胸腹部手术后，患者会因咳嗽或呼吸引起伤口疼痛，术前应对其进行健康教育，指导术后按压伤口进行深呼吸和有效咳嗽的方法以减轻伤口疼痛。

（2）慢性疼痛的对因护理：治疗慢性疼痛要坚持多模式镇痛和多学科联合治疗的原则。多模式镇痛是依据不同作用机制和作用途径，参考循证医学的推荐方案，联合使用不同的镇痛方法，达到镇痛作用相加或协同、不良反应不增加或降低、"镇痛效应/不良反应"比最大的目的。对于一些复杂且顽固的慢性疼痛，尤其当药物治疗、物理治疗等手段都不奏效时，护士应更多安慰并鼓励患者，应以缓解疼痛、改善功能、提高生活质量为主要治疗目的，而非一味强调根治疼痛。

（3）癌性疼痛的对因护理：癌性疼痛是因癌症、癌症相关性病变及抗癌治疗所致的疼痛。治疗癌痛的意义远远超出缓解疼痛本身，通过规范化治疗癌痛，可以提高患者的生活质量和社会参与度。

2. 药物镇痛的护理　药物治疗是治疗疼痛最基本、最常用的方法，护士应遵医嘱正确给予镇痛药物。在用药过程中，应注意观察病情，把握好用药时机，遵医嘱正确用药。用药后应评估并记录使用镇痛药的效果及其不良反应。对药物的不良反应，要积极处理，以免患者因不适而拒绝用药。在癌痛治疗中，应遵循中华护理学会《成人癌性疼痛护理》团体标准。

3. 非药物镇痛的护理　随着非药物干预措施在镇痛治疗中的广泛应用，护士应了解常见疼痛的常用非药物镇痛法给患者进行相应的指导及护理。

4. 疼痛的心理护理

（1）恰当地运用心理护理方法：疼痛的心理护理主要是指在护理过程中运用心理学的知识和方法，通过语言、表情、文字、图画、电影、电视等对患者施加影响而达到治愈或减轻疼痛的目的。包括减轻患者的心理压力、指导患者控制注意力和做放松训练。

（2）提供社会心理支持：对疼痛患者，提供社会心理支持十分重要，尤其是对癌痛患者。护士应：①告知患者及家属，对疼痛的情绪反应是正常的，而且这将作为疼痛评估和治疗的一部分；②对患者及家属提供情感支持，让他们认识到疼痛是一个需要将其感受表达出来的问题；③告知患者及家属总会有可行的办法来有效地控制疼痛和其他令人烦恼的症状；④必要时帮助患者获得治疗并提供相关信息，教会患者应对技能以缓解疼痛，增强个人控制能力。

5. 疼痛的舒适护理　鼓励患者阐述自我感受，鼓励并帮助患者寻找保持最佳舒适状态的方式，提供舒适整洁的病床单位、良好的采光和通风设备、适宜的室内温湿度等都是促进舒适的必要条件。此外，在进行各项护理活动前，给予清楚、准确的解释，并将护理活动安排在镇痛药物显效时限内，确保患者所需物品伸手可及等均可减轻患者的焦虑，促使患者身心舒适，从而有利于减轻疼痛。

6. 疼痛的健康教育和随访　根据患者实际情况，选择相应的健康教育内容。一般应包括：说明疼痛的定义、疼痛能被缓解、疼痛对身心的损害作用；解释疼痛的原因和诱因；教导使用评估疼痛工具、与医生和护士交流疼痛的情况、指导减轻或解除疼痛的各种技巧等。

7. 镇痛效果的评价与记录

（1）镇痛效果的评价：镇痛效果的评价是有效缓解疼痛的重要步骤，包括对疼痛程度、性质和范围的再评估及对治疗效果和治疗引起的不良反应的评价。

1）百分比量表法：让患者在一直线上表明疼痛减轻程度的百分数。

2）四级法。①完全缓解：疼痛完全消失；②部分缓解：疼痛明显减轻，睡眠基本不受干扰，能正常生活；③轻度缓解：疼痛有些减轻，但仍感到明显疼痛，睡眠及生活仍受干扰；④无效：疼痛没有减轻。

（2）镇痛效果的记录：评估疼痛并记录评估结果是护理实践的重要组成部分。记录疼痛的方法有许多种，大致可分为两类：即由护士完成的住院患者的护理记录和由门诊患者完成的自我疼痛管理记录。护士在护理病历中的入院评估单、护理记录单、特护记录单或疼痛护理单内记录患者的疼痛情况。记录内容包括疼痛评估工具,应突出疼痛的时间,疼痛程度、部位、性质,镇痛方法和时间,镇痛效果如疼痛缓解程度及疼痛对睡眠和活动的影响等方面。有些疾病的疼痛记录需要有一定的连续性,如癌痛、风湿性疼痛等;有些疾病的疼痛记录需要短期的评估和记录,如术后、创伤后、产后疼痛等。

8. 掌握疼痛控制的标准　疼痛控制在什么水平会比较理想,不同的患者有很大的个体差异,不同类型的疼痛对疼痛的控制需求也不一样,同一类型疼痛因疾病不同时期其程度也各异。普遍认同的规律是:以0~10数字评分法为例,创伤后、手术后等急性疼痛,当评分≤5时,护士可选择护理权限范围内的方法镇痛,并报告医生;当评分≥6时,护士应报告医生,给予有效镇痛药物。癌性疼痛患者要求应用三阶梯止痛法使患者达到夜间睡眠时、白天休息时、日间适当活动时基本无痛。

【习题】

一、选择题

(一) A₁ 型题

1. 关于疼痛的以下描述,正确的是
   A. 疼痛有双重含义,痛觉和病理反应　　　　B. 疼痛有双重含义,痛觉和痛反应
   C. 痛觉是个体的客观体验　　　　　　　　　D. 疼痛是人体最强烈的应对策略之一
   E. 疼痛是机体对有害刺激的适应性反应

2. 下列痛觉感受器分布最为密集的是
   A. 皮肤　　　　　　　　B. 肌层　　　　　　　　C. 肌腱
   D. 角膜　　　　　　　　E. 内脏

3. 对个体疼痛时出现生理、心理和行为方面的改变,描述**不正确**的是
   A. 急性疼痛伴随的血压升高是由于交感神经系统的过度兴奋所致
   B. 疼痛无法缓解会导致低氧血症和呼吸浅快
   C. 急性剧烈疼痛和慢性疼痛的患者机体内源性镇痛物质增加
   D. 慢性疼痛患者常伴有认知能力的下降
   E. 疼痛的语言表述是患者对其疼痛最为可靠的反映

4. 以下属于非阿片类镇痛药的是
   A. 吗啡　　　　　　　　B. 布洛芬　　　　　　　C. 美沙酮
   D. 哌替啶　　　　　　　E. 芬太尼

5. WHO 所推荐的三阶梯镇痛疗法中,下列属于第二阶梯的镇痛药是
   A. 阿司匹林　　　　　　B. 布洛芬　　　　　　　C. 吗啡
   D. 可待因　　　　　　　E. 美沙酮

6. 不推荐用于长期的癌痛治疗的给药途径是
   A. 口服给药法　　　　　B. 直肠给药法　　　　　C. 经皮肤给药法
   D. 舌下含服给药法　　　E. 肌内注射法

7. 以下**不属于**三阶梯镇痛疗法基本原则的是
   A. 静脉给药　　　　　　B. 口服给药　　　　　　C. 按时给药
   D. 按阶梯给药　　　　　E. 个体化给药

(二) A₂ 型题

8. 患者,男,48 岁,有冠心病病史一年多,近一周因工作忙出现胸前区压榨样疼痛,其疼痛原因是
   A. 物理刺激　　　　　　B. 心理因素　　　　　　C. 温度刺激
   D. 病理改变　　　　　　E. 化学刺激

9. 患者,女,20岁,大学生,因备考连续几天挑灯夜战后,出现头痛,以下哪项**不属于**其疼痛的原因

    A. 身体组织受牵连　　　　　　B. 情绪紧张　　　　　　C. 疲劳

    D. 睡眠不足　　　　　　　　　E. 用脑过度

10. 患者,女,胃癌末期癌痛,护士给该患者镇痛治疗,对其疼痛治疗前后效果测定对比,最适宜的评估工具是

    A. 面部表情疼痛评定法　　　　B. 文字描述评定法　　　　C. 数字评分法

    D. 视觉模拟评分法　　　　　　E. Prince-Henry 评分法

11. 患者,男,28岁,阑尾切除术后第1天,主诉伤口疼痛。以 0~10 数字评分法为例,以下护理措施正确的是

    A. 其疼痛程度≤5时,护士可选择护理权限范围内的方法止痛,并报告医生

    B. 其疼痛程度≥5时,护士可选择护理权限范围内的方法止痛,并报告医生

    C. 其疼痛程度≥5时,护士应报告医生,给予有效止痛药物

    D. 其疼痛程度≤6时,护士可选择护理权限范围内的方法止痛,并报告医生

    E. 其疼痛程度≥6时,护士可选择护理权限范围内的方法止痛,并报告医生

12. 患者,女,骨癌疼痛,给患者用镇痛药后评估其镇痛效果(采用 4 级法),患者告诉护士"疼痛有些减轻,但仍感到明显疼痛,睡眠仍受干扰"。正确的判断是该患者疼痛

    A. 完全缓解　　　B. 部分缓解　　　C. 轻度缓解　　　D. 无效　　　E. 有效

13. 患儿,5岁,左下肢骨癌住院。为准确地评估其患肢的疼痛程度,护士最好选用的评估工具是

    A. 面部表情疼痛评定法　　　　B. 文字描述评定法　　　　C. 数字评分法

    D. 视觉模拟评分法　　　　　　E. Prince-Henry 评分法

14. 患者,男,58岁,肺癌晚期住院。患者述说:静卧时痛,翻身咳嗽时加剧,不能忍受,睡眠受干扰,要求用镇痛药。按 WHO 的疼痛分级标准进行评估,该患者疼痛为

    A. 无痛　　　　　　　　　　　B. 轻度疼痛　　　　　　　C. 中度疼痛

    D. 重度疼痛　　　　　　　　　E. 剧痛

15. 患者,男,56岁,胃癌末期住院。患者静卧时痛,翻身咳嗽时加剧,不能忍受,要求用镇痛药。根据 WHO 的疼痛分级标准,该患者疼痛为几级

    A. 0 级:无痛　　　　　　　　　B. 1 级:轻度疼痛　　　　　C. 1 级:中度疼痛

    D. 2 级:中度疼痛　　　　　　　E. 3 级:重度疼痛

16. 患者,男,胃癌晚期疼痛需要口服右旋丙氧酚,该药用药后主要不良反应是

    A. 口干　　　　　　　　　　　B. 幻觉　　　　　　　　　C. 低血压眩晕

    D. 体位性低血压　　　　　　　E. 呼吸抑制

17. 患者,男,乳腺癌晚期住院,对该患者疼痛的控制,推荐标准为

    A. 依据 0~10 分数字评分法,使患者疼痛程度≤5

    B. 依据 0~10 分数字评分法,使患者疼痛程度≤6

    C. 使患者达到夜间睡眠时、白天休息时、日间适当活动时基本无痛

    D. 使患者达到日间睡眠时、夜间休息时、日间适当活动时基本无痛

    E. 使患者达到夜间睡眠时、白天休息时、日间适当活动时完全无痛

18. 患者,女,46岁,子宫全切术后第 2d,患者诉说腹部疼痛,针对该患者疼痛护理措施,**错误**的是

    A. 影响晚上睡眠时可给非阿片类止痛药

    B. 白天疼痛时可给患者听优美旋律的歌曲

    C. 指导患者进行有节律的深呼吸

    D. 可给半坐卧位和按摩身体受压部位

    E. 为减轻患者疼痛,嘱患者尽量不翻身

（三）A₃/A₄型题

（19~20共用题干）

患者,女,45岁,因宫颈癌晚期骨转移住院,目前主诉是髋关节疼痛难忍,食欲差,难以入睡。

19. 护士对该患者疼痛的首次评估应该在患者入院后多长时间内完成

    A. 8h   B. 9h   C. 10h

    D. 12h   E. 24h

20. 评估后,遵医嘱给该患者氧吗啡口服给药镇痛。该药用药后主要不良反应**不包括**

    A. 便秘   B. 恶心、呕吐   C. 血小板减少

    D. 体位性低血压等   E. 低血压眩晕

二、填空题

1. 疼痛有双重含义,(　　　)和(　　　)。

2. 癌性疼痛患者要求应用三级阶梯止痛法使患者达到(　　　)时,(　　　)时,(　　　)时基本无痛。

3. 个体所能感觉到的最小疼痛称为(　　　)。个体所能忍受的疼痛(　　　)和(　　　)称为疼痛耐受力。

4. 急性疼痛伴随的(　　　)是由于(　　　)神经系统的过度兴奋所致。

5. 慢性疼痛患者常伴有(　　　)的下降,(　　　)和(　　　)能力受疼痛的影响较大。

6. 视觉模拟评分法对于急性疼痛的患者、(　　　)、老人及(　　　)者尤为适用。

7. Prince-Henry评分法主要适用于胸部大手术或器官切开插管不能说话的患者,需要在(　　　)训练患者用(　　　)来表达疼痛的程度。

8. 疼痛管理的目标是(　　　),以最小的(　　　)缓解最大的疼痛程度。

9. 三阶梯镇痛疗法的基本原则:包括口服给药、(　　　)、按阶梯给药、(　　　)、密切观察(　　　)及健康宣教。

10. 三级阶梯镇痛疗法的第一阶梯使用(　　　)镇痛药,主要适用于(　　　)的患者。

11. 三级阶梯镇痛疗法的第二阶梯选用(　　　)镇痛药,主要适用于(　　　)的患者。

12. 三级阶梯镇痛疗法的第三阶梯选用(　　　)镇痛药,主要适用于(　　　)和剧烈癌痛的患者。

三、名词解释

1. 疼痛   2. 痛觉   3. 痛反应

4. 疼痛阈值   5. 疼痛耐受力

四、简答题

1. 简述疼痛发生的原因。

2. 简述疼痛按病程的分类及其特点。

3. 简述疼痛对个体的影响。

4. 简述影响患者疼痛的因素

5. 简述疼痛评估的基本原则。

五、论述题

1. 患者余女士,45岁,诊断:鼻咽未分化型非角化性癌,行同步放化疗+靶向治疗,在行放疗15次、靶向治疗3程后,出现3级口腔黏膜炎,口腔爆发痛,无法睡眠。

    (1) 按WHO的疼痛分级标准进行评估,该患者的疼痛为第几级?

    (2) 你将如何护理该患者的疼痛症状?

2. 患者李先生,62岁,诊断:前列腺癌并多发转移,已行化疗2程。近来腰部两侧出现中度疼痛,不规律服用氨酚羟考酮片,止痛效果一般,经常出现爆发痛,改用盐酸羟考酮缓释片40mg q.12h. p.o. 后好转,近2日出现腹痛、排便困难。

    (1) 针对该患者目前疼痛的情况,应如何评估?

    (2) 请简述控制该患者疼痛的标准。

【参考答案】

一、选择题

1. B　2. D　3. C　4. B　5. D　6. E　7. A　8. D　9. A　10. C

11. A　12. C　13. A　14. C　15. D　16. B　17. C　18. E　19. A　20. C

二、填空题

1. 痛觉　痛反应

2. 夜间睡眠时　白天休息时　日间适当活动时

3. 疼痛阈值　强度　持续时间

4. 血压升高　交感

5. 认知能力　注意　记忆

6. 儿童　表达能力丧失

7. 术前　手势

8. 控制疼痛　不良反应

9. 按时给药　个体化给药　药物不良反应

10. 非阿片类　轻度疼痛

11. 弱阿片类　中度疼痛

12. 强阿片类　重度疼痛

三、名词解释

1. 疼痛是一种与实际或潜在的组织损伤相关的不愉快的感觉和情绪情感体验,或与此相似的经历。

2. 痛觉是一种意识现象,是个体的主观知觉体验,受个体的心理、性格、经验、情绪和文化背景的影响,个体表现为痛苦。

3. 痛反应是机体对疼痛刺激所产生的一系列生理病理变化和心理变化,如呼吸急促、血压升高、出汗、心理痛苦、焦虑和抑郁等。

4. 疼痛阈值是个体所能感觉到的最小疼痛。

5. 疼痛耐受力是个体所能忍受的疼痛强度和持续时间。

四、简答题

1. 疼痛发生的原因主要包括温度刺激、化学刺激、物理损伤、病理改变和心理因素。

2. 按疼痛的病程可分为急性疼痛和慢性疼痛。①急性疼痛:指突然发生、有明确的开始时间、持续时间较短的疼痛,如手术后疼痛、烧伤痛、创伤性(利器伤、化学伤、撕裂伤、钝挫伤)疼痛、分娩痛,或与某些疾病状态如急性心肌梗死、急性胆囊炎、急性胰腺炎、急性阑尾炎等有关的疼痛。急性疼痛用药物镇痛一般可以控制。②慢性疼痛:指持续 3 个月以上,具有持续性、顽固性和反复性的特点,是临床上较难控制的疼痛。

3. 个体疼痛时出现生理、心理和行为方面的改变,即疼痛会对身心产生影响。其中生理方面改变包括血压、心率、呼吸频率、代谢反应等;心理方面改变主要表现为认知能力(注意和记忆)的下降、抑郁、焦虑、愤怒和恐惧等;行为反应包括语言和躯体反应等。

4. 对疼痛的感受和耐受力受个体内在因素和外在因素的影响。影响患者疼痛的内在因素主要包括个体人口学特征、文化、行为作用、对疼痛的态度、以往的疼痛经验、注意力、情绪等;外在因素主要包括环境变化、社会支持、医源性因素等。

5. 疼痛评估的基本原则包括:及时评估疼痛、全面评估疼痛、动态评估疼痛。

五、论述题

1.

(1) 按 WHO 的疼痛分级标准进行评估,此患者的疼痛是 3 级:重度疼痛。

(2) 首先对患者进行全面的疼痛评估,找出引起口腔爆发痛的原因,是同步放化疗 + 靶向治疗引起的口腔黏膜炎,在镇痛治疗的同时积极治疗口腔黏膜炎,根据医嘱给予镇痛药,同时动态评估患者的镇痛效果、观察不良反应并及时处理,鼓励患者主动参与镇痛治疗,教会患者自我评估并汇报疼痛的正确方法,给患者改善休息、睡眠环境,采用放松方法、音乐疗法及转移注意力等方法以缓解疼痛,出院后做好随访。

2.

(1) 患者的疼痛目前出现在躯体的两个部位,腰部两侧及腹部,腰部两侧出现的疼痛使用盐酸羟考酮缓释片 40mg q.12h. p.o. 镇痛效果好,而近 2d 出现腹痛、排便困难,估计是使用盐酸羟考酮缓释片引起便秘,应重点关注腹部情况,评估腹痛原因及大便情况,根据评估结果对症处理。

(2) 控制该患者的疼痛,应依据癌性疼痛的控制标准。该标准在 20 世纪 80 年代,WHO 在提出针对癌症患者的三阶梯止痛方案的同时,提出了对癌性疼痛的控制标准,即要求达到夜间睡眠时、白天休息时、日间活动和工作时无疼痛。这是一个比较明确和完美的目标,但临床实践中有时较难做到。近年来逐渐形成并在临床应用的观点是"3 个 3 的标准",即依据 0~10 分数字评分法,评估疼痛强度 <3 分;24h 内爆发性疼痛次数 <3 次;24h 内需要药物解救的次数 <3 次。随着镇痛理念的不断发展,癌痛控制最新理论为"24h 及早镇痛"。因此,最新提出的是癌性疼痛控制"321 方案"和"331 方案"。"321 方案"即评估疼痛强度≤3 分;24h 内爆发性疼痛次数≤2 次;开始治疗后 24h 内达到上述标准。"331 方案"即评估疼痛强度≤3 分;24h 内爆发性疼痛次数≤3 次;开始治疗后 24h 内达到上述标准。

(万丽红)

NURSING 第十七章

病情观察及危重患者的管理

【知识导图】

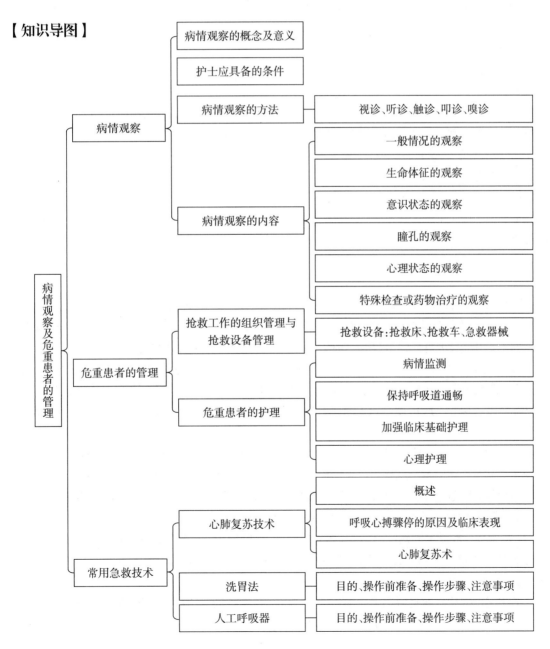

		病情观察的概念及意义
		护士应具备的条件
	病情观察	病情观察的方法 → 视诊、听诊、触诊、叩诊、嗅诊
		病情观察的内容 → 一般情况的观察 / 生命体征的观察 / 意识状态的观察 / 瞳孔的观察 / 心理状态的观察 / 特殊检查或药物治疗的观察
病情观察及危重患者的管理	危重患者的管理	抢救工作的组织管理与抢救设备管理 → 抢救设备:抢救床、抢救车、急救器械
		危重患者的护理 → 病情监测 / 保持呼吸道通畅 / 加强临床基础护理 / 心理护理
	常用急救技术	心肺复苏技术 → 概述 / 呼吸心搏骤停的原因及临床表现 / 心肺复苏术
		洗胃法 → 目的、操作前准备、操作步骤、注意事项
		人工呼吸器 → 目的、操作前准备、操作步骤、注意事项

【内容概述】

一、病情观察

病情观察,即医务人员在工作中运用视觉、听觉、嗅觉、触觉等感觉器官及辅助工具来获得患者信息的过程。医务人员对患者的病情观察是一种有意识的、审慎的、连续的过程。

(一)病情观察的方法

在临床中对患者病情观察常使用的方法有:视诊、听诊、触诊、叩诊和嗅诊,除此之外还可以通过与医生、家属、亲友的交流、床边和书面交接班、阅读病历、检验报告、会诊报告及其他相关资料,获取有关病情的信息,达到对患者疾病全面、细致观察的目的。

(二)病情观察的内容

(1)一般情况的观察:主要包括发育与体型、饮食与营养状态、面容与表情、体位、姿势与步态、皮肤与黏膜。

(2)生命体征的观察:重点掌握体温、脉搏、呼吸、血压的观察。

(3)意识状态的观察:意识状态是大脑功能活动的综合表现,是对环境的知觉状态。意识障碍是指个体对外界环境刺激缺乏正常反应的一种精神状态。任何原因引起大脑高级神经中枢功能损害时,都可出现意识障碍。意识障碍一般可分为几下几种:

1)嗜睡是最轻度的意识障碍。患者处于持续睡眠状态,但能被言语或轻度刺激唤醒,醒后能正确、简单而缓慢地回答问题,但反应迟钝,刺激去除后又很快入睡。

2)意识模糊,其程度较嗜睡深,表现为思维和语言不连贯,对时间、地点、人物的定向力完全或部分发生障碍,可有错觉、幻觉、躁动不安、谵语或精神错乱。

3)昏睡,患者处于熟睡状态,不易唤醒。压迫眶上神经、摇动身体等强刺激可被唤醒,醒后答话含糊或答非所问,停止刺激后即又进入熟睡状态。

4)昏迷是最严重的意识障碍,按其程度可分为,①轻度昏迷:意识大部分丧失,无自主运动,对声、光刺激无反应,对疼痛刺激(如压迫眶上缘)可有痛苦表情及躲避反应。瞳孔对光反射、角膜反射、眼球运动、吞咽反射、咳嗽反射等可存在。②中度昏迷:对周围事物及各种刺激均无反应,对于剧烈刺激可出现防御反射。角膜反射减弱,瞳孔对光反射迟钝,眼球无转动。③深度昏迷:全身肌肉松弛,对各种刺激均无反应。深、浅反射均消失。

对意识状态的观察,可根据患者的语言反应,了解其思维、反应、情感活动、定向力等,必要时观察瞳孔对光反应、角膜反射、对强刺激(如疼痛)的反应、肢体活动等来判断其有无意识障碍及意识障碍程度。临床上还可以使用量表进行评估,常用的如格拉斯哥昏迷评分量表,包括睁眼反应、语言反应、运动反应3个子项目,使用时分别测量3个子项目并计分,然后再将各个项目的分值相加求其总和,即可得到患者意识障碍程度的客观评分。GCS量表总分范围为3~15分,15分表示意识清醒。按意识障碍的差异分为轻、中、重三度,轻度13~14分,中度9~12分,重度3~8分,低于8分者为昏迷,低于3分者为深昏迷或脑死亡。

(4)瞳孔的观察:主要包括两侧瞳孔的形状、对称性、边缘、大小及对光反应。瞳孔变化是颅内疾病、药物中毒、昏迷等病情变化的一个重要指征。正常人瞳孔呈圆形,边缘整齐,两侧对等,在自然光线下直径约为2~5mm。病理情况下,瞳孔的大小可出现变化:①缩小:指瞳孔直径小于2mm,单侧瞳孔缩小常提示同侧小脑幕裂孔疝早期;双侧瞳孔缩小,常见于有机磷农药、氯丙嗪、吗啡等中毒。②变大:指瞳孔直径大于5mm。一侧瞳孔扩大、固定,常提示同侧颅内病变(如颅内血肿、脑肿瘤等)所致的小脑幕裂孔疝的发生;双侧瞳孔散大,常见于颅内压增高、颅脑损伤、颠茄类药物中毒及濒死状态。正常人瞳孔对光线反应灵敏,而病情危重或昏迷的患者,瞳孔对光反应可消失。

(5)心理状态的观察:通过观察其语言和非语言行为、思维能力、认知能力、情绪状态、感知情况等是否正常,有无记忆力减退,思维混乱,反应迟钝,语言、行为怪异等情况及有无焦虑、恐惧、绝望、忧郁等情绪反应。

（6）特殊检查或药物治疗的观察：包括特殊检查后的观察、使用某些治疗方法时对患者的观察以及特殊药物治疗患者的观察。

（7）其他方面的观察：包括观察患者的睡眠情况以及患者的自理能力等。

二、危重患者的管理

（一）抢救工作的组织管理与抢救设备管理

1. 抢救工作的组织管理

（1）建立责任明确的系统组织结构，在接到抢救任务时，病区应立即指定抢救负责人，组成抢救小组，抢救小组要明确分工，互相配合。

（2）制订抢救方案，制订抢救护理计划。

（3）做好核对工作。

（4）及时、准确做好各项记录。

（5）医护密切配合。

（6）抢救室内抢救器械和药品管理，**严格执行"五定"制度，即定数量、定点安置、定专人管理、定期消毒灭菌、定期检查维修**，保证抢救时使用。

（7）做好抢救用物的日常维护。

2. 抢救设备管理　急诊室和病区均应设单独抢救室，病区抢救室宜设在靠近医护办公室的单独房间内。室内应备有"五机"（心电图机、洗胃机、呼吸机、除颤仪、吸引器）、"八包"（腰穿包、心穿包、胸穿包、腹穿包、静脉切开包、气管切开包、缝合包、导尿包）以及各种急救药品及抢救床。在抢救室内应设计环形输液轨道及各种急救设备。

（1）抢救床：以能升降的活动床为宜，另备木板一块，作心脏按压时使用。

（2）抢救车：应按照要求配置各种常用急救药品、急救用无菌物品和其他急救用物。

（3）急救器械：应保证各种急救器械的完好，严格执行"五定"制度。

（二）危重患者的护理

1. 危重患者的病情监测　最基本的是中枢神经系统、循环系统、呼吸系统和肾功能的监测等。

2. 保持呼吸道通畅　对于危重或昏迷的患者，要采取各种措施清除呼吸道分泌物，保持呼吸道通畅。

3. 加强临床基础护理

（1）维持清洁：做好眼部护理，眼睑不能自行闭合的患者，注意保护角膜，需用油纱布覆盖。保持口腔卫生，对不能经口腔进食者，更应做好口腔护理。注意保持皮肤的清洁卫生，加强皮肤护理，做到"六勤一注意"，即：勤观察、勤翻身、勤擦洗、勤按摩、勤更换、勤整理，注意交接班，预防压力性损伤的发生。

（2）协助活动：病情平稳时，应尽早协助患者进行被动肢体运动，每天 2~3 次，并同时做按摩。

（3）补充营养和水分：设法增进患者饮食，并协助自理缺陷的患者进食，对不能进食者，可采用鼻饲或完全肠外营养。水分丢失较多的患者，应注意补充足够的水分。

（4）维持排泄功能：协助患者大小便，必要时给予人工通便及在无菌操作下行导尿术。留置尿管者执行尿管护理常规。

（5）保持导管通畅：各种管道应妥善固定，安全放置，确保引流通畅。

（6）确保患者安全：合理使用各种保护具，防止意外发生；准确执行医嘱，确保患者的医疗安全。

4. 危重患者的心理护理　密切观察患者的心理变化，多陪伴患者，鼓励患者表达引起其不安的因素，及时向患者解释各种抢救措施的目的及作用。

三、常用急救技术

本节的重点内容为心肺复苏术、洗胃法和人工呼吸器，学生应主要学习并掌握心肺复苏（CPR）的概念、步骤和实施的方法，重点掌握人工呼吸、胸外脏按压术的方法和有效指标。熟悉呼吸、心搏骤停的原因及临床表现。学习并掌握洗胃的目的，掌握口服催吐法、胃管洗胃法的操作要点以及洗胃的注意事项，掌握常见中毒物质洗胃溶液的选择及其禁忌。

（一）心肺复苏术

心肺复苏（CPR）是对由于外伤、疾病、中毒、意外低温、淹溺和电击等各种原因，导致呼吸、心搏骤停，必须紧急采取重建和促进心脏、呼吸有效功能恢复的一系列措施。基础生命支持技术（BLS）又称为现场急救，是指在事发的现场，对患者实施及时、有效的初步救护，是指专业或非专业人员进行徒手抢救。一旦有意外发生时，可立即作出正确的判断与处理，为急救赢得时间，为患者的进一步治疗奠定基础。

1. 呼吸心搏骤停的原因及临床表现

（1）**原因**：包括意外事件、器质性心脏病、神经系统病变、手术和麻醉意外、水电解质及酸碱平衡紊乱、药物中毒或过敏等。

（2）**临床表现**：包括①突然面色死灰、意识丧失；②大动脉搏动消失；③呼吸停止；④瞳孔散大；⑤皮肤苍白或发绀；⑥心尖搏动及心音消失；⑦伤口不出血。但其中以意识突然丧失和大动脉搏动消失这两项最为重要，故仅凭这两项就即可作出心脏停搏的判断，并立即开始实施 BLS 技术。

2. 心肺复苏的步骤

（1）目的：通过实施基础生命支持技术，建立患者的循环、呼吸功能；保证重要脏器的血液供应，尽快促进心跳、呼吸功能的恢复。

（2）操作步骤

1）确认现场安全。

2）识别心搏骤停。

3）启动应急反应系统。

4）启动复苏：如没有正常呼吸，有脉搏，给予人工呼吸，每 5~6 秒 1 次呼吸，或每分钟 10~12 次；没有呼吸（或仅有喘息）无脉搏，启动心肺复苏。

5）摆放体位。

6）解开衣领口、领带、围巾及腰带。

7）胸外心脏按压术（单人法）：①抢救者站在或跪于患者一侧。②按压部位及手法：以两乳头中点为按压点；定位手掌根部接触患者胸部皮肤，另一手搭在定位手手背上，双手重叠，十指交叉相扣，定位手的 5 个手指翘起。③按压方法：双肘关节伸直，依靠操作者的体重、肘及臂力，有节律地垂直施加压力；每次按压后迅速放松，放松时手掌根不离开胸壁使胸廓充分回弹。④按压深度：成人 5~6cm，儿童、婴儿至少胸部前后径的 1/3，儿童大约 5cm，婴儿大约 4cm；按压频率：每分钟 100~120 次。⑤胸外心脏按压的有效指标：能扪及大动脉（股、颈动脉）搏动，血压维持在 8kPa（60mmHg）以上；口唇、面色、甲床等颜色由发绀转为红润；室颤波由细小变为粗大，甚至恢复窦性心律；瞳孔随之缩小，有时可有对光反应；呼吸逐渐恢复；昏迷变浅，出现反射或挣扎。

8）人工呼吸：打开气道，清除口腔、气道内分泌物或异物，有义齿者应取下；开放气道的方法：仰头提颏法、仰头抬颈法、双下颌上提法。

9）分为口对口人工呼吸法、口对鼻人工呼吸法和口对口鼻人工呼吸法三种；人工呼吸频率：每 5~6 秒 1 次呼吸，按压与人工呼吸的比为 30∶2。口对口人工呼吸法，为首选方法。在患者口鼻盖一单层纱布/隔离膜；抢救者用保持患者头后仰的手的拇指和食指捏住患者鼻孔；深吸一口气，屏气，双唇包住患者口部（不留空隙），用力吹气，使胸廓扩张；吹气毕，松开捏鼻孔的手，抢救者头稍抬起，侧转换气，同时注意观察胸部复原情况；大约每次呼吸 1s 时间简易呼吸器的通气量是 500~600ml，在置入高级气道之前，按压与通气比率为 30∶2。

（3）注意事项

1）患者仰卧，争分夺秒就地抢救。在发现无呼吸或不正常呼吸（叹息样呼吸）的心搏骤停成人患者，应立即启动紧急救护系统，马上做单纯 CPR，而不再需要先行开放气道、给 2 次人工通气等较耗费时间的系列动作。

2) 按压部位要准确,用力合适,以防止胸骨、肋骨压折。严禁按压胸骨角、剑突下及左右胸部。按压力要适度,过轻达不到效果,过重易造成肋骨骨折、血气胸、甚至肝脾破裂等。按压深度成人 5~6cm,儿童大约 5cm,婴儿 4cm,儿童和婴儿至少为胸部前后径的 1/3,并保证每次按压后胸廓回弹。姿势要正确,注意两臂伸直,两肘关节固定不动,双肩位于双手的正上方。为避免心脏按压时呕吐物逆流至气管,患者头部应适当放低并略偏向一侧。

3) 单一施救者应先开始胸外心脏按压,然后再进行人工呼吸(心肺复苏的顺序是 C-A-B),即先进行 30 次的胸外心脏按压,后做 2 次人工呼吸;尽可能减少按压中的停顿,并避免过度通气。

4) 按压的频率为 100~120 次/min。人工呼吸 10~12 次/min。

(二) 洗胃法

洗胃是将胃管插入患者胃内,反复注入和吸出一定量的溶液,以冲洗并排除胃内容物,减轻或避免吸收中毒的胃灌洗方法。

1. 目的

(1) 解毒:清除胃内毒物或刺激物,或用不同灌洗液进行中和解毒。服毒后 4~6h 内洗胃最有效。

(2) 减轻胃黏膜水肿:通过洗胃,减轻潴留物对胃黏膜的刺激,减轻胃黏膜水肿、炎症。

2. 操作前准备　洗胃前应评估患者的病情;中毒者评估毒物的性质、量、途径、中毒时间;评估患者的心理状态和合作程度及环境情况。

3. 操作步骤

(1) 口服催吐法:适用于服毒量少、清醒而能合作的患者。治疗盘内置:量杯(或水杯)、压舌板、水温计、弯盘、防水布;水桶 2 只:分别盛洗胃液、污水;洗胃溶液:按医嘱根据毒物性质准备洗胃溶液,一般用量为 10 000~20 000ml,将洗胃溶液温度调节到 25~38℃为宜;为患者准备洗漱用物(可取自患者处)。

(2) 全自动洗胃机洗胃

4. 洗胃注意事项

(1) 准确掌握洗胃禁忌证和适应证

1) 适应证:非腐蚀性毒物中毒,如有机磷、安眠药、重金属类、生物碱及食物中毒等。

2) 禁忌证:强腐蚀性毒物(如强酸、强碱)中毒、肝硬化伴食管胃底静脉曲张、胸主动脉瘤、近期内有上消化道出血及胃穿孔、胃癌等。患者吞服强酸、强碱等腐蚀性药物,禁忌洗胃,以免造成穿孔。可按医嘱给予药物或迅速给予物理性对抗剂,如牛奶、豆浆、蛋清、米汤等以保护胃黏膜。上消化道溃疡、食道静脉曲张、胃癌等患者一般不洗胃,昏迷患者洗胃应谨慎。

(2) 急性中毒病例,应紧急采用"口服催吐法",必要时进行洗胃,以减少中毒物的吸收。插管时,动作要轻、快,切勿损伤食管黏膜或误入气管。

(3) 当中毒物质不明时,应抽出胃内容物送验,洗胃溶液可选用温开水或生理盐水,待毒物性质明确后,再采用对抗剂洗胃。

(4) 洗胃过程中应随时观察患者的面色、生命体征、意识、瞳孔变化、口、鼻腔黏膜情况及口中气味等。洗胃并发症包括急性胃扩张、胃穿孔、大量低渗液洗胃致水中毒、水及电解质紊乱、酸碱平衡失调、昏迷患者误吸或过量胃内液体反流致窒息、迷走神经兴奋致反射性心搏骤停,及时观察并做好相应的急救措施,并做好记录。胃内潴留量 = 洗出量 − 灌入量。

(5) 注意患者的心理状态、合作程度及对康复的信心。

(6) 为幽门梗阻患者洗胃时,需记录胃内潴留量,以了解梗阻情况。洗胃宜在饭后 4~6h 或空腹时进行。

(7) 洗胃后注意患者胃内毒物清除状况,中毒症状有无得到缓解或控制。

5. 常用洗胃溶液　各种药物中毒的灌洗溶液(解毒剂)和禁忌药物,见表 16-1。

表 16-1 各种药物中毒的灌洗溶液和禁忌药物

毒物种类	常用溶液	禁忌药物
酸性物	镁乳、蛋清水、牛奶	
碱性物	5% 醋酸、白蜡、蛋清水、牛奶	
氰化物	3% 过氧化氢溶液引吐,1∶15 000~1∶20 000 高锰酸钾洗胃	
敌敌畏	2%~4% 碳酸氢钠溶液、1% 盐水、1∶15 000~1∶20 000 高锰酸钾溶液	
1605、1059、4049(乐果)	2%~4% 碳酸氢钠溶液	高锰酸钾
敌百虫	1% 盐水或清水,1∶15 000~1∶20 000 高锰酸钾	碱性药物
DDT(灭害灵)666	温开水或生理盐水洗胃,50% 硫酸镁导泻	油性药物
酚类	50% 硫酸镁导泻,温开水或植物油洗胃至无酚味为止,洗胃后多次服用牛奶、蛋清保护胃黏膜	液体石蜡
河豚、生物碱、毒蕈	1%~3% 鞣酸	
苯酚(石炭酸)	1∶15 000~1∶20 000 高锰酸钾	
巴比妥类(安眠药)	1∶15 000~1∶20 000 高锰酸钾,硫酸钠导泻	硫酸镁
异烟肼(雷米封)	1∶15 000~1∶20 000 高锰酸钾,硫酸钠导泻	
灭鼠药		
1. 磷化锌	1∶15 000~1∶20 000 高锰酸钾、0.5% 硫酸铜洗胃、0.5%~1% 硫酸铜溶液每次 10ml,每 5~10min 口服一次,配合用压舌板等刺激舌根引吐	鸡蛋、牛奶、脂肪及其他油类食物
2. 抗凝血类(敌鼠钠等)	催吐、温水洗胃、硫酸钠导泻	碳酸氢钠溶液
3. 有机氟类(氟乙酰胺等)	0.2%~0.5% 氯化钙或淡石灰水洗胃,硫酸钠导泻,饮用豆浆、蛋白水、牛奶等	
发芽马铃薯	1% 活性炭悬浮液	

(三) 人工呼吸器

1. 目的

(1) 维持和增加机体通气量。

(2) 纠正威胁生命的低氧血症。

2. 操作前准备 实施前,评估患者年龄、病情、体重、体位、意识状态;呼吸状况(频率、节律、深浅度)、呼吸道是否通畅,有无活动义齿等。

3. 操作步骤 在未行气管插管建立紧急人工气道的情况下及辅助呼吸机突然出现故障时使用简易呼吸器。①协助患者采用适当体位,抢救者站于患者头顶处,患者头后仰,托起下颌,面罩紧扣口、鼻部;②挤压呼吸囊(一次挤压可有 500ml 左右的空气进入肺内),速度 16~20 次/min,反复而有规律地进行。

4. 注意事项

(1) 向清醒的患者和家属介绍呼吸机使用目的、方法和必要性,解除恐惧、焦虑心理,做好卫生宣教工作,保持室内环境卫生。

(2) 告知呼吸机报警出现的原因,避免增加患者和家属的紧张与不安。

【习题】

一、选择题

(一) A₁ 型题

1. 患者处于持续睡眠状态,但能被言语或轻度刺激唤醒,刺激去除后又很快入睡,此时患者处于

A. 嗜睡　　　B. 意识模糊　　　C. 昏睡　　　D. 轻度昏迷　　　E. 深度昏迷

2. 意识完全丧失,对各种刺激均无反应,全身肌肉松弛,深浅反射均消失,此时患者处于

    A. 嗜睡   B. 意识模糊   C. 昏睡

    D. 轻度昏迷   E. 深度昏迷

3. 脑肿瘤并发小脑幕裂孔疝时,瞳孔的变化是

    A. 双侧瞳孔变小   B. 双侧瞳孔变大   C. 单侧瞳孔缩小

    D. 单侧瞳孔扩大固定   E. 瞳孔无变化

4. 危重患者护理中,简便易行、反映病情缓解或恶化的可靠指标是

    A. 意识水平   B. 血压   C. 呼吸

    D. 尿量   E. 体温

5. 护理昏迷患者,下列选项正确的是

    A. 测口温时护士要扶托体温计   B. 用干纱布盖眼以防角膜炎

    C. 保持病室安静,光线宜暗   D. 防止患者坠床用约束带

    E. 每隔 3h 给患者鼻饲流质

6. 正常瞳孔在自然光线下直径的范围是

    A. 1mm 以下   B. 1.0~1.5mm   C. 2~5mm

    D. 5.5~6mm   E. 6mm 以上

7. 可用于辨别患者昏迷程度的指标是

    A. 生命体征   B. 定向力   C. 对声、光刺激的反应

    D. 皮肤的温度   E. 对疼痛刺激的反应

8. 胸外心脏按压频率为

    A. 20~40 次/min   B. 40~60 次/min   C. 60~80 次/min

    D. 80~100 次/min   E. 100~120 次/min

9. 为成人进行人工呼吸的频率是

    A. 5~6 次/min   B. 7~9 次/min   C. 10~12 次/min

    D. 13~15 次/min   E. 16 次/min 以上

10. 口对口鼻人工呼吸法最适用于

    A. 老年患者   B. 中年女性患者   C. 牙关紧闭患者

    D. 口腔严重损   E. 婴幼儿

11. 心脏按压时,按压部位及抢救者双手的摆放是

    A. 两乳头中点,双手平行叠放

    B. 两乳头中点,双手垂直叠放

    C. 胸骨左缘两横指,双手平行叠放

    D. 胸骨左缘两横指,双手垂直叠放

    E. 心前区,双手垂直叠放

12. 急性中毒患者,当诊断不明时,应选择的洗胃液是

    A. 1∶15 000 高锰酸钾   B. 温开水或生理盐水   C. 牛奶

    D. 3% 过氧化氢   E. 2%~4% 碳酸氢钠

13. 吞服强酸、强碱类腐蚀性药物的患者,**切忌**进行的护理操作是

    A. 口腔护理   B. 洗胃   C. 导泻

    D. 灌肠   E. 输液

14. 成人洗胃灌注量每次应为

    A. 200ml   B. 300~500ml   C. 500~800ml

    D. 800~1 000ml   E. 1 000~1 200ml

（二）A$_2$型题

15. 赵某,昏迷3d,眼睑不能闭合,护理眼部首选的措施是
    A. 按摩双眼睑　　　　　　　B. 热敷眼部　　　　　　　C. 干纱布遮盖
    D. 滴眼药水　　　　　　　　E. 用油性纱布遮盖

16. 患者,女性,误食灭鼠药(磷化锌)中毒,被送入急诊室,此时为患者洗胃最好选用
    A. 温开水　　　　　　　　　　　　　B. 生理盐水
    C. 2%碳酸氢钠　　　　　　　　　　D. 1∶15 000~1∶20 000 高锰酸钾液
    E. 4%碳酸氢钠

17. 患者吴某,5min 前误服硫酸,目前患者神志清楚,最好立即给患者
    A. 用硫酸镁导泻　　　　　　　　　B. 用1∶15 000 高锰酸钾液洗胃
    C. 用1%~4%碳酸氢钠液洗胃　　　　D. 口服碳酸氢钠
    E. 饮牛奶

18. 患者张某,患尿毒症,护士查房时发现其嗜睡,说话不连贯,对日期和时间描述不准确,这种表现是
    A. 意识模糊　　　　　　　B. 谵妄　　　　　　　C. 嗜睡
    D. 轻度昏迷　　　　　　　E. 深度昏迷

（三）A$_3$/A$_4$型题

（19~21题共用题干）

黄先生,75岁,已婚男性。在家里突然昏倒,立即被送入医院,诊断为脑血管意外。黄先生的妻子告诉护士,黄先生在发病前,一直自服降压药以控制高血压。

19. 运用 GCS 量表对黄先生进行评估,得分8分,则黄先生的意识障碍程度是
    A. 轻度　　　　　　　　　B. 中度　　　　　　　　C. 重度
    D. 昏迷　　　　　　　　　E. 脑死亡

20. 黄先生意识恢复,但左侧肢体不能自主活动,出现偏瘫。当患者的妻子询问患者痊愈情况时,护士恰当回答的选项是
    A. 很难说,但多数患者至少需要一年以上才能痊愈
    B. 你好像对是否能恢复过去的生活方式很焦虑
    C. 担心是否能痊愈是很正常的,康复需要时间,进程会稍慢一些
    D. 你有些焦虑是正常的,但没有办法可以估计你丈夫的恢复情况
    E. 不要急,黄先生很快就会恢复如常的

21. 黄先生逐渐恢复,为鼓励其自己进食,护士应采用的护理措施是
    A. 协助把筷子和盛食物的餐具放到患者手里
    B. 建议黄太太帮助喂饭,以协助患者进食
    C. 将食物和餐具放在方便患者自己拿取的小餐桌上
    D. 给患者充足的时间,让他自己慢慢进食
    E. 先给患者喂饭,剩余一部分让患者自己进食

（22~24题共用题干）

李某,女,64岁,独居,近日刚搬进一新公寓。因急性哮喘发作而急症入院治疗。

22. 当患者急症入院时,护士应协助其采用的体位是
    A. 仰卧位　　　　　　　　B. 头高足低位　　　　　　C. 半坐卧位
    D. 左侧卧位　　　　　　　E. 头低足高位

23. 患者目前最主要的护理问题是
    A. 气体交换受损　　　　　　B. 有窒息的危险　　　　　C. 恐惧
    D. 有体液不足的危险　　　　E. 潜在的电解质紊乱

24. 根据患者的病情,护士下班时最需要交班的内容是
    A. 患者食欲下降   B. 患者烦躁不安   C. 患者尿量增加
    D. 患者呼吸型态   E. 患者睡眠不佳

二、填空题

1. 护理危重患者时,做好呼吸咳嗽训练的目的是为了预防发生( )肺炎。
2. 临床上把成人的体型分为三种,分别是( )型、瘦长型和( )型。
3. 意识障碍分为嗜睡、( )、昏睡、( )四种类型。
4. 洗胃溶液一般每次用量为( )ml,将洗胃溶液温度调节到( )℃范围内为宜。
5. 应用简易呼吸器一次挤压可有( )ml 空气进入肺内,频率应保持( )次/min。
6. 实施胸外心脏按压术时按压的部位为胸骨( ),按压频率为每分钟( )次。
7. 口服催吐洗胃法一般适用于( )并且( )的患者,一般患者取( )位。
8. 为幽门梗阻患者洗胃时,宜在饭后( )h 或( )时进行。
9. 简易呼吸器由( )( )( )和( )组成。

三、名词解释

1. 洗胃法   2. 意识障碍   3. 轻度昏迷
4. 深度昏迷   5. 心肺复苏   6. 意识状态

四、简答题

1. 简述意识障碍的分类。
2. 简述对急救物品管理"五定"制度的基本内容。
3. 简述对危重患者实施皮肤护理的主要内容。
4. 简述呼吸、心搏骤停的主要原因。
5. 简述呼吸、心搏骤停的主要临床表现。
6. 简述 CPR 的主要目的。
7. 简述胸外心脏按压的有效指标。
8. 简述洗胃法应用的主要目的。
9. 简述洗胃的注意事项。
10. 简述人工呼吸器应用的主要目的。

五、论述题

1. 患者小芳,女,22 岁,因感情受挫服了安眠药,被同屋室友发现,立即将昏迷不醒的小芳送往医院,护士及时实施抢救工作。
  (1) 护士应为患者选择哪种合适的洗胃溶液?
  (2) 在洗胃过程中,护士应重点观察哪些方面?
  (3) 洗胃过程中若有血性液体流出,护士应采取何种护理措施?
2. 患儿,男,6 岁,在一家游泳馆学游泳,不料溺水,呼吸、心搏骤停。救生员立即对其实施心肺复苏术。
  (1) 如何正确实施心肺复苏术?
  (2) 在实施心肺复苏术过程中,应注意哪些问题?
  (3) 如何判断心肺复苏术是否有效?
3. 论述对危重患者实施护理的主要内容。

【参考答案】

一、选择题

1. A   2. E   3. D   4. E   5. C   6. C   7. E   8. E   9. C   10. E
11. A   12. B   13. B   14. B   15. E   16. D   17. E   18. A   19. C   20. C

21. C   22. C   23. A   24. D

二、填空题

1. 坠积性

2. 匀称(正力) 矮胖(超力)

3. 意识模糊 昏迷

4. 300~500 25~38

5. 500 10

6. 下半部 100~120

7. 服毒量少 清醒合作 坐

8. 4~6 空腹

9. 呼吸囊 呼吸活瓣 面罩 衔接管

三、名词解释

1. 洗胃法是将胃管插入患者胃内,反复注入和吸出一定量的溶液,以冲洗并排出胃内容物,减轻或避免吸收中毒的胃灌洗方法。

2. 意识障碍是指个体对外界环境刺激缺乏正常反应的一种精神状态。任何原因引起大脑高级神经中枢功能损害时,都可出现意识障碍。

3. 轻度昏迷是指患者意识大部分丧失,无自主运动,对声、光刺激无反应,对疼痛刺激(如压迫眶上缘)可有痛苦表情及躲避反应。瞳孔对光反射、角膜反射、眼球运动、吞咽反射、咳嗽反射等可存在。

4. 深度昏迷是指患者全身肌肉松弛,对各种刺激均无反应。深、浅反射均消失。

5. 心肺复苏是对由于外伤、疾病、中毒、意外低温、淹溺和电击等各种原因,导致呼吸、心脏停搏,必须紧急采取重建和促进心脏、呼吸有效功能恢复的一系列措施。

6. 意识状态是大脑功能活动的综合表现,是对环境的知觉状态。正常人应表现为意识清晰,反应敏捷、准确,语言流畅、准确,思维合理,情感活动正常,对时间、地点、人物的判断力和定向力正常。

四、简答题

1. 意识障碍一般可分为:①嗜睡是最轻度的意识障碍;②意识模糊,其程度较嗜睡深;③昏睡,患者处于熟睡状态,不易唤醒;④昏迷是最严重的意识障碍,按其程度可分为轻度昏迷、中度昏迷和深度昏迷。

2. 一切急救药品、器械等设备应经常保持齐全,严格执行"五定"制度,即定数量、定点安置、定专人管理、定期消毒灭菌和定期检查维修。

3. 加强皮肤护理,做到"六勤一注意",即:勤观察、勤翻身、勤擦洗、勤按摩、勤更换、勤整理,注意交接班。

4. 包括意外事件、器质性心脏病、神经系统病变、手术和麻醉意外、水电解质及酸碱平衡紊乱、药物中毒或过敏等。

5.

(1) 突然面色死灰、意识丧失。

(2) 大动脉搏动消失。

(3) 呼吸停止。

(4) 瞳孔散大。

(5) 皮肤苍白或发绀。

(6) 心尖搏动及心音消失。

(7) 伤口不出血。

但其中以意识突然丧失和大动脉搏动消失这两项最为重要。

6. ①通过实施基础生命支持技术,建立患者的循环、呼吸功能;②保证重要脏器的血液供应,尽快促进心跳、呼吸功能的恢复。

7.

（1）能扪及大动脉（股、颈动脉）搏动，血压维持在 8kPa（60mmHg）以上。

（2）口唇、面色、甲床等颜色由发绀转为红润。

（3）室颤波由细小变为粗大，甚至恢复窦性心律。

（4）瞳孔随之缩小，有时可有对光反应。

（5）呼吸逐渐恢复。

（6）昏迷变浅，出现反射或挣扎。

8. ①解毒：清除胃内毒物或刺激物，还可利用不同灌洗液进行中和解毒，用于急性食物或药物中毒。服毒后 4~6h 内洗胃最有效。②减轻胃黏膜水肿：通过洗胃，减轻潴留物对胃黏膜的刺激，减轻胃黏膜水肿、炎症。

9.

（1）首先注意了解患者中毒情况，如患者中毒的时间、途径、毒物种类、性质、量等，来院前是否呕吐。

（2）准确掌握洗胃禁忌证和适应证。非腐蚀性毒物中毒，如有机磷、安眠药、重金属类、生物碱及食物中毒等可采用洗胃。强腐蚀性毒物（如强酸、强碱）中毒、肝硬化伴食管胃底静脉曲张、胸主动脉瘤、近期内有上消化道出血及胃穿孔、胃癌等禁忌洗胃。患者吞服强酸、强碱等腐蚀性药物，禁忌洗胃，以免造成穿孔。可按医嘱给予药物或迅速给予物理性对抗剂，如牛奶、豆浆、蛋清、米汤等以保护胃黏膜。上消化道溃疡、食道静脉曲张、胃癌等患者一般不洗胃，昏迷患者洗胃应谨慎。

（3）急性中毒病例，应紧急采用"口服催吐法"，必要时进行洗胃，以减少中毒物的吸收。插管时，动作要轻、快，切勿损伤食管黏膜或误入气管。

（4）当中毒物质不明时，洗胃溶液可选用温开水或生理盐水。待毒物性质明确后，再采用对抗剂洗胃。

（5）洗胃过程中应随时观察患者的面色、生命体征、意识、瞳孔变化、口、鼻腔黏膜情况及口中气味等。洗胃并发症包括急性胃扩张、胃穿孔、大量低渗液洗胃致水中毒、水及电解质紊乱、酸碱平衡失调、昏迷患者误吸或过量胃内液体反流致窒息、迷走神经兴奋致反射性心搏骤停，及时观察并做好相应的急救措施，并做好记录。

（6）注意患者的心理状态、合作程度及对康复的信心。向患者讲述操作过程中可能会出现不适，如恶心等，希望得到患者的合作；告知患者和家属有误吸的可能与风险，取得理解；向其介绍洗胃后的注意事项，对自服毒物者，耐心劝导，做针对性心理护理，帮助其改变认知，要为患者保守秘密与隐私，减轻其心理负担。

（7）洗胃后注意患者胃内毒物清除状况，中毒症状有无得到缓解或控制。

10. ①维持和增加机体通气量；②纠正威胁生命的低氧血症。

五、论述题

1.

（1）1∶15 000~1∶20 000 高锰酸钾。

（2）洗胃过程中应随时观察：①患者的面色、生命体征、意识、瞳孔变化、口、鼻腔黏膜情况及口中气味等；②洗出液的性质、颜色、气味、量等。

（3）如洗出液呈血性，应立即停止洗胃，并采取相应的急救措施。

2.

（1）实施心肺复苏术的步骤：①检查患儿，判断意识及大动脉搏动。②启动应急反应系统，立即呼救。③患儿仰卧位于地上，去枕、头后仰；解开衣领口、领带、围巾及腰带。④实施胸外心脏按压术。⑤打开气道。⑥人工呼吸。⑦注意在进行急救时各步骤之间的配合。

（2）注意事项：①在发现无呼吸或不正常呼吸（喘息样呼吸）的心搏骤停患者，应立即启动紧急救护系统，立即进行 CPR。②按压部位要准确，用力合适，以防止胸骨、肋骨压折。严禁按压胸骨角、剑突下及左右胸部。按压力要适度，儿童至少为胸部前后径的三分之一，并保证每次按压后胸廓回弹。姿势要正确，注意两臂伸直，两肘关节固定不动，双肩位于双手的正上方。为避免心脏按压时呕吐物逆流至气管，患者头部应适当放低并略偏向一侧。③单一施救者应先开始胸外心脏按压,然后再进行人工呼吸(心肺复苏的顺序是 C-A-B),即先进行 30 次的胸外心脏按压,后做 2 次人工呼吸;尽可能减少按压中的停顿,并避免过度通气。④按压的频率为 100~120 次/min。如没有正常呼吸,有脉搏,给予人工呼吸的频率为每 6s1 次呼吸或每分钟 10 次呼吸,并每 2min 检查一次脉搏,如果没有脉搏,立即开始心肺复苏术。

(3) 判断心肺复苏术有效的指标:①能扪及大动脉(股、颈动脉)搏动,血压维持在 8kPa(60mmHg)以上;②口唇、面色、甲床等颜色由发绀转为红润;③室颤波由细小变为粗大,甚至恢复窦性心律;④瞳孔随之缩小,有时可有对光反应;⑤呼吸逐渐恢复;⑥昏迷变浅,出现反射或挣扎。

3.

(1) 加强危重患者的病情监测,最基本的是中枢神经系统、循环系统、呼吸系统、肾功能及体温的监测等。

(2) 保持呼吸道通畅,对于危重或昏迷的患者,要采取各种措施清除呼吸道分泌物,保持呼吸道通畅。

(3) 加强临床基础护理,包括①维持清洁;②协助活动;③补充营养和水分;④维持排泄功能;⑤保持导管通畅;⑥确保患者安全等。

(4) 注意危重患者的心理护理,密切观察患者的心理变化,多陪伴患者,鼓励患者表达引起其不安的因素,及时向患者解释各种抢救措施的目的及作用。

(尚少梅)

临 终 护 理

【知识导图】

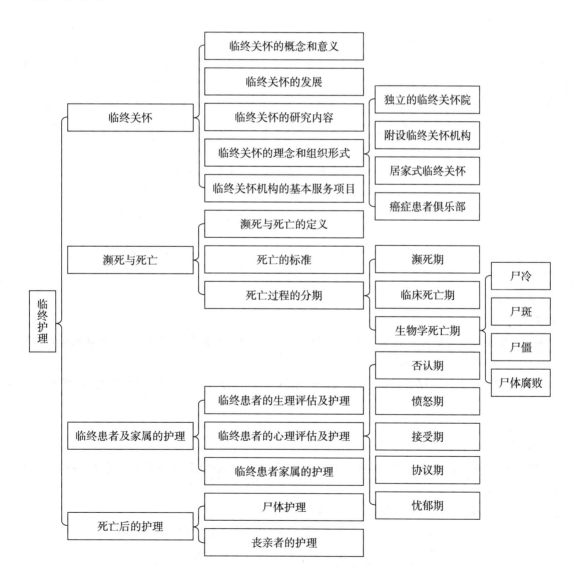

【内容 概述】

一、临终关怀

(一) 临终关怀的概念和意义

临终关怀的概念:**指由社会各层次人员(护士、医生、社会工作者、志愿者以及政府和慈善团体人士等)组成的团队向疾病终末期患者及其家属提供的包括生理、心理和社会等方面在内的一种全面性支持和照料。**

临终关怀的目的在于使临终患者的生命质量得以提高,能够无痛苦、舒适地走完人生的最后旅途,并使家属的身心健康得到维护和增强。

(二) 临终关怀的发展

现代的临终关怀创始于 20 世纪 60 年代,创始人是英国的桑德斯。1967 年桑德斯博士在英国的伦敦郊区创办了"圣克里斯多弗临终关怀院",这是世界上第一家现代临终关怀院。

中国临终关怀服务首先在台湾和香港得到了可观的发展。1988 年 7 月,天津医学院(现天津医科大学)在黄天中博士的资助下,成立了中国内地第一个临终关怀研究机构。我国临终关怀的研究是从天津医学院临终关怀研究中心的成立开始的。1988 年 10 月,在上海诞生了中国内地第一家机构型临终关怀医院——南汇护理院(现为上海浦东新区老年医院)。

(三) 临终关怀的研究内容

临终患者的全面照护包括患者医疗护理、生活护理、心理护理,尤其应注意控制临终患者的疼痛,并给予相应的心理照护。心理照护要求恰当应用沟通技巧与患者建立信任关系,可借鉴国外常用的 COMFORT 沟通模型和 SAGE&THYME 沟通模型。

死亡教育内容包括一切涉及濒死与死亡问题的知识与领域,分为三大类,即死亡的本质、对待濒死和死亡的态度与情绪、对残疾与濒死的调适处理。死亡教育的对象包括临终患者及其家属。

(四) 临终关怀的理念和组织形式

1. 以照料为中心　**临终关怀是从以治愈为主的治疗转变为以对症为主的照料。**

2. 维护人的尊严和权利　预立医疗照护计划是临终关怀的重要内容之一,充分体现了对临终患者权利的维护,是指医护人员与患者、家属共同参与讨论患者未来医疗和照护偏好,以帮助患者在疾病终末期或慢性疾病期间接受符合其价值观、意愿的医疗照护。

3. 提高临终患者生命质量　临终关怀不以延长临终患者的生存时间为目的,而以提高临终阶段的生存质量为宗旨。

4. 加强死亡教育以使其接纳死亡。

5. 提供全面的整体照护。

临终关怀的组织形式包括独立的临终关怀院、附设临终关怀机构、居家式临终关怀和癌症患者俱乐部。

(五) 临终关怀机构的基本服务项目

临终关怀机构的基本服务项目包括:姑息性医疗照护、临终护理、临终心理咨询和辅导、临终关怀社会服务。

二、濒死与死亡

(一) 濒死与死亡的定义

濒死:即临终,指患者在已接受治疗性或姑息性治疗后,虽然意识清醒,但病情加速恶化,各种迹象显示生命即将终结。

特点:原则上属于死亡的一部分,但由于其有可逆性,故不属于死亡。

传统的死亡概念是指心肺功能的停止。美国布拉克法律辞典将死亡定义为:"血液循环全部停止及由此导致的呼吸、心跳等身体重要生命活动的终止。"即死亡是指个体的生命功能的永久终止。

（二）死亡的标准

在我国,脑死亡作为死亡的判定标准尚未立法。美国哈佛医学院特设委员会发表报告,提出了新的死亡概念,即脑死亡,又称全脑死亡,包括大脑、中脑、小脑和脑干的不可逆死亡。其诊断标准有以下四点。

1. 无感受性和反应性 对刺激完全无反应,即使剧痛刺激也不能引出反应。

2. 无运动、无呼吸 观察 1h 后撤去人工呼吸机 3min 仍无自主呼吸。

3. 无反射 瞳孔散大、固定,对光反射消失;无吞咽反射;无角膜反射;无咽反射和跟腱反射。

4. 脑电波平坦

（三）死亡过程的分期

1. 濒死期 中枢神经系统脑干以上部位的功能处于深度抑制状态或丧失,而脑干功能依然存在。

2. 临床死亡期 中枢神经系统的抑制过程已由大脑皮层扩散到皮层以下部位,延髓处于极度抑制状态。一般持续 5~6min,若得到及时有效的抢救治疗,生命有复苏的可能。若超过这个时间,大脑将发生不可逆的变化。

3. 生物学死亡期 全身器官、组织、细胞生命活动停止,也称细胞死亡。从大脑皮层开始,整个中枢神经系统及各器官新陈代谢完全停止,并出现**不可逆变化**,整个机体无任何复苏的可能。**相继出现尸冷、尸斑、尸僵及尸体腐败等现象**。

尸冷是死亡后最先发生的尸体现象,一般情况下死亡后 10h 内尸温下降速度约为每小时 1℃,10h 后为每小时 0.5℃,大约 24h 左右,尸温与环境温度相同。

尸斑出现的时间是死亡后 2~4h,最易发生于尸体的最低部位。

尸僵首先从小块肌肉开始。一般在死后 1~3h 开始出现,4~6h 扩展到全身,12~16h 发展至最硬,24h 后尸僵开始减弱,肌肉逐渐变软,称为尸僵缓解。

尸体腐败一般死后 24h 先在右下腹出现,逐渐扩展至全腹,最后波及全身。

三、临终患者及家属的护理

（一）临终患者的生理评估及护理

生理评估内容包括肌肉张力丧失、循环功能减退、胃肠道蠕动减弱、呼吸功能减退、知觉改变、意识改变、疼痛。

护理措施包括改善呼吸功能、减轻疼痛、促进患者舒适、加强营养,增进食欲、减轻感知觉改变的影响、观察病情变化、做好延续性护理。

（二）临终患者的心理评估及护理

罗斯博士将身患绝症患者从获知病情到临终整个阶段的心理反应过程总结为五个阶段。

1. 否认期 震惊与否认,患者不承认自己患了绝症或者是病情恶化,认为这可能是医生的误诊,常怀着侥幸的心理到处求医以期推翻诊断。

2. 愤怒期 气愤、暴怒和嫉妒,进入此阶段的患者表现出生气、愤怒、怨恨的情绪。常常迁怒于家属及医护人员或责怪不公平,怨天尤人,经常无缘无故地摔打东西,抱怨人们对他照顾不够,对医护人员的治疗和护理百般挑剔,甚至无端地指责或辱骂别人。

3. 协议期 已承认存在的事实,希望能发生奇迹,为了尽量延长生命,希望有好的治疗方法,并会作出许多承诺作为延长生命的交换条件。对生存还抱有希望,也肯努力配合治疗。

4. 忧郁期 悲伤、情绪低落、退缩、沉默、抑郁和绝望。对周围事物淡漠,语言减少,反应迟钝,对任何东西均不感兴趣。

5. 接受期 接受即将面临死亡的事实。此阶段患者相当平静,表现出惊人的坦然,他们不再抱怨命运,喜欢独处,睡眠时间增加,情感减退。

五个阶段并非完全按顺序发生和发展,心理发展过程具有较大的个体差异性。

（三）临终患者家属的护理

临终患者家属常会出现以下心理及行为方面的改变。

1. 个人需要的推迟或放弃。

2. 家庭中角色的调整与再适应。

3. 压力增加,社会交往减少。

四、死亡后的护理

(一)尸体护理

尸体护理应在确认患者死亡,医生开具死亡诊断书后尽快进行,应尊重死者和家属的民族习惯和要求,尽心尽责地做好尸体护理工作及对死者家属的心理疏导和支持工作。

(二)丧亲者的护理

1964 年安格乐提出了悲伤过程的六个阶段。

冲击与怀疑期、逐渐承认期、恢复常态期、克服失落感期、理想化期、恢复期。

【习题】

一、选择题

(一)A₁ 型题

1. 现代的临终关怀创始于 20 世纪 60 年代,创始人是

    A. 桑德斯   B. 桑巴斯   C. 路易斯

    D. 黄天中   E. 崔以泰

2. 临终关怀的目的是

    A. 治愈疾病

    B. 提高生命质量,使患者无痛苦、舒适地走完人生最后旅途

    C. 放弃一切治疗

    D. 提供医疗支持,以延长患者生存时间

    E. 增强患者战胜疾病的信心

3. 现代医学已开始主张死亡的依据是

    A. 心跳停止   B. 呼吸停止   C. 脑死亡

    D. 心电图平直   E. 瞳孔散大

(二)A₂ 型题

4. 以下关于我国的临终关怀服务的组织形式说法正确的是

    A. 独立临终关怀院隶属于医疗、护理或其他医疗保健服务机构

    B. 癌症患者俱乐部是最常见的临终关怀服务机构类型

    C. 居家式临终关怀可由医护人员根据临终患者的病情每日或每周进行数次访视,并提供临终照料

    D. 附设临终关怀机构具有家庭化的危重病房设置,提供适合临终关怀的陪护制度

    E. 癌症患者俱乐部是具有临终关怀性质的医院附设组织

5. 刘先生,63 岁,被确诊为肺癌,在得知病情后怨天尤人,经常无缘无故地摔打东西,抱怨家属对他照顾不够,此时患者所处的心理阶段是

    A. 否认期   B. 愤怒期   C. 协议期

    D. 忧郁期   E. 接受期

(三)A₃/A₄ 型题

(6~7 题共用题干)

患者男性,74 岁,因急性多发性脑梗死入院治疗,3d 后病情未见好转且进行性加重,于夜间抢救无效死亡。

6. 进行尸体护理的时间为

    A. 患者意识丧失后   B. 医生开具死亡诊断书后   C. 患者脑死亡后

    D. 患者呼吸停止后   E. 患者心跳停止后

7. 家属得知抢救无效后带着悲痛的心情着手处理后事,准备丧礼,家属此时的心理反应处于
   A. 逐渐承认期　　　　　B. 恢复常态期　　　　　C. 克服失落感期
   D. 理想化期　　　　　　E. 恢复期

(8~10题共用题干)

患者女性,53岁,被诊断为乳腺癌晚期,患者认为这可能是医生的误诊,因此怀着侥幸的心理到处求医以期推翻诊断。

8. 患者此时所处的心理反应阶段是
   A. 否认期　　　　　　　B. 愤怒期　　　　　　　C. 协议期
   D. 忧郁期　　　　　　　E. 接受期

9. 对此期的临终患者进行护理时,错误的是
   A. 根据患者对其病情的认识程度进行沟通
   B. 不要轻易揭露患者的防御机制,也不要欺骗患者
   C. 劝诫患者正视现实,面对疾病
   D. 保持与其他医护人员及家属对患者病情说法的一致性
   E. 实施正确的人生观、死亡观的教育

10. 家属希望患者在临终时能够无痛苦、安宁、舒适地度过生命的最后旅程,因此打算将患者送入临终关怀机构。临终关怀机构的基本服务项目不包括
   A. 姑息性医疗照护　　　B. 临终护理　　　　　　C. 临终心理咨询和辅导
   D. 临终关怀社会服务　　E. 组织癌症患者俱乐部

二、填空题

1. 心理照护要求恰当应用沟通技巧与患者建立信任关系,以了解患者的需求和促进其临终意愿表达,此过程可借鉴国外常用的(　　　)沟通模型和(　　　)沟通模型。

2. 美国哈佛医学院指出不可逆的脑死亡是生命活动结束的象征,诊断标准包括无感受性和反应性、(　　　)、无反射、(　　　)。

3. 一般尸斑出现的时间是死亡后(　　　)h,最易发生于尸体的最低部位。若患者死亡时为侧卧位,则应将其转为(　　　),以防脸部颜色改变。

4. 罗斯将身患绝症患者从获知病情到临终整个阶段的心理反应过程总结为五个阶段,即否认期、愤怒期、(　　　)、(　　　)、接受期。

5. 在进行尸体护理时,应将床支架放平,使尸体仰卧,头下置(　　　),以防止面部(　　　)。

三、名词解释
1. 临终关怀　　　　　　　2. 濒死

四、简答题
1. 简述临终关怀的基本服务项目。
2. 简述 COMFORT 沟通模型的要素和内容。

五、论述题
1. 赵先生,52岁,肝癌晚期,入院后情绪低落、沉默、语言减少,反应迟钝,对任何东西均不感兴趣。
(1) 患者此时处于心理反应过程的哪个阶段?
(2) 如何对此阶段的患者进行心理护理?

【参考答案】

一、选择题
1. A　　2. B　　3. C　　4. C　　5. B　　6. B　　7. B　　8. A　　9. C　　10. E

二、填空题

1. COMFORT　SAGE&THYME

2. 无运动、无呼吸　脑电波平坦

3. 2~4　仰卧位

4. 协议期　忧郁期

5. 软枕　淤血变色

三、名词解释

1. 临终关怀指由社会各层次人员(护士、医生、社会工作者、志愿者以及政府和慈善团体人士等)组成的团队向疾病终末期患者及其家属提供的包括生理、心理和社会等方面在内的一种全面性支持和照料。

2. 濒死即临终,指患者在已接受治疗性或姑息性治疗后,虽然意识清醒,但病情加速恶化,各种迹象显示生命即将终结。

四、简答题

1. 临终关怀的基本服务项目包括姑息性医疗照护、临终护理、临终心理咨询和辅导、临终关怀社会服务。

2.

(1) 沟通(Communication)倾听患者的疾病故事,了解患者和家属的需求。

(2) 方向和机会(Orientation and opportunity)评估健康素养和理解文化背景。

(3) 有意识的出现(Mindful presence)主动倾听,意识到自我照顾的需要。

(4) 家庭(Family)观察家庭沟通方式,认识家属的沟通方式,满足家属的不同需求。

(5) 开放(Openings)确定患者/家属的关键点,找到相似点,建立信任关系。

(6) 相关(Relating)给予患者/家属多方面支持,将护理与生活质量领域联系起来。

(7) 团队(Team)多学科团队合作。

五、论述题

1.

(1) 患者处于忧郁期。

(2)

1) 护士应多给予患者同情和照顾、鼓励和支持,使其增强信心。

2) 护士应经常陪伴患者,允许其以不同的方式发泄情感,如忧伤、哭泣等。

3) 创造舒适环境,鼓励患者保持自我形象和尊严。

4) 尽量取得社会方面的支持,给予精神上的安慰,安排亲朋好友见面,并尽量让家属多陪伴在其身旁。

5) 密切观察患者,注意心理疏导和合理的死亡教育,预防患者的自杀倾向。

(孙　皎)

[1] 李小寒,尚少梅.基础护理学[M].7 版.北京:人民卫生出版社,2022.

[2] 尚少梅,李小寒.基础护理学实践与学习指导[M].北京:人民卫生出版社,2018.